TRANSTORNOS DE LINGUAGEM ESCRITA

TRANSTORNOS DE LINGUAGEM ESCRITA

MARIA THEREZA MAZORRA DOS SANTOS

Fonoaudióloga Clínica (UNIFESP). Mestre em Distúrbios da Comunicação Humana (UNIFESP) e Doutora em Linguística pela Faculdade de Filosofia, Letras e Ciências Humanas da Universidade de São Paulo (FFLCH-USP).

ANA LUIZA GOMES PINTO NAVAS

Fonoaudióloga (UNIFESP), Mestre e Doutora em Psicologia Experimental (University of Connecticut), pós-doutora em Linguística (UNICAMP). Professora Adjunta da Faculdade de Ciências Médicas da Santa Casa de São Paulo.

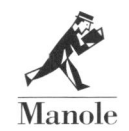

Manole

Copyright © 2016 Editora Manole, por meio de contrato com as autoras.

Editor gestor: Walter Luiz Coutinho
Editoras: Eliane Usui e Juliana Waku
Produção editorial: Pamela Juliana de Oliveira
Capa: Daniel Justi
Projeto gráfico: Fabio Oliveira
Editoração Eletrônica: Fabio Oliveira
Ilustrações: Mary Yamazaki Yorado

Dados Internacionais de Catalogação na Publicação (CIP)
(Câmara Brasileira do Livro, SP, Brasil)

Santos, Maria Thereza Mazorra dos
    Transtornos de linguagem escrita / Maria Thereza Mazorra dos Santos,
Ana Luiza Gomes Pinto Navas. – Barueri, SP: Manole, 2016. 312p.

    Bibliografia.
    ISBN: 978-85-204-3229-7

    1. Aquisição de linguagem 2. Dislexia 3. Distúrbios de aprendizagem 4.
Distúrbios da escrita 5. Distúrbios da linguagem 6. Transtornos de aprendizagem I. Navas, Ana Luiza Gomes Pinto. II. Título.

16-03512   CDD-616.855

Índices para catálogo sistemático:
1. Transtornos de aprendizagem : Fonoaudiologia e educação   616.855

Editora Manole Ltda.
Av. Ceci, 672 – Tamboré
06460-120 – Barueri – SP – Brasil
Tel.: (11) 4196-6000 – Fax: (11) 4196-6021
www.manole.com.br
info@manole.com.br

Impresso no Brasil
Printed in Brazil

*Durante o processo de edição desta obra, foram tomados to-
dos os cuidados para assegurar a publicação de informações
precisas e de práticas geralmente aceitas. Do mesmo modo,
foram empregados todos os esforços para garantir a autorização das imagens aqui reproduzidas. Caso algum autor
sinta-se prejudicado, favor entrar em contato com a editora.
Os autores e os editores eximem-se da responsabilidade
por quaisquer erros ou omissões ou por quaisquer consequências decorrentes da aplicação das informações
presentes nesta obra. É responsabilidade do profissional,
com base em sua experiência e conhecimento, determinar a
aplicabilidade das informações em cada situação.*

AGRADECIMENTOS

Em 2002 foi publicado o nosso primeiro livro, *Distúrbios de Leitura e Escrita: teoria e prática*, por esta mesma editora, que teve a 1ª reimpressão já em 2004. O tempo passou, o conhecimento científico na área da Linguagem Escrita se expandiu e nossas experiências, tanto na clínica como na pesquisa e docência, contribuíram para que um novo projeto de livro fosse idealizado. Este livro é fruto de nossa constante parceria e cumplicidade, profissional e pessoal.

Nosso desejo é que o livro sirva de fonte de conhecimento atualizado e especializado nesta área de interface entre a saúde e a educação. É recomendado para o fonoaudiólogo clínico, para estudantes de Fonoaudiologia, bem como para profissionais que atuem nas áreas de Educação, Neuropsicologia, Fonoaudiologia Educacional e Psicopedagogia. Enfim, todos os profissionais interessados em acompanhar o desenvolvimento das habilidades de leitura e escrita, e em entender quando há dificuldades neste processo.

Agradecemos a todos que, de uma forma ou de outra, nos incentivaram a escrever esta nova obra. Muitos colegas e amigos, que há anos nos acompanham em nossas carreiras, nos ajudaram, com seus questionamentos, dúvidas e reconhecimento, a planejar e organizar este segundo livro.

Agradecemos à Fga. Mestre Mara Picarone pela colaboração nas descrições de estruturas de texto, apresentadas no capítulo 11.

Agradecemos especialmente à psicóloga Denize Carvalho, pela compilação da literatura infantojuvenil sugerida no Anexo 4 e à Fga. Mestre Érica de Cássia Ferraz, pela colaboração na revisão cuidadosa da bibliografia.

DEDICATÓRIAS

Dedico este livro aos meus pacientes, por me instigarem sempre a buscar soluções individualizadas para suas dificuldades na aprendizagem da linguagem escrita e aos seus pais, minha gratidão pela confiança em mim depositada.

Maria Thereza

Dedico este livro aos meus queridos alunos, colegas e amigos do Curso de Fonoaudiologia da FCM Santa Casa de São Paulo, por compartilharem todos os dias a delícia e a alegria de ensinar e aprender.

Ana Luiza

SUMÁRIO

Anexos *(disponíveis para download no site do livro: www.manoleeducacao.com.br/transtornosdelinguagemescrita)*

A1. Atividades para a estimulação do Processamento Fonológico

Maria Thereza Mazorra dos Santos e Ana Luiza G. P. Navas

A2. Atividades para a estimulação do Processamento Ortográfico

Maria Thereza Mazorra dos Santos

A3. Textos para Estimulação da Compreensão de Leitura

Maria Thereza Mazorra dos Santos

A4. Literatura infantojuvenil

Denize Carvalho

PREFÁCIO

A atuação fonoaudiológica relacionada à linguagem escrita tem se beneficiado do trabalho das colegas Ana Luiza Gomes Pinto Navas e Maria Thereza Mazorra dos Santos há vários anos. Sua generosidade tem feito com que possamos usufruir de sua sólida formação e vasta experiência através de artigos, palestras, cursos e do livro *Distúrbios de Leitura e Escrita: teoria e prática*. Esta nova publicação, com foco nos *Transtornos de Linguagem Escrita*, continua esse percurso, reunindo ciência atualizada e experiência profissional consistente.

As autoras, dessa forma, contribuem para a atuação profissional baseada em evidências, o que garante a possibilidade de exercício profissional cientificamente fundamentado não só para a fonoaudiologia, mas também para outras áreas associadas aos processos de desenvolvimento e intervenção nos distúrbios da linguagem escrita.

A obra apresenta inicialmente uma ampla e interessante revisão da história da língua escrita, as teorias e modelos de aquisição e desenvolvimento da linguagem escrita fundamentada em extensa literatura. É fundamental mencionar a cuidadosa observação em relação às características relacionadas às diferentes línguas, suas implicações e a necessidade de consideração dessa variável na análise de pesquisas conduzidas em diferentes países. As autoras oferecem, assim, a fundamentação para a identificação dos elementos associados aos distúrbios da linguagem escrita e propostas de intervenção. A seguir são abordados os mecanismos de desenvolvimento das habilidades de leitura e de escrita. As autoras descrevem, de forma didática e clara, como esses processos, culturalmente determinados, demandam a adaptação de estruturas neuronais na interação com a estimulação e as demandas ambientais. Abordam também a íntima associação entre a linguagem escrita e a oral, indicando possibilidades de interferência e influência mútuas.

A segunda parte aborda especificamente as dificuldades de linguagem escrita e a dislexia, caracterizando os diferentes distúrbios e suas associações. A consideração dos fatores associados aos distúrbios da linguagem escrita pode favorecer sua detecção e diagnóstico precoces, possibilitando a intervenção apropriada e minimizando suas consequências. Da mesma forma, a identificação das condições mínimas essenciais para o desenvolvimento das habilidades de leitura e escrita pode contribuir para o delineamento de programas e políticas educacionais mais eficientes. As autoras também chamam a atenção para a possibilidade de que os distúrbios de linguagem escrita estejam associados a quadros clínicos mais amplos, e a necessidade de adequação dos processos de diagnóstico e intervenção às necessidades específicas de cada quadro clínico.

Na terceira parte do livro as autoras apresentam os princípios gerais para a avaliação da linguagem escrita, sua relação com a avaliação da linguagem oral e outras habilidades. Elas enfatizam a necessidade de utilização de instrumentos que forneçam a caracterização clara das habilidades e dificuldades individuais. Nos capítulos seguintes o foco é dirigido a aspectos específicos para a intervenção, como o processamento fonológico; o processamento ortográfico e a elaboração da escrita; o processamento semântico-contextual; a decodificação e a compreensão da leitura e habilidades complementares como processamento auditivo e memória. Além de extensa literatura a respeito de cada área, as autoras oferecem pistas práticas para a identificação de dificuldades, exemplos de atividades e sugestões de materiais para a intervenção, descritas no próprio livro e disponibilizadas no site.

É importante destacar que se trata de um material didaticamente organizado, de leitura acessível e de referência prática, mas não é um manual. A formação profissional abrangente e consistente continua a ser fundamental. A oferta cada vez mais frequente de obras que, como este livro, aproximam a ciência e a prática clínica não elimina a necessidade de atualização e aprofundamento do conhecimento.

O convite para escrever este prefácio envolveu uma ambiguidade: por um lado, o enorme prazer pelo privilégio de ler este material, construído por duas amigas queridas e, por outro, a responsabilidade de apresentar uma obra tão relevante. Espero que o leitor entenda que os limites deste prefácio são desta autora e não da obra e que as amigas

Analu e Tetê compreendam meu esforço para vencer minhas limitações nesta área como um tributo à nossa amizade.

Fernanda Dreux Miranda Fernandes
Professora Associada da fmusp. Conselheira do Comitê de Educação em terapia de fala e linguagem e diretora da International Association of Logopedics and Phoniatrics. Membro do International Issues Board da American Speech-Language and Hearing Association e Pesquisadora 1A do CNPq.

Parte I

AQUISIÇÃO E DESENVOLVIMENTO DA LINGUAGEM ESCRITA

CAPÍTULO 1

Relação entre linguagem oral e linguagem escrita

Ana Luiza Gomes Pinto Navas
Maria Thereza Mazorra dos Santos

INTRODUÇÃO

"No princípio era o verbo..." (João, 1). Verbo é a palavra pela ação. E foi assim, pela ação, no uso de ferramentas para a caça, com uma das mãos, preferencialmente, que o homem primitivo foi desenvolvendo sua especialização hemisférica, a qual lhe permitiu a aquisição da linguagem oral.

A escrita, por sua vez, é uma modalidade de comunicação criada pelo homem, que apareceu relativamente tarde na história de seu desenvolvimento, muito tempo depois de o cérebro humano ter evoluído por completo e, provavelmente, bem depois de a capacidade de linguagem oral ter sido adquirida.

Foi em torno de 3000 a.C., no Egito antigo, e em 3100 a.C., na Suméria, situada na antiga Mesopotâmia, que surgiu a escrita, talvez de modo independente uma da outra. Portanto, data de 5000 anos, um curto espaço de tempo se comparado com os milhares e milhares de anos que foram necessários para a evolução do homem até os dias de hoje.

De acordo com Gelb (1967), Jensen (1970) e DeFrancis (1989), há seis grandes tradições ortográficas:

- Cuneiforme mesopotâmica.
- Creta – 2000 a.C.
- Chinesa – 1300 a.C.
- Maia – 300 d.C.
- Egípcia – 3000 a.C.
- Semítica ocidental – iniciada com os fenícios em 1600 a.C.

A escrita é uma invenção humana, mas não foi resultado de uma inspiração repentina de algum gênio. Ao contrário, decorreu de um laborioso processo que levou aproximadamente três mil anos, até o aparecimento do alfabeto de 23 letras usado pelos romanos durante o século 1 a.C., e que fora inventado pelos gregos, que o adaptaram do silabário fenício.

A criação da escrita pode ser vista como o marco mais significativo da transição do homem primitivo para o civilizado. Foi criada em resposta ao anseio de registrar a fala, perpetuando-a através das barreiras do tempo e do espaço, transcendendo a memória e a mortalidade humanas. Vale ressaltar, no entanto, que todos os povos desenvolveram a comunicação oral[1], porém, nem todos desenvolveram a escrita.

O objetivo da escrita não é simplesmente o registro da fala, mas transmitir mensagens por meio de um sistema convencional que representa conteúdos linguísticos, pressupondo uma análise da linguagem. É, portanto, uma forma de mediação linguística, criada de acordo com as necessidades de uma sociedade com demandas culturais específicas.

Em linhas gerais, há três sistemas de escrita: o logográfico, o silábico e o alfabético, classificados a partir da menor unidade linguística codificada na unidade básica da escrita. O sistema logográfico representa palavras, ou, mais precisamente, morfemas. Os sistemas silábicos e alfabéticos são fonográficos, isto é, representam segmentos fonológicos, como sílabas ou fonemas.

Vários autores tentaram em vão classificar os sistemas de escrita de acordo com essa distinção, mas se depararam com o fato de que, apesar de os vários sistemas de escrita originários da tradição semítica ocidental serem essencialmente fonográficos e não possuírem logogramas, os sistemas de escrita de todas as outras tradições usam tanto logogramas como fonogramas; são sistemas mistos, ou seja, utilizam mais de um tipo de escrita ao mesmo tempo.

DeFrancis (1989) ressalta que todos os sistemas de escrita resultam de uma combinação dessas duas tendências, em proporções diversas, o que chamou de Princípio da Dualidade. Assim, quanto mais pobre

---

1 Considera-se uma exceção a comunidade de surdos que fazem uso da modalidade gestual para se comunicar, como por exemplo, o uso da Língua Brasileira de Sinais (LIBRAS), no Brasil.

for o sistema, do ponto de vista fonêmico, mais ele deverá compensar em um nível morfêmico; de qualquer maneira, estará fortemente relacionado com a linguagem falada.

Analisando os hieróglifos egípcios, Frost (2011) ressaltou que sua invenção deu origem ao que hoje chamamos ortografia e, ao contrário da percepção do leigo de que o *script* egípcio apresenta uma opção viável de representação pictográfica de objetos e ações, na verdade ele nos ensina que qualquer sistema de escrita humano precisa de sistemas fonográficos.

Mesmo os sistemas de escrita chinês e japonês, frequentemente classificados como logográficos, apresentam índices de componentes fonológicos silábicos e até fonêmicos, adaptados às necessidades da língua e da vida moderna. É o que ocorre, por exemplo, com a escrita em japonês de nomes estrangeiros ou com textos no computador feitos em romaji, um alfabeto romano criado para comunicação internacional.

Embora a codificação de morfemas de uma língua em um sistema de escrita seja, sem dúvida, uma forma de mediação linguística, são as associações grafofonológicas, presentes em todos os sistemas de escrita, que nos dão uma verdadeira compreensão do relacionamento entre esses morfemas e a linguagem oral. Os sistemas de escrita, de modos diversos e nem sempre perfeitos, baseiam-se na linguagem oral, fato que tem importantes implicações em como a escrita e a ortografia, sendo processos cognitivos humanos gerais, funcionam. Dessa forma, a escrita não é uma ciência exata, mas somente um registro visível do conhecimento humano, que reflete, pelo menos até certo ponto, a capacidade humana de pensar de modo abstrato a respeito da sua própria língua.

Como a escrita precisa de um meio prático de registro da linguagem, a notação fonográfica, que utiliza o alfabeto, mostra-se bastante útil e econômica, por ter uma estrutura recorrente e um número relativamente pequeno de unidades. Essas unidades formam uma ponte com a linguagem falada e fundem-se em unidades linguísticas maiores, com função lexical e gramatical, provendo o acesso a todo o vocabulário de uma língua.

O poder do alfabeto para representar a língua, independentemente da complexidade de sua estrutura fonológica, é inegável, pois os leitores dos sistemas alfabéticos podem ler palavras que nunca tenham visto antes sem ter que memorizar padrões simbólicos correspondentes a elas. Isso não significa que seja mais fácil aprender a ler e escrever em um sistema alfabético do que em outros sistemas de escrita. O processo de associação grafema-fonema, que exige o desenvolvimento de capacidades de análise e síntese de fonemas, é apenas uma das condições para se aprender a ler e escrever.

O grau de dificuldade também dependerá da complexidade da ortografia de cada língua que utiliza a escrita alfabética. Quanto maior for a semelhança entre a quantidade de grafemas e fonemas, maior será a transparência da ortografia, pois ela refletirá de modo fidedigno a superfície fonológica da língua em questão, isto é, sua cadeia linear de fonemas, caracterizando uma ortografia rasa ou transparente.

Em contrapartida, quando o número de grafemas for consideravelmente maior do que o número de fonemas, a ortografia é considerada profunda, de modo que a associação grafema-fonema será mais complexa – sendo, consequentemente, mais difícil de se chegar à escrita apenas por meio de uma abordagem fonográfica. A mera organização linear das letras reflete, contudo, os determinantes fonotáticos que permitem as sequências fonêmicas. Mesmo as ortografias profundas apresentam fortes determinantes fonológicos nas suas convenções, especialmente quando a posição e o contexto da letra na sílaba ou na palavra são considerados.

A complexidade da ortografia é, por certo, uma fonte de dificuldade para a criança aprender a ler, mas, segundo Morais (1995), a razão principal de fracasso parece ser a dificuldade apresentada por certas crianças, mesmo em línguas com ortografia quase que inteiramente regular, na descoberta do fonema, chave para a compreensão do princípio alfabético da escrita.

ORALIDADE E ESCRITA

Durante a fala, sequências de consoantes e vogais são produzidas a uma razão de aproximadamente 8-10 por segundo, que são conseguidas a custa da fusão e do sobrepujamento de gestos articulatórios, isto é, o falante prepara a articulação da consoante e da vogal ao mesmo tempo em que produz os aspectos fonologicamente significantes dos sons da fala, processo este denominado coarticulação (Liberman et al., 1989; Russo e Behlau, 1993).

Segundo Mattingly (1991), a representação fonológica é estritamente estrutural e não processual. Isso significa que o ouvinte não tem acesso aos vários níveis pelos quais ele passa durante a análise da fala, pois esses níveis não são representados. Detalhes acústicos como os formantes de determinado som não são, portanto, parte da representação linguística, porque o ouvinte não os percebe como tais, mas somente pelos eventos que ele reflete.

Com base nessas afirmações, torna-se importante estabelecer os fatores que determinam a qualidade dessas representações. Em geral, as representações são entidades psicológicas resultantes de interações do indivíduo com o mundo externo e substituem um objeto ausente ou distante (Denis, 1995). Assim, durante o desenvolvimento, as crianças armazenam sequências de rotinas articulatórias, que, posteriormente, combinadas em uma ordem determinada, constituirão as palavras.

Diversas teorias tentam estabelecer qual é o tipo de informação representada que nos permite reconhecer palavras emitidas de forma eficiente. Ao ouvir uma palavra inserida em um enunciado, há a necessidade de um mapeamento entre essa palavra emitida e alguma forma de representação prévia. Esse processo de reconhecimento pressupõe uma característica invariante, ou seja, o reconhecimento de regularidades entre o estímulo presente e a experiência passada.

Pouco se sabe sobre o processo que estabelece as representações mentais, ou seja, qual seria o modo pelo qual a criança inicia a representação fonológica das palavras em seu léxico e, posteriormente, como ela acessa essas representações. Segundo a teoria motora, os sinais de fala são interpretados em referência aos movimentos articulatórios. Haveria, portanto, uma ligação estreita entre as unidades de percepção e de produção de fala (Liberman et al., 1967). O modelo proposto por Stevens e Halle (1967) também reconhece a ligação entre produção e percepção; esse modelo assume, no entanto, que utilizamos traços acústicos distintivos abstratos para representar a fala, privilegiando a informação auditiva em detrimento da informação articulatória.

Outras propostas buscam nos gestos articulatórios as constantes para a representação de segmentos fonológicos (Browman e Goldstein, 1990; 1992; Fowler e Saltzman, 1993). Esses autores consideram que a informação acústica contida nas palavras faladas não é arbitrária, tratando-se de uma consequência evidente dos gestos articulatórios. Partindo desse pressuposto, a Fonologia Articulatória considera que as unidades fundamentais de representação não são fonemas ou traços distintivos, mas gestos articulatórios. Finalmente, Albano (2001) alerta sobre a necessidade de tal modelo resgatar explicitamente o elo entre os aspectos articulatórios e acústicos dos sons da fala.

O paradigma conexionista parece estar mais próximo de obter essas respostas, pois permite que se estabeleçam múltiplas conexões de aspectos auditivos, motores e visuais da fala. Segundo esse modelo, as representações não são unidades estáticas com valor simbólico, mas dinâmicas e com valor computacional.

As conexões entre as unidades formam-se mediante registros acumulados de diversas maneiras, por meio das quais essas unidades se relacionam umas com as outras. Desse modo, quanto mais frequente o padrão de atividade de associação, mais fortes e completas serão as conexões entre as unidades e, por consequência, maior a velocidade e a acurácia do processamento que, no caso da linguagem escrita, ocorre pelo fortalecimento das unidades ortográficas, fonológicas, semânticas e contextuais de acordo com a experiência de vida de cada indivíduo, como veremos mais adiante no Capítulo 2 "Desenvolvimento das habilidades de decodificação, fluência e compreensão de leitura".

Entre seis e nove meses de idade, as crianças começam a formar as representações fonológicas e semânticas de palavras familiares. Como nessa fase o vocabulário é ainda reduzido, não há necessidade de representar as palavras de uma forma sistemática e detalhada. Nos estudos de produção de fala, pode-se notar que os fonemas não são unidades de representação em crianças pequenas (Vihman, 1993). É, portanto, a palavra e não o fonema que serve como unidade básica de representação nas fases iniciais de desenvolvimento. A partir de doze meses, as primeiras palavras começam a surgir e cerca de cinquenta delas são aprendidas e armazenadas de forma global, talvez tomando por base traços acusticamente salientes (Jusczyk, 1993).

Com o tempo, sob a pressão do aumento de vocabulário, essas representações reorganizam-se em estruturas sublexicais recorrentes dentro da palavra para, na idade escolar, organizarem-se como fonemas (Fowler, 1991). Em outras palavras, com o crescimento do vocabulário, o número de palavras acusticamente similares também aumenta, forçando a construção de representações fonológicas cada vez mais detalhadas e bem definidas. Metsala e Walley (1998) denominam essa fase do desenvolvimento de *reestruturação lexical*.

O crescimento do vocabulário, no entanto, não cessa. Há estimativas de que crianças com quatro anos possuem um vocabulário de 2.500 a 3 mil palavras; com sete anos, de 7 mil a 10 mil palavras; com onze anos, já possuem um vocabulário de aproximadamente 40 mil palavras. Essa reestruturação ocorre de forma gradual, dependendo de diversos fatores, entre os quais a familiaridade e a semelhança sonora entre as palavras do vocabulário.

A segmentação gradual das representações parece ter um papel crucial no desenvolvimento da consciência fonológica. A aquisição muito lenta de vocabulário, porém, poderia danificar a precisão das representações formadas e, desde então, determinar alterações de processamento fonológico em geral. Estudos têm demonstrado que a aprendizagem de palavras novas se dá com maior facilidade quando há exibição de representação gráfica, uma vez que esse tipo de exposição ativa tanto a forma como o som da palavra. Essas duas informações combinadas auxiliam no armazenamento e na recuperação das palavras (Ehri e Rosenthal, 2007).

Para chegar à descoberta do fonema o aprendiz necessita adquirir e desenvolver a consciência fonológica, uma competência metalinguística que possibilita o acesso consciente ao nível fonológico da fala e a manipulação cognitiva das representações neste nível, que é tanto necessária para a aprendizagem da leitura e da escrita como dela consequente. O desenvolvimento da consciência fonológica tem sido frequente e consistentemente relacionado ao sucesso de aprendizagem da leitura e da escrita (Barrera e Maluf, 2003; Troia, 2006; Muter et al., 2004; Paula et al., 2005; Cárnio e Santos, 2005).

O termo consciência fonológica envolve várias unidades linguísticas e se refere a diferentes níveis de processamento. Podemos segmentar as sentenças em palavras (ex.: O – menino – chutou – a – bola); palavras em ataque e rima (ex.: pr – ato ou v – ela) ou em sílabas (ex.: pra – to ou ga – to); sílabas em fonemas (ex.: /v/–/a/–/z/–/o/). Além disso, há também um contínuo de complexidade de processamento, dependendo da tarefa solicitada. São exemplos de tarefas que avaliam essas competências metalinguísticas: segmentação, exclusão e adição, substituição ou inversão de sílabas ou fonemas em uma determinada palavra.

É importante destacar que, como Ávila (2004) muito oportunamente apontou, os diversos testes disponíveis para a avaliação da consciência fonológica apresentam diferentes níveis de exigência metafonológica, que podem variar desde o tipo de tarefa, da extensão do elemento a ser identificado ou manipulado e da carga semântica do elemento (palavras ou pseudopalavras) até a posição do segmento a ser identificado ou manipulado. Assim, o tipo de tarefa, aliado ao segmento a ser identificado e a posição que ele ocupa na estrutura de fala, determinará o maior ou menor grau de dificuldade da tarefa.

A relação entre a consciência fonêmica, consciência fonológica no âmbito do fonema e a aquisição de leitura é recíproca e bidirecional, ou seja, à medida que a consciência fonológica se desenvolve, facilita o aprendizado da leitura, que, por sua vez, propicia o estabelecimento da consciência fonêmica. Segundo Muter et al. (2004), porém, a sensibilidade fonêmica já pode ser observada em crianças inglesas por volta dos cinco anos de idade.

Bentin et al. (1991) demonstraram que tanto a idade como a escolaridade influenciam o desenvolvimento da consciência fonológica. Nesse estudo, ambos os fatores contribuíram para o desenvolvimento de competências metafonológicas. No entanto, o efeito de escolaridade foi quatro vezes maior do que o de idade, o que reforça a noção de que a instrução de leitura é um fator essencial no estabelecimento da consciência fonológica.

Estudos no português brasileiro reforçam essa noção de que a instrução de leitura e escrita é um fator essencial no estabelecimento da consciência ao nível do fonema (Salles e Parente, 2002; Cielo, 2002; Queiroga et al., 2004; Paula et al., 2005).

De fato, as pesquisas que analisaram o desempenho em consciência fonológica de crianças de acordo com a natureza das tarefas propostas evidenciaram que a manipulação cognitiva envolvendo o nível silábico é mais simples e fácil do que as que envolvem manipulação ou segmentação explícita de unidades fonêmicas por crianças dos 1º e 2º anos (Souza, 2005; Pedras et al., 2006) e mesmo dos 4º e 5º anos do ensino fundamental. Salles e Parente (2002), inclusive, atestam que a consciência fonológica no nível silábico independe da escolarização, já que mesmo as criancas pré-alfabetizadas de seu estudo apresentaram competência metafonológica nesse nível.

Ainda de acordo com Salles e Parente (2002), tarefas como síntese, segmentação e transposição fonêmicas parecem ser mais dependentes de escolarização, enquanto que identificação de rimas e exclusão fonêmicas mostram um desenvolvimento mais em função da idade.

A aquisição da leitura e da escrita requer um ensino formal mesmo tratando-se de crianças inteligentes e saudáveis, enquanto para a aquisição da linguagem oral é necessário apenas que tais crianças sejam criadas em um ambiente estimulante, no qual a linguagem seja utilizada. Além disso, o que leva o aprendizado da leitura e da escrita ser mais difícil é o fato de que a fala não é composta de sons isolados, o que torna a sua representação alfabética uma abstração.

O fonema surge com a experiência da linguagem oral, como resultado das interações entre o crescimento de vocabulário e as limitações de desempenho. No início, ele aparece como uma unidade perceptual implícita, utilizada para o processamento básico de fala; somente com a utilização em atividades relacionadas com a escrita e a leitura torna-se uma unidade de processamento explícita (Walley, 1993; Metsala, 1997).

Palavras que compartilham segmentos similares são armazenadas juntas em grupos ou como vizinhas lexicais que variam em densidade ou produto do número de palavras com sons similares, no grau de similaridade e na frequência. Quando uma palavra é resgatada da memória de longo prazo, sua vizinhança lexical inteira é ativada. Assim, as palavras com vizinhança esparsa têm menos palavras semelhantes competindo e, consequentemente, são acessadas mais precisa e rapidamente. Por outro lado, palavras com vizinhança densa têm maior número de palavras fonologicamente semelhantes competindo, por isso são resgatadas mais lentamente e de modo menos preciso (Troia, 2006).

As palavras de alta frequência localizadas nos dois tipos de vizinhança – por exemplo, bola é uma palavra de alta frequência com uma vizinhança densa, pois também temos cola, mola, rola, sola, embola, rebola, entre outras, enquanto lápis, também de alta frequência, tem uma vizinhança esparsa, pois compartilha segmentos fonológicos com poucas palavras como lápide e lúpus – têm maior probabilidade de ser representadas de modo segmentado do que as palavras de baixa frequência. Portanto, é esperado que o acesso lexical dessas palavras de alta frequência seja mais eficaz (Troia, 2006).

Comprovando esse fato, Metsala (1997), em seu estudo no qual os sujeitos deveriam identificar palavras a partir de pequenas partes de palavras faladas, relatou que crianças entre 7 e 9 anos necessitaram de mais informações acústicas para reconhecer palavras de vizinhança esparsa do que para identificar as de baixa frequência de vizinhança densa, e menos ainda para perceber aquelas de alta frequência de vizinhança densa. Para o autor, esses achados evidenciam que vizinhanças lexicais densas são estruturadas de modo mais segmentado que vizinhanças esparsas, e que palavras de alta frequência são representadas em um grau mais segmentado do que as de baixa frequência.

A reestruturação lexical, do mesmo modo, desempenha um papel importante no desenvolvimento da consciência fonológica. Metsala (1999) encontrou correlações significativas entre vocabulário e consciência fonológica, mesmo quando a variância atribuída à idade e repetição de pseudopalavras foi removida. As crianças com maior vocabulário tendem a realizar melhor as tarefas de consciência fonológica (Santos, 2007). E, além disso, as crianças desempenham melhor tarefas de consciência fonológica quando as palavras-estímulo são de vizinhança lexical densa em vez de esparsa.

Segundo Troia et al. (1996), as crianças apresentam melhor desempenho em tarefas de consciência fonológica com palavras de alta frequência porque a estrutura fonológica dessas palavras, pelo processo de reestruturação lexical, já sofreu anteriormente diversas análises de seus segmentos para fins de armazenamento e acesso lexical.

O autor ressalta ainda que a reestruturação progressiva das palavras no léxico, em resposta à aquisição de um maior número de palavras fonologicamente semelhantes, explicaria como as crianças desenvolvem a sensibilidade para níveis mais profundos de estruturas fonológicas, o acesso lexical mais rápido e acurado e o uso eficiente da alça fonológica para codificar informações na memória operacional. Como a aprendizagem da linguagem escrita está estreitamente relacionada a essas três operações de processamento fonológico, a ruptura em qualquer uma delas poderia causar um impacto deletério na leitura e na escrita.

Seriam explicadas, dessa maneira, as diferenças individuais no desenvolvimento da consciência fonológica e, consequentemente, no sucesso do aprendizado de leitura e escrita (Fowler, 1991). Quando a representação é estabelecida de forma incompleta e imprecisa, pode haver falhas no processamento fonológico em geral, afetando, por sua vez, habilidades específicas como discriminação, nomeação, memória verbal e consciência fonológica que dependem, em última instância, da integridade das representações fonológicas (Snowling, 1995). Quanto mais distinta de seus vizinhos fonológicos, melhor é essa representação. Como já mencionamos anteriormente, no modelo conexionista, quanto maior for o número de conexões para determinar essa representação, tanto mais precisa ela será.

De acordo com Troia (2006), o processamento fonológico se refere às operações cognitivas sobre a estrutura fonológica da linguagem para sua execução, especialmente àquelas associadas com o reconhecimento, compreensão, armazenamento, resgate e produção de códigos linguísticos. As operações de processamento fonológico funcionam automaticamente, como a percepção da fala em tempo real, mas os falantes gradualmente desenvolvem tanto a capacidade de refletir sobre, como a de manipular a informação fonológica. Essa capacidade metafonológica, a consciência fonológica, é crítica para a aprendizagem da linguagem escrita, porque a escrita alfabética codifica entradas lexicais no nível do fonema. Em um sistema alfabético de escrita, os leitores em fase de alfabetização se apoiam basicamente na decodificação fonológica, convertendo as letras ou conjuntos de letras em sons para pronunciar a palavras (Torgesen et al., 1997; 2001). Um conhecimento suficiente sobre as correspondências letras-sons possibilita uma rápida e acurada associação grafema-fonema, mas, para total domínio do sistema alfabético de escrita, os leitores precisam possuir consciência explícita de que a fala compreende sons discretos (Liberman e Shankweiler, 1991).

Avaliando a escrita e leitura de palavras regulares e irregulares de crianças de 3ª série, Waters et al. (1985) concluíram que elas usam a informação fonológica como apoio em ambas as tarefas, reforçando assim a importância do processamento fonológico. Além disso, os resultados de estudos de intervenção (Byrne e Fielding-Barnsley, 1993; Torgesen et al., 1997; Capellini et al., 2004; Fukuda e Capellini, 2012) comprovaram que, por meio da estimulação, as capacidades metafonológicas podem ser desenvolvidas e, assim, garantir o sucesso da aprendizagem da leitura e da escrita.

Além do conhecimento grafo-fonêmico e da consciência fonológica, a memória operacional também desempenha um papel primordial no desenvolvimento proficiente da leitura e da escrita. Ao ler e escrever uma palavra, a criança resgata suas informações ortográficas e fonológicas do léxico e as mantêm na memória operacional até que ela tenha feito associação de seus constituintes sonoros com os respectivos grafemas (Gathercole e Baddeley, 1993; Swank, 1994). O acesso lexical e a memória operacional predizem uma variância adicional na aprendizagem da linguagem escrita, além da já predita pela consciência fonológica e pelo conhecimento grafo-fonêmico (Wolf e Bowers, 1999; Manis et al., 2000).

Não podemos deixar de apontar a contribuição para a leitura e escrita da nomeação automática rápida de estímulos visuais. Essa habilidade é avaliada pelo registro do tempo gasto pelo indivíduo para nomear o mais rapidamente possível uma série de estímulos visuais familiares, como, por exemplo, figuras, letras, dígitos alfanuméricos ou cores. O tempo de resposta para essa nomeação, quando acima do esperado, tem sido associado às dificuldades de leitura e escrita (Wolf e Bowers, 1999). Até recentemente essa contribuição tinha sido ignorada ou submetida ao processamento fonológico geral. Wolf et al. (2000), em sua revisão conceitual sobre o tema, enfatizaram que as diferenças entre nomeação rápida e consciência fonológica repousam na complexa estrutura cognitiva da nomeação e também na importância do tempo entre e através de cada um de seus múltiplos subprocessos. As autoras ressaltam ainda que os indivíduos com baixo desempenho em tarefas tanto de consciência fonológica como de nomeação automática rápida teriam um duplo-déficit e, portanto, encontrariam mais dificuldades na aprendizagem da leitura e escrita.

A nomeação rápida envolve a exigência de uma série de processos atencionais, perceptivos, conceituais, mnemônicos, lexicais e articulatórios. O modelo de processamento descrito pelas autoras inicia-se com a ativação do processo atencional, que ativa o processamento visual nos dois hemisférios em diversos níveis. Assim, os componentes responsáveis pelas baixas frequências espaciais provêm informações sobre a forma geral dos estímulos e são operados entre 60 e 80 ms após a apresentação do estímulo. Os responsáveis pelas altas frequências espaciais são mais lentos e operam entre 150 e 200 ms, promovendo informações sobre detalhes mais refinados do estímulo. Isso permite a identificação e o reconhecimento que integram as informações do presente estímulo com as representações mentais conhecidas, cuja qualidade influenciará a velocidade do processamento. Alguns componentes adicionais que podem influenciar essa integração são os fatores afetivos e *inputs* de outras modalidades sensoriais. Os processos lexicais, incluindo acesso semântico, fonológico e resgate da memória de longo prazo, são integrados a essa informação cumulativa. Os comandos motores traduzem essa informação fonológica em um nome que é, então, articulado. O processo inteiro ocorre em 500 ms (Wolf et al., 2000).

No entanto, Schatschneider et al. (2002) ao analisar o desempenho de quatro grupos de crianças de 1º e 2º anos, encontraram uma correlação entre nomeação rápida e consciência fonológica. Os grupos foram divididos em: 1) crianças sem dificuldades; 2) crianças com apenas problemas de consciência fonológica; 3) crianças com apenas dificuldades de nomeação rápida e 4) crianças com duplo-déficit em tarefas de nomeação rápida, consciência fonológica, identificação de letras, eficiência e compreensão de leitura. Os autores enfatizam que o fato de as crianças com problemas de consciência fonológica serem mais suscetíveis a apresentar escores baixos em nomeação rápida é uma indicação de que as dificuldades em leitura são relacionadas ao aspecto que a consciência fonológica e a nomeação rápida têm em comum, ou seja, o processamento fonológico (Michalick-Triginelli e Cardoso--Martins, 2015). Assim, o déficit em nomeação rápida nas crianças com duplo-déficit poderia ser causado por um déficit no processamento fonológico e não por algum processo independente.

Há algumas décadas os psicolinguistas têm estudado em detalhes a estrutura das representações fonológicas, suas computações operacionais e os vários níveis de representação e processamento que estão envolvidos tanto na produção como na percepção da fala (Ramus e Szenkovits, 2008). Nos casos de transtornos de linguagem escrita frequentemente associados a falhas no processamento fonológico, a dificuldade para realizar a operação estaria relacionada muito mais à dificuldade de acesso a essas representações do que a uma falha na estrutura interna da representação fonológica (Ramus, 2001; 2014).

Essas considerações teóricas nos ajudam a pensar nas possíveis causas das dificuldades que inúmeras crianças têm para aprender a ler e escrever. Além de um déficit de processamento fonológico, podemos inferir que o processo de aprendizagem não é o mesmo para todas as crianças e que seu fracasso ou sucesso dependerá também de fatores individuais e ambientais.

A caracterização dos modelos teóricos de aquisição de leitura e escrita, bem como de reconhecimento de palavras, propicia um melhor entendimento dos vários processos envolvidos nessa aprendizagem e possibilita a busca de estratégias facilitadoras para remediar os transtornos de leitura e escrita.

MODELOS DE AQUISIÇÃO DE LEITURA E DE ESCRITA

A maioria das teorias de aquisição de leitura e escrita divide esse processo em estágios ou fases. Autores como Marsh et al. (1981) descrevem o desenvolvimento da leitura em quatro estágios, baseados na teoria de desenvolvimento intelectual de Piaget:

- Adivinhação linguística.
- Aproximação visual.
- Decodificação sequencial.

- Decodificação hierárquica.

O estágio da adivinhação linguística caracteriza-se pela aquisição de um vocabulário visual, ou seja, um pequeno grupo de palavras que podem ser reconhecidas visualmente pela criança, como se fossem desenhos. No segundo estágio, denominado estratégia de aproximação visual, há um reconhecimento de certas características gráficas das palavras. A criança passa a fazer comparações com palavras já reconhecidas de seu vocabulário visual, encontrando algum nível de similaridade visual, valendo-se de pistas contextuais para auxiliar nessas comparações. Essas características gráficas podem ser desde o tamanho da palavra até a letra inicial.

O terceiro estágio, decodificação sequencial, ocorre por volta dos sete anos, sendo caracterizado pelo início do processo de decodificação mediante aquisição de algumas regras simples de correspondência fonema-grafema. Finalmente, no quarto estágio, decodificação hierárquica, há a decodificação completa e a criança utiliza regras contextuais para cada novo estímulo.

Para Frith (1985), o desenvolvimento da leitura ocorre em três etapas: logográfica, alfabética e ortográfica.

No estágio logográfico há o desenvolvimento do léxico logográfico com acesso direto da palavra escrita à memória semântica. É nessa fase que as crianças que vivem em ambientes com muita exposição à escrita de logomarcas são capazes de ler com desenvoltura as mais frequentes, como, por exemplo, Coca-Cola. O papel desse tipo de reconhecimento da palavra para o desenvolvimento da capacidade de leitura é, no entanto, controverso, pois ignora a correspondência grafema-fonema em um nível sublexical. Share e Stanovich (1995) argumentam que não foram encontradas correlações positivas entre a leitura logográfica e a posterior capacidade de leitura, o que significa que as crianças não têm necessariamente que passar por essa fase para ler fluentemente, não havendo, portanto, razão para que elas sejam ensinadas a ler logograficamente.

No estágio alfabético, a criança inicia o processo de associação fonema-grafema, podendo decodificar palavras novas e escrever algumas palavras simples. O aprendizado das correspondências som-letra envolve mais do que apenas reconhecer e memorizar as letras e associá-las aos sons respectivos. Para usar esses sons, a criança precisa perceber que eles representam e constituem a linguagem falada. Esse é o *insight* alfabético subjacente às capacidades de decodificar foneticamente as palavras e dominar o princípio alfabético da escrita.

Como descrito anteriormente, o aprendiz encontrará vários obstáculos nessa fase, em razão da coarticulação dos fonemas em palavras isoladas e mesmo em sentenças, assim como das diversas possibilidades de representação dos fonemas, que caracterizam as irregularidades da língua. Apesar de esses obstáculos, ou, mais especificamente, por causa deles, a criança caminha para o estágio seguinte, quando o conhecimento ortográfico irá se consolidar, propiciando uma leitura fluente e com menos esforço.

O terceiro e último estágio, o ortográfico, caracteriza-se pelo uso de sequências de letras e padrões de ortografia para reconhecer palavras visualmente; as relações entre grafemas são estabelecidas, o que possibilita a escrita de palavras irregulares.

Os níveis mais avançados de leitura dependem da formação de uma estrutura central, chamada estrutura ortográfica, a qual se desenvolve desde uma unidade central básica até incorporar, gradativamente, as partes mais complexas. Essa estrutura ortográfica codifica tanto as propriedades gerais de associação grafema-fonema como as propriedades lexicais específicas. Além disso, do que ela está sob o domínio das categorias fonológicas, sobretudo daquelas relacionadas à estrutura hierárquica das sílabas.

Ehri (2014) descreve quatro fases de aquisição de leitura: pré-alfabética; alfabética parcial; alfabética completa e alfabética consolidada. A autora prefere o conceito de fase ao invés de estágio, pois fase é um meio menos rigoroso de distinguir períodos de desenvolvimento. Cada fase se sobrepõe à próxima, de modo que o domínio de uma fase não é necessário para iniciar o movimento para a próxima.

As crianças na fase pré-alfabética têm conhecimento de letras limitado ou ausente e não entendem que as letras representam os sons da fala, ou seja, não têm consciência fonológica. Corresponde à fase logográfica de Frith (1985). As crianças são capazes de ler rótulos e marcas do ambiente em que vivem, ou seja, é uma leitura por pistas visuais (Ehri, 2002). Apresentam erros visuais e semânticos de leitura, pois as palavras são adivinhadas pelo contexto. Não decodificam e não fazem analogia.

Na fase alfabética parcial, os alunos conhecem ao menos algumas letras do alfabeto, geralmente as de seus nomes, podendo usá-las para lembrar como ler de modo global palavras por meio de pistas alfabéticas parciais, por exemplo, adivinham a palavra usando a informação da letra inicial mais as pistas do contexto. Podem se lembrar de como se lê algumas palavras de memória, porque já têm algum conhecimento alfabético e alguma consciência fonológica, que usam para formar conexões entre letras e sons nas palavras. Dominam a direção da leitura, que no mundo ocidental é da esquerda para a direita. Usam o nome das letras para inferir seus sons, como por exemplo os das vogais e das consoantes B, D, T etc. Fazem leitura por pistas fonéticas (Ehri, 2002; Ehri e Wilce, 1987), mas apresentam erros de leitura de palavras similares. Leitura de palavras não familiares é muito difícil.

Na terceira fase, alfabética completa, os alunos apresentam um conhecimento extenso das correspondências grafema-fonema nas palavras, além de ampla consciência fonêmica, que lhes permite ler palavras não familiares, ainda que lentamente. Observa-se expansão do léxico visual, reconhecimento automático de palavras familiares e uso de analogias na decodificação.

A fase alfabética consolidada compreende domínio da consciência grafofonêmica, leitura global por memória das correspondências grafofonêmicas ou unidades de conexões maiores, expansão do léxico visual e reconhecimento automático de palavras. Decodificam com proficiência palavras não familiares, fazem uso frequente de analogias e leitura de palavras livre de contexto.

Apesar de os estágios de reconhecimento da palavra delinearem os tipos de conhecimento e capacidades necessárias para que o leitor se torne proficiente, tais modelos parecem ter pouca evidência empírica (Share e Stanovich, 1995). Trabalhos experimentais como os de Snowling et al. (1994) e de Lennox e Siegel (1993) evidenciaram o uso de diversas estratégias de leitura e escrita no que se considerava um mesmo estágio de desenvolvimento, ou seja, não foi possível caracterizar estágios discretos, bem definidos, em que somente uma determinada estratégia era utilizada.

Um dos problemas com as teorias de estágios é que cada etapa é associada com um tipo de leitura – logográfico, alfabético ou ortográfico – implicando que todas as palavras sejam lidas de uma mesma maneira naquele estágio em particular. Apesar de as características iniciais e finais de cada nível serem sempre determinadas, pouca atenção é dirigida ao real desenvolvimento do conhecimento que caracteriza cada estágio. Assim, uma típica descrição do estágio alfabético é que, no início, a criança tem pouco conhecimento alfabético, mas, no final dessa etapa, já é capaz de decodificar a maior parte das palavras. A maioria das teorias de estágios não explica, contudo, como um conhecimento tão pequeno se torna tão grande. Desse modo, a descrição de cada estágio focaliza mais em que tipo de conhecimento a criança necessita para se tornar proficiente do que quais mecanismos subjazem às mudanças na proficiência da leitura.

Segundo Kamhi e Catts (2012), outra limitação das teorias de estágios é que elas tendem a simplificar demais o desenvolvimento da leitura, não levando em consideração as diferenças individuais. Embora existam elementos que todas as crianças precisam aprender para que se tornem leitores proficientes, elas podem tomar diferentes caminhos para alcançá-los.

Em oposição às teorias de estágios, Share e Stanovich (1995) sugerem uma teoria alternativa denominada hipótese do autoensinamento, cuja noção básica se refere às funções de decodificação fonológica como mecanismos de autoensinamento, os quais permitem que o aprendiz adquira as representações ortográficas necessárias para um rápido e acurado reconhecimento visual da palavra, além de uma ortografia também proficiente. De acordo com esses autores, a instrução direta e a adivinhação pelo contexto têm um papel importante no desenvolvimento do conhecimento ortográfico, porém, apenas a decodificação fonológica viabiliza o desenvolvimento eficiente e rápido de um reconhecimento visual de palavras.

Durante a escolaridade, as crianças se deparam com inúmeras palavras não familiares, não havendo condições de os professores ou pais as auxiliarem em todas as palavras novas por instrução direta. A adivinhação da palavra pelo contexto também não é adequada, pois ela ajuda quando as crianças menos precisam, isto é, funciona melhor para palavras de alta frequência, mas não muito bem para aquelas isoladas. Gough e Walsh (1991) observaram que, em média, 25 a 30% das palavras podem ser adivinhadas corretamente, porém, as palavras mais importantes do texto, as que carregam mais significado, são as menos previsíveis, com apenas 10% de adivinhação correta. Além disso, mesmo quando as crianças se saem bem na adivinhação da palavra, essa não é uma estratégia adequada para desenvolver a capacidade de reconhecimento ortográfico, porque, durante a atividade, as crianças não estão focalizando os padrões particulares de ortografia da palavra, mas seu significado.

A capacidade de analisar palavras fonologicamente e associar palavras escritas com seus equivalentes falados desempenha, por essa razão, um papel primordial no desenvolvimento do reconhecimento fluente da palavra. Desse modo, cada vez que a criança consegue decodificar com sucesso uma palavra não familiar, isso permite que ela adquira informações ortográficas específicas da palavra e, como um mecanismo de autoensinamento, vai desenvolvendo, de modo independente, o conhecimento da ortografia e das convenções ortográficas de seu idioma.

As teorias de estágios propõem que, no início, todas as palavras são decodificadas fonologicamente para, mais tarde, com o desenvolvimento da leitura, haver uma mudança de acesso mais visual, com uso da informação ortográfica. Share (1995) sugere que é mais apropriado perguntar como as crianças chegam ao significado das palavras, porque o processo de reconhecimento depende do quanto a criança tenha sido exposta a uma palavra em particular, da natureza e do sucesso da decodificação de tal palavra.

Palavras familiares de alta frequência são reconhecidas visualmente com rápida decodificação fonológica, ao passo que palavras novas ou de baixa frequência, para as quais a criança ainda não desenvolveu representações ortográficas, serão mais dependentes da decodificação fonológica. Portanto, se o texto estiver de acordo com o nível de leitura da criança, a maioria das palavras será reconhecida visualmente, enquanto um número pequeno de palavras não familiares de baixa frequência proporcionará oportunidades de autoensinamento, com uma ruptura mínima do processo de compreensão em andamento.

Evidências do autoensinamento podem ser encontradas bem no início do reconhecimento das palavras. Para que isso ocorra, é imprescindível que a criança tenha algum conhecimento da correspondência som-letra, alguma consciência fonológica e capacidade de usar a informação contextual para determinar a pronúncia exata das palavras, com base em decodificações parciais. De fato, não é necessário que ela tenha uma capacidade de decodificação fonológica totalmente apurada para desenvolver as representações ortográficas. Essas representações podem ser incompletas ou primitivas, auxiliando, mesmo assim, na velocidade do reconhecimento da palavra. Share (1999) testou a hipótese de autoensinamento com crianças leitoras de Hebreu, que tem uma ortografia regular. Elas liam pequenas histórias nas quais uma palavra nova era repetida de quatro a seis vezes. Essa palavra nova tinha uma outra homófona. Três dias depois, a aprendizagem da ortografia foi testada, solicitando-se às crianças que identificassem a palavra-alvo, sua homófona e mais duas outras palavras com ortografia similares. As crianças identificaram a palavra-alvo como sendo a apresentada na história em uma frequência alta de 73,5%, assim como foram mais rápidas na identificação da palavra-alvo do que a sua homófona, indicando que elas tinham aprendido algo sobre sua ortografia por meio da leitura. O mesmo foi observado em estudos com leitores do inglês, que possui uma ortografia irregular (Cunningham et al., 2002), e em atividades de leitura silenciosa (deJong e Share, 2007). Nation et al. (2007) demonstraram ainda que a aprendizagem de palavras novas por meio de autoensinamento pode ser retida por uma semana.

Outro aspecto importante na teoria do autoensinamento é a progressiva "lexicalização" da decodificação fonológica, isto é, o aprendiz começa a identificar unidades maiores compostas por sequências de letras. A capacidade de decodificação inicial é baseada em correspondências simples entre os sons e as letras, com pouca sensibilidade para contextos ortográficos e morfêmicos.

Share e Stanovich (1995) sugerem que, assim que a criança se torna mais familiarizada com as regularidades ortográficas, além daquelas correspondências simples entre os sons e as letras, utiliza essas informações ortográficas para modificar as "lexicalizações" iniciais desenvolvidas anteriormente. Dessa forma, quanto mais a criança realiza análises detalhadas da estrutura interna das palavras, mais representações ortográficas acuradas ela desenvolve, que, por sua vez, levam a um reconhecimento mais eficiente da palavra. Por exemplo, inicialmente a criança faz uma correspondência da letra <s> com o som /s/, de sapo. Depois de ler diversas vezes palavras como *mesa, asa, casa* e *rosa*, em cujo contexto a letra <s> está sempre entre duas vogais, representando o som /z/ – o que caracteriza uma regularidade ortográfica –, a criança elabora uma nova lexicalização com base na anteriormente desenvolvida.

Ainda de acordo com a teoria de autoensinamento, a contribuição dos fatores visual e ortográfico para a aquisição do reconhecimento da palavra é secundária às oportunidades de autoensinamento promovidas pela decodificação fonológica e pela exposição à escrita. A decodificação fonológica faz a criança olhar para todas as letras da palavra, e essa atenção gradualmente leva ao reconhecimento de sequências comuns de letras e de outros padrões ortográficos. Estudos comparando a leitura de pseudopalavras e palavras irregulares mostraram que fatores ortográficos têm menos participação na decodificação do que os fonológicos (Baron e Treiman, 1980).

A manipulação fonológica pode ocorrer em diferentes unidades de fala, tais como fonemas, sílabas, ataque/rima e morfemas, como citado anteriormente. A decodificação fonológica mais direta envolve a identificação e a síntese dos sons individuais na palavra, mas a síntese simples de sons um a um para decodificar palavras longas e palavras irregulares é muito ineficiente. A criança tentará, então, encontrar unidades maiores de reconhecimento, que, no caso do português, parecem ser as sílabas. Assim que ela começa a notar morfemas comuns em diferentes palavras, começará a usar essas unidades de linguagem para decodificar palavras não familiares, como, por exemplo, *gost***oso**, *cari-***nh***oso*, *bond***oso**. Nesse nível, também, a criança será capaz de decodificar palavras novas por analogia com palavras que ela já conhece, como, por exemplo, *ferro, ferradura, ferrugem* etc.

Share e Stanovich (1995) ainda ressaltam que a decodificação fonológica apenas promove a oportunidade para o autoensinamento, mas que a quantidade e a qualidade da exposição à escrita – aliadas à capacidade para dirigir a atenção aos detalhes ortográficos e depois memorizá-los – determinarão a extensão de quais dessas oportunidades serão aproveitadas, o que determinará, portanto, uma grande variabilidade individual na capacidade de leitura.

Kamhi e Catts (2012) relataram que a hipótese de autoensinamento, não surpreendentemente, continua a ser confirmada por diversos estudos como de fato o mecanismo primário na aprendizagem da leitura.

Na América Latina, desde meados da década de 1970, Ferreiro e Teberosky (1989) propuseram uma revisão completa sobre as teorias e métodos de aprendizagem da escrita, também vinculando essa nova perspectiva de construção do conhecimento gráfico à teoria de Piaget, e cuja progressão seguiria uma linha de evolução regular com três grandes períodos distintos. O primeiro período seria o da diferenciação entre o modo de representação icônico e o não icônico. O segundo, a construção de formas de diferenciação entre as escritas controlando progressivamente as variações do ponto de vista qualitativo e quantitativo. E, finalmente, no terceiro haveria a fonetização da escrita. Assim, descreveram quatro fases consecutivas: pré-silábica, silábica, silábica-alfabética e alfabética (Ferreiro, 1985).

Na fase pré-silábica o aprendiz faria a distinção entre escrever e desenhar, além de que já se poderiam observar a organização linear de suas produções gráficas e o uso de letras. Dedicariam, então, grande esforço intelectual no estabelecimento das propriedades que um texto deve ter para se poder atribuir-lhe significação. Para essa diferenciação das escritas, utilizariam o critério quantitativo, ou seja, a quantidade mínima de letras, geralmente três, que uma escrita deveria ter para significar algo. E pelo lado qualitativo, a escrita precisaria apresentar uma variação interna para se poder ler, isto é, se o escrito tivesse sempre a mesma letra não poderia ser lido. Nessa fase ainda, em uma busca contínua por sequências de letras para representar significados diferentes, aplicaria de modo coordenado as condições de legibilidade descritas anteriormente, de modo que ora poderia variar a quantidade de letras e ora poderia usar diferentes letras ou a posição delas de uma escrita para outra. Nessa fase, no entanto, a produção escrita não seria regulada por uma análise da linguagem oral.

A fase seguinte seria o marco do início da fonetização da escrita, quando a criança descobriria que a quantidade de letras para se escrever uma palavra corresponderia às partes da palavra falada. Iniciar-se-ia, assim, a fase silábica, que evoluiria até chegar à representação de uma sílaba por letra, sem repetição de letras e nem omissão de sílabas.

Essa hipótese silábica criaria suas próprias condições de contradição entre o controle silábico e a quantidade mínima de letras, pois palavras monossílabas, por exemplo, deveriam ser grafadas com uma única letra. Além do que, como as letras passaram a ter valores sonoros silábicos relativamente estáveis, levariam a criança a representar partes sonoras semelhantes por letras semelhantes, o que por sua vez geraria outras formas de conflito e levaria o aprendiz a ingressar na fase subsequente.

O período silábico-alfabético se caracterizaria pela descoberta de que a sílaba poderia ser reanalisável em elementos menores, ingressando no último passo da compreensão do sistema alfabético. Porém, diante da constatação de que se, por um lado, não basta uma letra por sílaba, por outro não haveria nenhuma regularidade em se duplicar a quantidade de letras por sílaba, já que há sílabas que se escrevem com mais de duas letras. Ainda sem condições de solucionar tal conflito, nessa fase poderiam ser observáveis registros que utilizam tanto a hipótese silábica como a alfabética.

Completando essa progressão de construção do conhecimento gráfico o aprendiz alcançaria, então, a fase alfabética, que se caracterizaria por um domínio da correspondência grafema-fonema, mas, no entanto, começaria a enfrentar a contradição de que a identidade do som não garante a identidade da letra, e vice-versa, isto é, as dificuldades ortográficas.

Na década de 1980, outras teorias descreveram o desenvolvimento da ortografia em uma série de estágios qualitativamente diferentes. Em linhas gerais, essas teorias preconizavam que para escrever, inicialmente, as crianças se preocupariam em simbolizar os sons utilizando seu conhecimento de associação fonema-grafema e o nome das letras para representá-los. Somente mais tarde as crianças começariam a representar os sons de modo diferente dependendo de seu contexto na palavra. E só depois usariam seu conhecimento morfológico, representando morfemas em vez de fonemas (Ehri, 1986).

Treiman e Cassar (1997), no entanto, consideram que a ortografia envolve a interação de diferentes fontes de conhecimento desde o início de sua aprendizagem. Para as autoras, apesar de a associação fonema-grafema representar um papel central no começo da aprendizagem da ortografia, as crianças também se utilizam do conhecimento morfológico e da informação sobre tipos de sequências de letras que são possíveis de ocorrer na palavra escrita.

Portanto, para se escrever com boa ortografia nos sistemas alfabéticos de escrita, é necessário que se aprenda como o sistema escrito codifica as palavras faladas, assim, as crianças em processo de alfabetização precisam possuir alguma competência metafonológica para compreender o princípio alfabético da escrita.

De acordo com Ehri (1997), há três processos pelos quais as palavras podem ser escritas: memória, analogia e invenção. Escrever uma palavra por memória requer que o indivíduo conheça previamente a ortografia dessa palavra. Escrever por analogia exige que ele reconheça as similaridades fonológicas entre a palavra alvo e outras palavras conhecidas, de modo que as partes das palavras conhecidas que representam a similaridade entre elas são transferidas para a ortografia da nova palavra. E, finalmente, escrever por meio de invenção requer que se analisem as palavras em fonemas e se aplique o conhecimento alfabético da correspondência grafema-fonema para criar a ortografia.

Como as crianças que estão no início da alfabetização conhecem pouco da ortografia das palavras, não têm condição de escrever por memória ou analogia. Elas lançam mão da escrita por invenção, podendo utilizar outras pistas, como o conhecimento dos nomes das letras, o que Ehri e Robbins (1992) chamou de "leitura por pistas fonéticas". Na fase ortográfica parcial, as crianças apresentam as ortografias inventadas parcialmentes fonéticas com fraca memória para padrões de ortografia. Na fase alfabética completa, observam-se ortografias inventadas foneticamente acuradas e um incremento da memória para ortografias corretas, enquanto na fase alfabética consolidada, as ortografias inventadas são mais acuradas ortograficamente, pois há uma melhora da memória para ortografias corretas (Ehri, 2014).

Estudos em português brasileiro também confirmam essa teoria. Cardoso-Martins e Batista (2005) mostraram que pré-escolares brasileiros usam em suas escritas letras plausíveis foneticamente, quando o som corresponde ao nome de uma letra no começo da palavra. As autoras comprovaram que a escrita silábica resulta da tendência que as crianças têm de escrever as letras cujos nomes elas são capazes de detectar na pronúncia das palavras, por exemplo <t> em *telefone*, <d>

em *dedo* e <b> em *beijo*. Questionaram, assim, a hipótese de Ferreiro (1985) de que a escrita silábica seria a primeira evidência de fonetização da escrita, pois as autoras encontraram indícios de fonetização da escrita em produções claramente não silábicas, ou seja, escritas em que o número de letras utilizadas não correspondia ao número de sílabas da palavra. Como essas escritas não eram nem parcialmente alfabéticas nem alfabéticas, as autoras sugeriram que a compreensão da relação entre fala e escrita pode se manifestar antes de as crianças serem capazes de escrever silabicamente.

Também sobre isso, Pollo et al. (2005) atestaram que no português brasileiro a proporção de consoantes e vogais nas palavras é quase de 1:1, além de existir um número estatisticamente significante de palavras nas quais o nome das vogais é regular. Isso faz com que nossas crianças, nas fases iniciais de alfabetização, representem as palavras pelas vogais, ao contrário do que acontece com a língua inglesa, onde se observa que as crianças representam muito mais consoantes do que vogais. Dessa forma, demonstraram que as crianças brasileiras usam a estratégia do nome das vogais para sua ortografia inicial, não sendo, portanto, uma escrita silábica e sim por pistas fonológicas.

A escrita baseada no conhecimento do nome das letras tem sido confirmada por estudos em diversas línguas com diferentes ortografias (Levin et al., 2002), sugerindo que as crianças desde o início demonstram compreender que a escrita representa os sons das palavras faladas.

Durante a apreensão do sistema de escrita pelas crianças, as tentativas ortográficas são frequentemente incorretas, porque sua consciência fonológica está ainda se desenvolvendo, assim como seu conhecimento do sistema alfabético. Esses erros se tornam menos comuns à medida que a criança progride também como resultado do aumento de exposição à leitura. Por meio da experiência com a palavra impressa, as crianças começam a desenvolver o conhecimento ortográfico que, de acordo com Cassar e Treiman (2006), refere-se ao entendimento das convenções do sistema de escrita, incluindo a noção de espaços entre as palavras, sequências de letras aceitáveis e inaceitáveis, e as várias representações de certos fonemas, dependendo de suas posições nas palavras. Esse conhecimento, somado à consciência fonológica, determina, então, o domínio da ortografia.

Não menos importante na aquisição e no desenvolvimento do reconhecimento da palavra é o papel desempenhado pela escrita. Há pouca dúvida de que a escrita proporciona um excelente meio para o desenvolvimento da compreensão básica dos sons e da ortografia das palavras. Força a criança a pensar sobre a correspondência som-letra, sobre a relação da linguagem escrita com a linguagem falada e sobre os padrões ortográficos. Dessa forma, desempenha uma parte importante no mecanismo de autoensinamento, que leva ao reconhecimento fluente da palavra.

CONSIDERAÇÕES FINAIS

Para finalizar, gostaríamos de destacar que a maioria dos modelos de aquisição de leitura e escrita foi desenvolvida a partir de estudos com a língua inglesa, nos quais verificou-se a preferência pelo uso de uma estratégia logográfica na leitura e fonológica na escrita nas fases iniciais de desenvolvimento.

Entretanto, quando se estudam idiomas que possuem características mais transparentes, percebem-se diferenças importantes no desenvolvimento da leitura e da escrita. No caso do espanhol, do alemão e do francês, por exemplo, os aprendizes apoiam-se fortemente no processamento fonológico, tanto na leitura como na escrita (Cuetos, 1989; DeFior e Tudela, 1994; Sprenger-Charolles e Casalis, 1995; Wimmer e Hummer, 1990; Wimmer, 1993).

Sabe-se que, assim como em português, a aquisição da ortografia em francês é muito mais lenta que o aprendizado da leitura (Alegria e Mousty, 1996). Portanto, as unidades de correspondência entre escrita e fala dependem das peculiaridades linguísticas de cada idioma e de como seu sistema de escrita representa essas peculiaridades. Assim, é preciso ter cautela ao interpretar resultados de trabalhos desenvolvidos em outros idiomas, para que não se incorra em generalizações inadequadas.

Como foi visto, a transparência da ortografia de um determinado idioma deve ser caracterizada tanto em relação à escrita quanto à leitura. O português apresenta uma ortografia mais transparente no sentido do grafema para o fonema que do fonema para o grafema, ou seja, há poucas ocorrências de um mesmo grafema com mais de uma realização fonêmica (por exemplo, r como /r/ ou /R/,) mas muitos fonemas com várias representações gráficas (por exemplo, /s/ representado por <s, ss, sc, c, ç, x, xç ou xc>). Essa dissociação da relação entre fonema e grafema justifica a facilidade de aquisição de leitura em comparação à escrita.

Desse modo, palavras com ortografia regular, ou seja, em que a correspondência entre fonema e grafema é direta e unívoca, permitem que os leitores formem conexões mais diretas que com as palavras de ortografia irregular. Como consequência, é mais fácil ler palavras com ortografia regular. No português, a maioria das palavras é escrita de forma transparente, o que justifica a facilidade de leitura em comparação com outros idiomas estudados na literatura especializada.

Quanto à escrita, a situação é mais complicada, uma vez que um mesmo fonema pode ser representado graficamente de diversas maneiras. Nesse caso, a escrita apresenta uma dificuldade maior que a leitura. Uma situação semelhante pode ser encontrada em outros idiomas de ortografia transparente. Crianças falantes de francês (Sprenger--Charolles et al., 1998) e de italiano (Cossu et al., 1994) também têm um desempenho melhor na leitura do que na escrita.

Segundo Frost (2011), em ortografias transparentes o acesso ao significado por meio da decodificação fonológica, que o autor chama de computação sublexical, não é uma estratégia adotada apenas pelos leitores iniciantes mas, ao contrário, é uma marca operacional do processamento de leitura.

Conhecer os modelos e teorias de processamento de linguagem escrita é essencial para que se compreendam os processos de leitura e escrita em nossa língua, principalmente o desenvolvimento de instrumentos de avaliação, diagnóstico e terapia da linguagem escrita.

REFERÊNCIAS

ALBANO, E.C. *O gesto e suas bordas: Esboço de fonologia articulatória do português brasileiro*. Campinas: Mercado das Letras, 2001.

ALEGRIA, J.; MOUSTY, P. The development of spelling procedures in french--speaking, normal and reading disabled children: Effects of frequency and lexicality. *Journal of Experimental Child Psychology*, vol. 63, p. 312-338, 1986.

ÁVILA, C.R.B. Consciência fonológica. In: FERREIRA, L.P.; BEFI-LOPES, D.M.; LIMONGI, S.C.O. *Tratado de Fonoaudiologia*. São Paulo: Rocca, 2004; p. 815-824.

BARON, J.; TREIMAN, R. *The use of orthography and learning to read. Orthography, reading and dyslexia*. Baltimore: University Park Press, 1980.

BARRERA, S.D.; MALUF, M.R. Consciência metalinguística e alfabetização: um estudo com crianças da primeira série do ensino fundamental. *Psicol. Reflex. Crit.*, vol. 16, n. 3, p. 491-502, 2003.

BENTIN, S.; HAMMER, R.; CAHAN, S. The effects of aging and first grade schooling on the development of phonological awareness. *American Psychological Society*, vol. 2, n. 4, p. 271-274, 1991.

BROWMAN, C.P.; GOLDSTEIN, L. Representation and reality: physical systems and phonological structure. *Journal of Phonetics*, vol. 18, p. 411-424, 1990.

_____. Articulatory phonology: an overview. *Phonetica*, vol. 49, p. 155-180, 1992.

BYRNE, B.; FIELDING-BARNSLEY, R. Evaluation of a Program to Teach Phonemic Awareness to Young Children: A 1-Year Follow-Up. *Journal of Educational Psychology*, vol. 85, n. 1, p. 104-111, 1993.

CAPELLINI, S.A.; PADULA, N.A.M.R.; CIASCA, S.M. Desempenho de escolares com distúrbio específico de leitura em programa de remediação. *Pró-Fono Revista de Atualização Científica*, vol. 16, n. 3, p. 261-274, 2004.

CARDOSO-MARTINS, C; BATISTA, A.C.E. O conhecimento do nome das letras e o desenvolvimento da escrita: evidência de crianças falantes do português. *Psicologia: Reflexão e Crítica*, vol. 18, n. 3, p. 330-336, 2005.

CÁRNIO, M.S.; SANTOS, D. Evolução da consciência fonológica em alunos de ensino fundamental. *Pró-Fono Revista de Atualização Científica*, vol. 17, n. 2, p. 195-200, 2005.

CASSAR, M.; TREIMAN, R. Developmental variations in spelling: comparing typical and poor spellers. In: STONE, C.A.; SILLIMAN, E.R.; EHREN, B.J.; APEL, K. *Handbook of Language & Literacy: development and disorders*. New York: Guilford Press, 2006, p. 627-643.

CIELO, C.A. Habilidades em consciência fonológica em crianças de 4 a 8 anos de idade. *Pró-Fono Revista de Atualização Científica*, vol. 14, n. 3, p. 301-312, 2002.

COSSU, G.; SHANKWEILER, D.; LIBERMAN, I.Y.; GUGLIOTA, M. Visual and phonological determinants of misreadings in a transparent orthography. *Reading and Writing: An Interdiciplinary Journal*, vol. 7, p. 237-256, 1994.

CUETOS, F. Lectura y escritura de palabras através de la ruta fonológica. *Infancia y Aprendizaje*, vol. 45, p. 71-84, 1989.

CUNNINGHAM, A.E.; PERRY, K.E.; STANOVICH, K.E.; SHARE, D.L. Orthographic learning during reading: Examining the role of self-teaching. *Journal Of Experimental Child Psychology*, vol. 82, p. 185-99, 2002.

DeJONG, P.F.; SHARE, D.L. Orthographic learning during oral and silent reading. *Scientific Studies of Reading*, vol. 11, n. 1, p. 55-71, 2007.

DeFIOR, S.; TUDELA, P. Effect of phonological training on reading and writing acquisition. *Reading and Writing: An Interdisciplinary Journal*, vol. 6, n. 3, p. 299-320, 1994.

DeFRANCIS, J. *Visible speech: the diverse oneness of writing systems*. Honolulu: University of Hawaii Press, 1989.

DENIS, M. Vividness of visual imagery and the evaluation of its effects on cognitive performance. *Journal of Mental Imagery*, vol. 19, n. 3-4, p. 136-138, 1995.

EHRI, L.C. Sources of difficulty in learning to spell and read. *Advances in Developmental and Behavioural Paediatrics*, vol. 7, p. 121-195, 1986.

_____. Learning to read and learning to spell are one and same, almost. In: PERFETTI, C.A; RIEBEN, L.; FAYOL, M. *Learning to Spell: research, theory, and practice across languages*. Mahwah: Lawrence Erlbaum, 1997; p. 237-269.

_____. Phases of acquisition in learning to read words and implications for teaching. *British Journal of Educational Psychology: Monograph Series*, vol. 1, p. 7-28, 2002.

_____. Orthographic mapping in the acquisition of sight word reading, spelling memory, and vocabulary learning. *Scientific Studies of Reading*, vol. 18, n. 1, p. 5-21, 2014.

EHRI, L.C.; ROBBINS, C. Beginners need some decoding skill to read words by analogy. *Reading Research Quarterly*, vol. 27, n. 1, p. 12-26, 1992.

EHRI, L.C.; ROSENTHAL, J. Spellings of words: a neglected facilitator of vocabulary learning. *Journal of Literacy Research*, vol. 39, n. 4, p. 389-409, 2007.

EHRI, L.C.; WILCE, L.S. Does learning to spell help beginners learn to read words? *Reading Research Quarterly*, vol. 22, p. 47-65, 1987.

FERREIRO, E. *Reflexões sobre a alfabetização*. São Paulo, Cortez, 1985.

FERREIRO, E.; TEBEROSKY, A. *Psicogênese da Língua Escrita*. 2.ed. Porto Alegre: Artes Médicas, 1989; 284 p.

FOWLER, A. How early phonological development might set the stage for phoneme. In: BRADY, S.A.; SHANKWEILER, D.P. (Eds.). *Phonological process in literacy: a tribute to Isabelle Y. Liberman*. Hillsdale, New Jersey: Lawrence Erlbaum Associates, 1991.

FOWLER, C.A.; SALTZMAN, E. Coordination and coarticulation in speech production. *Language and speech.* vol. 36, n. 2,3 p. 171-195, 1993.

FRITH, U. Beneath the surface of developmental dyslexia. In: PATTERSON, K., MARSHALL, J.; COLTHEART, M. (Eds.). *Surface dyslexia: neuropsychological and cognitive studies of phonological reading.* London: Lawrence Erlbaum Associates, 1985.

FROST, R. Looking across orthographies. In: McCARDLE, P.; LEE, J.R.; TZENG, O.J.L.; MILLER, B. (Eds.). *Dyslexia across languages: orthography, and the Brain-gene-behavior Link.* Baltimore, MD: Brooks Publishing, 2011.

FUKUDA, M.T.M.; CAPELLINI, S.A. Programa de intervenção fonológica associado à correspondência grafema-fonema em escolares de risco para a dislexia. *Psicol. Reflex. Crit.,* vol. 25, n. 4, p. 783-790, 2012.

GATHERCOLE, S.E.; BADDELEY, A.D. *Working memory and language.* Hove: Erlbaum, 1993.

GELB, I. *A study of writing.* Chicago: The University of Chicago Press, 1967.

GOUGH, P.; WALSH, S. Chinese, Phoenician, and the orthographic cipher of English. In: BRADY, S.; SHANKWEILER, D. (Eds.) *Phonological process in literacy: A tribute to Isabelle Y. Liberman.* Hillsdale: Laurence Earlbaum Associates, 1991.

JENSEN, H. *Sign, symbol and script: an account of man's efforts to write.* London: Allen & Unwin, 1970.

JUSCZYK, P.W. The WRAPSA model of how speech perception develops. *Journal of Phonetics,* vol. 21, p. 1-28, 1993.

KAMHI, A.G.; CATTS, H.W. *Language and Reading Disabilities.* Third Edition. Boston: The Allyn & Bacon Communication Sciences and Disorders Series, 2012. 303p.

LENNOX, C.; SIEGEL, L.S. Visual and phonological spelling errors in subtypes of children with learning disabilities. *Applied Psycholinguistics,* vol. 14, p. 473-488, 1993.

LEVIN, I.; PATEL, S.; MARGALIT, T.; BARAD, N. Letter names: effect on letter saying, spelling, and word recognition in Hebrew. *Applied Psycholinguistics,* vol. 23, p. 269-300, 2002.

LIBERMAN, A.M.; COOPER, F.S.; SHANKWEILER, D.P.; STUDDERT-KENNEDY, M. Perception of the speech code. *Psychological Review,* 74, 431-461, 1967.

LIBERMAN, I.Y.; SHANKWEILER, D. Phonology and beginning reading: a tutorial. In: RIEBEN, L.; PERFETTI, C. (Eds.). *Learning to read: basic research and its implications.* Hillsdale: Erlbaum, 1991, p. 3-17.

LIBERMAN, I.Y.; SHANKWEILER, D.; LIBERMAN, A.M. The alphabetic principle and learning to read. In: SHANKWEILER, D.; LIBERMAN, Y. (Eds.). *Phonology and reading disability: Solving the reading puzzle*. Ann Arbor: The University of Michigan Press, 1989.

MANIS, F.R.; DOI, L.M.; BHADHA, B. Naming speed, phonological awareness, and orthographic knowledge in second graders. *J Learn Disabil.*, vol. 33, n. 4, p. 325-33, 2000.

MARSH, G.; FRIEDMAN, M.; WELSH, V.; DESBERG, P. A cognitive-developmental theory of reading acquisition. In: MACKINNON, G.L.; WALTER, T.G. (Eds.). *Reading research advances in theory and practice*. New York: Academic Press, 1981.

MATTINGLY, I.G. Reading and the function of linguistic representations. In: MATTINGLY, I.G.; STUDDERT-KENNEDY, M. (Eds.). *Modularity and the motor theory of speech perception*. Hillsdale: Lawrence Erlbaum Associates, 1991.

METSALA, J.L. An examination of word frequency and neighborhood density in the development of spoken-word recognition. *Memory and Cognition*, vol. 25, p. 47-56, 1997.

METSALA, J.L. Young children's phonological awareness and nonword repetition as a function of vocabulary development. *Journal of Educational Psychology*, vol. 91, p. 3-19, 1999.

METSALA, J.L.; WALLEY, A.C. Spoken vocabulary growth and the segmental restructuring of lexical representation: precursors to phonemic awarness early recording ability. In: METSALA, J.L.; EHRI, L.C. (Eds.). *Word recognition in beginning literacy*. Mahwah: Laurence Erlbaum Associates, 1998.

MICHALICK-TRIGINELLI, M.F.; CARDOSO-MARTINS, C. The role of phonological awareness and rapid automatized naming in the prediction of reading difficulties in Portuguese. *Psicol. Reflex. Crit.*, vol. 28, n. 4, p. 823-828, 2015.

MORAIS, J. Do orthographic and phonological peculiarities of alphabetical written languages influence the course of literacy acquisition? *Reading and Writing*, vol. 7, p. 1-7, 1995.

MUTER, V.; HULME, C.; SNOWLING, M.J.; STEVENSON, J. Phonemes, rimes, vocabulary and grammatical skills as foundations of early reading development: Evidence from a longitudinal study. *Developmental Psychology*, vol. 40, p. 665-681, 2004.

NATION, K.; ANGELLS, P.; CASTLES, A. Orthographic learning via self-teaching in children learning to read English: Effects of exposure, durability, and context. *Jounal Of Experimental Child Psychology*, vol. 96, p. 71-84, 2007.

PAULA, G.R.; MOTA, H.B.; KESKE-SOARES, M. A terapia em consciência fonológica no processo de alfabetização. *Pró-Fono Revista de Atualização Científica*, vol. 17, n. 2, p. 175-184, 2005.

PEDRAS, C.T.P.A.; GERALDO, T.; CRENITTE, P.A.P. Consciência fonológica em crianças de escola pública e particular. *Rev. Soc. Bras. Fonoaudiol*, vol. 11, n. 2, p. 65-69, 2006.

POLLO, T.C.; KESSLER, B.; TREIMAN, R. Vowels, syllables, and letters names: differences between young children's spelling in English and Portuguese. *Journal of Experimental Child Psychology*, vol. 92, p. 161-181, 2005.

QUEIROGA, B.A.M.; BORBA, D.M.; VOGELEY, A.C.E. Habilidades metalinguísticas e a apropriação do sistema ortográfico. *Rev. Soc. Bras. Fonoaudiologia*, vol. 9, n. 2, p. 73-80, 2004.

RAMUS, F. Neuroimaging sheds new light on the phonological deficit in dyslexia. *Trends in Cognitive Sciences*, vol. 18, n. 6, p. 274-275, 2014.

_____. Outstanding questions about phonological processing in dyslexia. *Dyslexia*, vol. 7, p. 197-216, 2001.

RAMUS, F.; SZENKOVITS, G. What phonological deficit?. *Quarterly Journal of Experimental Psychology*, vol. 61, n. 1, p. 129-141, 2008.

RUSSO, I.; BEHLAU, M. *Percepção da fala: análise acústica do português brasileiro*. São Paulo: Lovise, 1993.

SALLES, J.F.; PARENTE, M.A.P.P. Relação entre os processos cognitivos envolvidos na leitura de palavras e as habilidades de consciência fonológica em escolares. *Pró-Fono Revista de Atualização Científica*, vol. 14, n. 2, p. 141-286, 2002.

SANTOS, M.T.M. *Vocabulário, consciência fonológica e nomeação rápida: contribuições para a ortografia e elaboração escrita*. São Paulo, 2007. Tese (Doutorado – Programa de Pós-Graduação em Linguística da Faculdade de Filosofia, Letras e Ciências Humanas). Universidade de São Paulo.

SCHATSCHNEIDER, C.; CARLSON, C.; FRANCIS, D.J.; FOORMAN, B., FLETCHER, J.M. Relations of rapid automatized naming and phonological awareness in early reading developmental: implications for the double-deficit hypothesis. *Journal of Learning Disabilities*, vol. 35, n. 3, p. 245-256, 2002.

SHARE, D.L. Phonological recoding and self-teaching: sine qua non of reading acquisition. *Cognition*, vol. 55, 1995.

SHARE, D.L. Phonological recoding and orthographic learning: A direct test of self-teaching hypothesis. *Journal of Experimental Child Psychology*, vol. 72, p. 95-129, 1999.

SHARE, D.L.; STANOVICH, K. Cognitive processes in early reading development: Accommodating individual differences into a model of acquisition. *Issues in Education*, vol. 1, p. 1-57, 1995.

SNOWLING, M.J. Phonological processing and developmental dyslexia. Special Issue: The contribution of psychological research. *Journal of Research in Reading*, vol. 18, n. 2, p. 132-138, 1995.

SNOWLING, M.J.; HULME, C.; GOULANDRIS, N. Word recognition in developmental dyslexia: a connectionist interpretation. *Quarterly Journal of Experimental Psychology Human Experimental Psychology*, vol. 47a, n. 4, p. 895-916, 1994.

SOUZA, L.B.R. Consciência fonológica em um grupo de escolares da 1ª série do 1º grau em Natal – RN. *Rev Soc Bras Fonoaudiologia*, vol. 10, n. 1, p. 12-17, jan-mar. 2005.

SPRENGER-CHAROLLES, L.; CASALIS, S. Reading and spelling acquisition in French first graders: Longitudinal evidence. *Reading and Writing: An Interdisciplinary Journal,* vol. 7, p. 1-25, 1995.

SPRENGER-CHAROLLES, L.; SIEGEL, L.S.; BÉCHENNEC, D. Phonological mediation and orthographic factors in silent reading in French. *Scientific Study of Reading*, vol. 2, p. 3-2, 1998.

STEVENS, K.; HALLE, M. Remarks on analysis by synthesis and distinctive features. In: WATHEN-DUNN (Ed.). Models for the perception of speech and visual form. Cambridge: MIT Press, 1967; p. 88-102.

SWANK, L.K. Phonological coding abilities: identification of impairments related to phonologically based reading problems. *Topics in Language Disorder*, vol. 14, n. 2, p. 56-71, 1994.

TORGESEN, J.; ALEXANDER, A.; WAGNER, R.; RASHOTTE, C.; VOELLER, K.; CONWAY, T. Intensive remedial instruction for children with severe reading disabilities: immediate and long-term outcomes from two instructional approaches. *Journal of Learning Disabilities*, vol. 34, p. 33-58, 2001.

TORGESEN, J.; WAGNER, R.; RASHOTTE, C. Approaches to the prevention and remediation of phonologically based reading disabilities. In: BLACHMAN, B. (Ed.). *Cognitive and Linguistic Foundations of Reading Acquisition: Implications for Intervention and Research*. Hillsdale: Lawrence Erlbaum Associates, 1997.

TREIMAN, R.; CASSAR, M. Spelling acquisition in English. In: PERFETTI, C.A.; RIEBEN, L.; FAYOL, M. *Learning to Spell: research, theory, and practice across languages*. Mahwah, NJ, Lawrence Erlbaum, 1997, p. 61-80.

TROIA, G.A. Phonological processing and its influence on literacy learning. In: STONE, C.A.; SILLIMAN, E.R.; EHREN, B.J.; APEL, K. *Handbook of Language & Literacy: development and disorders*. New York: The Guilford Press, 2006, p. 271-301.

TROIA, G.A.; ROTH, F.P.; YENI-KOMSHIAN, G.H. Word frequency and age effects in normally developing children's phonological processing. *Journal of Speech and Hearing Research*, vol. 39, p. 1099-1108, 1996.

VIHMAN, M.M. Variable paths to early word production. *Journal of Phonetics*, vol. 21, p. 61-82, 1993.

WALLEY, A.C. The role of vocabulary development in children's spoken word recognition and segmentation ability. *Developmental Review*, vol. 13, p. 286-350, 1993.

WATERS, G.S.; BRUCK, M.; SEIDENBERG, M. Do children use similar processes to read and spell words? *Journal of experimental Child Psychology*, vol. 39, p. 511-530, 1985.

WIMMER, H. Characteristics of developmental dyslexia in a regular writing -system. Applied Psycholinguistics, vol. 14, p. 1-33, 1993.

WIMMER, H.; HUMMER, P. How German-speaking first graders read and spell: doubts on the importance of the logographic stage. *Applied Psycholinguis- -tics*, vol. 11, p. 349-368, 1990.

WOLF, M.; BOWERS, P. The double-deficit hypothesis for the developmental dyslexias. *Journal of Educational Psychology*, vol. 91, p. 415-438, 1999.

WOLF, M.; BOWERS, P.G.; BIDDLE, K. Naming-speed processes, timing, and reading: a conceptual review. *Journal of Learning Disabilities*, vol. 33, n. 4, p. 387-407, 2000.

CAPÍTULO 2

Desenvolvimento das habilidades de decodificação, fluência e compreensão de leitura

Maria Thereza Mazorra dos Santos
Ana Luiza Gomes Pinto Navas

INTRODUÇÃO

Como vimos no Capítulo 1, a linguagem escrita é uma invenção culturalmente determinada, de modo que as estruturas e vias neuronais necessárias para seu processamento não são pré-programadas. É na interação com o meio ambiente que o substrato neurológico se adapta para essa nova atividade, refletindo a capacidade do cérebro de ir além do design original de suas estruturas e interações (Wolf, 2008).

O sistema nervoso central (SNC) compreende diversos princípios de organização estrutural e funcional, de grande interesse para o estudo do processamento da linguagem. Entretanto, para os propósitos deste livro, foram selecionadas apenas as estruturas consideradas mais relevantes para o entendimento do processamento da linguagem escrita.

Um dos princípios da organização estrutural do SNC é o sistema de vias, as quais variam dependendo do quão diretamente estejam relacionadas com o meio externo. Algumas vias têm a função de receber ou enviar informações para o meio externo; elas são conhecidas como áreas de projeção primária, as quais recebem *inputs* das vias sensoriais ou enviam *outputs* para as vias motoras. As áreas de associação secundária, ao contrário, recebem *inputs* das áreas de projeção primária, mas não se comunicam diretamente com o meio externo. As vias secundárias e terciárias integram sinais de outras vias no meio interno e, por fim, as áreas de associação terciária recebem *inputs* das áreas de associação secundária e não são sensíveis a modalidades sensoriais específicas. Nessa hierarquia, os sinais são recodificados em cada nível, tornando-se gradualmente mais complexos e abstratos, e cada vez menos influenciados pelas informações sensoriais e motoras do meio ambiente.

Outro princípio da organização funcional do SNC postula que, dependendo da função a ser realizada, uma mesma estrutura pode participar de diferentes circuitos neuronais. Desse modo, certas estruturas têm mais especialização que outras, como as áreas de projeção primária, cuja organização está mais definida como uma estrutura relacionada a uma função. Por sua vez, as vias de projeção secundária e as áreas de associação terciária participam de múltiplas funções. Assim, algumas atividades cerebrais têm uma localização definida e outras são distribuídas pelo cérebro em forma de redes neurais. Os resultados de pesquisas com exames de neuroimagem têm sido consistentes com essa visão híbrida, segundo a qual, as relações entre estruturas e funções cerebrais são localizadas em determinados níveis de análise e distribuídos em outros (Berninger e Richards, 2002).

Sendo assim, a complexidade do processamento da linguagem escrita pode ser explicada por esses princípios de organização estrutural e funcional do SNC, que consideram as interações ocorridas não só dentro dos diversos níveis de processamento, mas também entre eles.

Durante o processo de aquisição da linguagem escrita, o indivíduo passa por uma remodelação de seus circuitos neuronais; isso ocorre porque o processamento da linguagem escrita é construído a partir das estruturas e vias que participam de sistemas funcionais cerebrais previamente adquiridos e, além disso, como mencionado anteriormente, o SNC possibilita uma organização flexível, em que as mesmas estruturas podem desempenhar mais de uma função (Berninger e Richards, 2002).

Os mais importantes sistemas funcionais preexistentes recrutados na aquisição da linguagem escrita são o sensorial, o motor, o da linguagem oral, a memória e a atenção, que gradativamente passam a trabalhar juntos de modo cooperativo para desempenhar uma nova função – a de leitura e escrita. Os processadores corticais terciários são menos controlados pelos estímulos externos que os processadores corticais primários relacionados com as funções sensório-motoras. Os sistemas sensoriais e motores são necessários, mas não suficientes, para a aquisição e o desenvolvimento da linguagem escrita, pois é a ativação do córtex de associação que possibilita o desenvolvimento do pensamento abstrato, fundamental para a realização de funções cognitivas superiores. Um exemplo dessa distinção pode ser ilustrado pela surpreendente tolerância que as crianças com transtornos de linguagem escrita têm aos videogames e à televisão, que estimulam o córtex visual ao promover algum tipo de aprendizado, mas, por não estimularem os processadores do córtex pré-frontal, não desenvolvem um aprendizado baseado em planejamento, organização e raciocínio, aspectos que exigem esforço intelectual e atenção sustentada, como os empreendidos na leitura e escrita.

Dessa forma, a aquisição e o desenvolvimento da leitura e escrita dependem de diversas áreas corticais de associação, que se dedicam a processar não só as informações sensoriais, mas também as informações recebidas durante a realização de tarefas mentais superiores. Para a realização dessas tarefas, os aprendizes podem criar vias neurais alternativas bastante individualizadas, graças ao princípio da organização das funções em vias alternativas. Esse fato tem implicações educacionais, já que provavelmente há mais de um caminho para se ensinar uma criança, assim como também há mais de uma forma de se aprender de maneira efetiva. A razão disso é que, nas áreas de associação terciária, as conexões neurais podem ser organizadas para que uma mesma tarefa seja realizada de formas diferentes. Vale ressaltar ainda que há uma variação na organização das estruturas e funções corticais que subjazem a essas diferenças na aprendizagem, gerada pela interação das características biológicas do indivíduo com o meio ambiente e pelas práticas culturais dos diversos grupos sociais.

DECODIFICAÇÃO: RECONHECIMENTO VISUAL DE PALAVRAS

A leitura consiste de dois componentes: a decodificação e a compreensão. A decodificação se refere aos processos de reconhecimento visual da palavra escrita. A compreensão é definida como o processo pelo qual as palavras, sentenças ou textos são interpretados (Gough e Tunmer, 1986).

Os modelos de decodificação e compreensão da leitura podem ser divididos em *bottom-up*, *top-down* ou *interativos*. O modelo *bottom-up* descreve a compreensão da linguagem escrita como um processo que parte da detecção inicial de um estímulo visual e segue por uma série de estágios, nos quais ele é progressivamente sintetizado em unidades maiores, com mais significado. Por exemplo: b + a = ba; l + a = la; ba + la = bala. Ao contrário, o modelo *top-down* enfatiza a importância do conhecimento de mundo pelo leitor, que lhe permite fazer hipóteses e previsões sobre a informação que está sendo processada. A familiaridade com o conteúdo, as estruturas e funções dos diferentes tipos de textos faz com que ele seja menos dependente de informação perceptual básica para construir significados.

A utilização desses dois processos varia com o material que está sendo processado e com a capacidade do leitor. Na leitura de palavras isoladas e descontextualizadas, necessariamente seria utilizado o processo *bottom-up*, enquanto o processo *top-down* facilitaria tanto o reconhecimento da palavra como a sua compreensão.

O modelo interativo advoga que esses dois processos – *bottom-up* e *top-down* – contribuem para a compreensão da leitura, pois para ser um bom leitor o indivíduo deve ter uma boa capacidade de reconhecimento da palavra, assim como alto nível de conhecimentos linguístico e conceitual.

Os modelos *bottom-up* e *top-down* enfatizam o processamento sequencial da informação, ao passo que o modelo interativo permite que ocorra processamento paralelo e simultâneo. Desse modo, estágios posteriores podem começar antes que estágios iniciais de processamento tenham sido completados. Segundo Kamhi e Catts (2012), o modelo interativo em paralelo ou simultâneo reflete mais adequadamente os tipos de processamento que ocorrem em tarefas complexas como a leitura, pois captura as interações que acontecem dentro e entre os diversos níveis de processamento.

Para entendermos o processamento da linguagem escrita em um leitor proficiente, parece-nos que a descrição mais adequada é a baseada no modelo conexionista (Plaut et al., 1996; Nestor et al., 2013; Harm e Seidenberg, 1999). Nessa abordagem, são descritos quatro "processadores" interligados e conectados entre si, realizando proces-

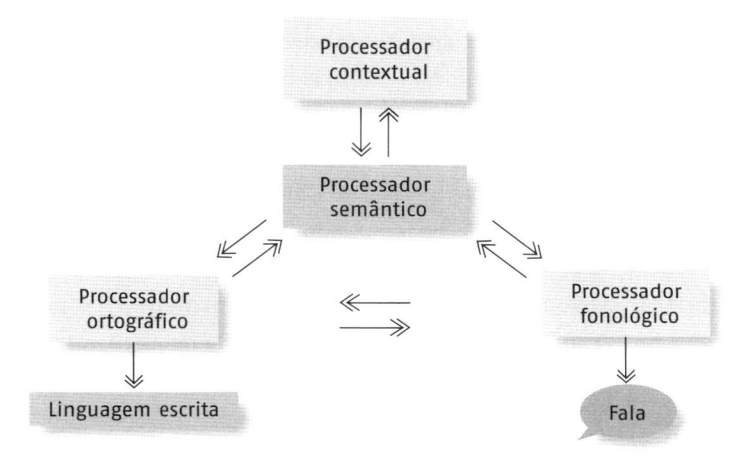

Figura 2.1 Modelo de processamento da linguagem escrita (adaptado de Adams, 1991).

sos em paralelo e/ou simultaneamente, como mostra a Figura 2.1. Em cada um dos processadores, o conhecimento é representado por um grande número de unidades ligadas, conectadas e associadas umas às outras por meio da experiência da leitura.

Nesse modelo, os padrões de comportamento são codificados pelo ajuste das conexões entre as redes de unidades simples de processamento, baseados no *feedback* sobre a adequação da resposta das unidades de processamento. No reconhecimento de palavras, por exemplo, a palavra apresentada visualmente ativa as unidades de reconhecimento ortográfico e, ao mesmo tempo, aciona as unidades de reconhecimento semântico e fonológico, que vão trabalhar em conjunto para a decodificação ortográfica daquela palavra específica. Assim, um algoritmo de aprendizagem permite à rede ajustar o peso das conexões entre as unidades, à medida que aumenta progressivamente a probabilidade da geração de respostas corretas.

O processador ortográfico representa o conhecimento visual das palavras escritas. Nele, as letras são representadas por meio de feixes de traços visuais interconectados, enquanto as palavras são representadas como sequências de letras interconectadas, formando uma rede de reconhecimento visual. À medida que o leitor aprendiz é exposto ao material escrito, as conexões começam a se estabelecer. Quanto mais frequentemente uma determinada sequência de letras é encontrada, mais fortes se tornarão as conexões entre as unidades.

Apenas algumas combinações de letras são permitidas em um idioma específico, assim, essas serão as mais fortemente conectadas, pois receberão uma maior excitação positiva. Configura-se, desse modo, a importância de fatores probabilísticos nos processos de leitura e escrita. No português, a probabilidade de que a letra <q> esteja associada à letra <u> é de 100%, e, como consequência, esse padrão de letras deve ser fortemente conectado. Em compensação, sequências de letras que são vistas raramente receberão excitação negativa, o que é proporcional à raridade de sua ocorrência. Por exemplo, a sequência <*sh*> nas palavras do português é bastante incomum, presente apenas em palavras de origem inglesa, como *shopping* ou *shorts*.

Em uma ortografia transparente, o leitor aprendiz desenvolve representações de múltiplas letras, mas que não são restritas ao ataque/rima como é proposto para o inglês (Cardoso-Martins, 1994; Geudens e Sandra, 1999), ou seja, a exposição frequente às sequências de letras é o fator determinante para as representações no processador ortográfico, pois estabelece as unidades de reconhecimento visual de uma determinada língua. É o processamento de sequências ordenadas e conectadas de letras correspondentes a palavras familiares que nos dá a sensação de reconhecê-las instantânea e holisticamente. O processador ortográfico recebe, portanto, a informação diretamente da página impressa. A informação ortográfica visual é a primeira quando se está lendo e faz todo o sistema disparar e trabalhar em conjunto (Grainger et al., 2012).

À medida que a imagem da estrutura ortográfica da palavra vai tomando forma, envia sinais para as unidades que representam o significado das palavras. Assim que a informação visual começa a se configurar em uma palavra e a evocar menos significados possíveis, é enviada uma excitação de volta para o processador ortográfico, determinando os padrões de letras que as palavras necessitam, facilitando o próprio processamento ortográfico. Assim, durante o reconhecimento de palavras, o item apresentado visualmente ativa ao mesmo tempo as unidades de reconhecimento ortográfico e as unidades de reconhecimento fonológico e semântico, as quais trabalharão em conjunto para a decodificação da palavra.

O processador semântico armazena significados de palavras familiares como conjuntos de elementos de significados mais primitivos interassociados a partir das representações dos conhecimentos estrutural e proposicional, assim como das relações entre eles.

O conhecimento estrutural da linguagem inclui a ordem das palavras e suas funções, além dos morfemas gramaticais. Em geral, os indivíduos utilizam-se de pistas sintáticas e morfológicas para depreender o significado de palavras desconhecidas. Os morfemas fornecem informações a respeito da classe, do gênero, do número e do tempo da palavra. Por exemplo, os verbos no português brasileiro são marcados pelos morfemas <-ar>, <-er>, <-ir>, <-or>, <-mos>, <-ria>, <-rei>, <-ssemos> etc. Os substantivos são marcados pelos artigos definidos <o>, <a>, <os> e <as>, pelos indefinidos <um>, <uns>, <uma> e <umas> e pelo plural <-s>.

O conhecimento proposicional se refere às proposições semânticas que o indivíduo vai construindo à medida que lê uma mensagem, cujas asserções podem ser verdadeiras ou falsas. De acordo com Kamhi e Catts (2012), uma proposição é uma ideia unitária, que consiste de um atributo e dos argumentos a ele relacionados. Por exemplo, o atributo *dar* requer três argumentos: um agente que dá, um objeto a ser dado e um receptor para esse objeto. Sabe-se que os indivíduos não retêm os aspectos estruturais do discurso, e sim as proposições mais fortemente conectadas a outras e as que têm relação com o tema central.

Porém, para compreender o discurso escrito, não é necessário somente construir representações que considerem a informação estrutural e proposicional, mas também relacionar essas representações umas às outras, para fazer inferências sobre seu significado e decidir quais informações devem ser retidas – assim como há a construção das representações do conhecimento situacional, relacionado ao conhecimento de conteúdo específico, como o acadêmico (p. ex. geografia, história, matemática etc.); do procedimental (p. ex. como se toma banho, como se faz café etc.); dos esquemas e roteiros (p. ex. ida a um restaurante, ao cinema, a uma festa etc.) e das relações interpessoais, referentes às necessidades humanas, motivações, atitudes, emoções, comportamentos e relacionamentos.

A compreensão da palavra pelo leitor seria representada pela interassociação das propriedades, que, em conjunto, representam a sua história, direta ou indireta, de experiência real com o objeto, a pessoa, o animal etc., a que se refere determinada palavra. Portanto, a compreensão da leitura depende, em última instância, da experiência de vida de cada leitor, o que torna essa rede de informações muito singular.

Alcançar a competência metacognitiva para compreender o texto escrito requer um envolvimento ativo, para que sejam absorvidas as informações não contidas explicitamente na mensagem, por meio da construção de representações e proposições coerentes, da ativação do conhecimento prévio, da formulação de inferências e do gerenciamento da memória operacional, o que, como será visto a seguir, depende das informações fornecidas pelo processador contextual.

O processador contextual representa o conhecimento do contexto em que este enunciado se insere e está a serviço da construção de uma interpretação coerente durante o processo da leitura do texto. Assim, é pela interação desses dois últimos processadores, semântico e contextual, que a interpretação do texto lido pode ocorrer de forma adequada. A quantidade exata de excitação que o processador contextual irá enviar para o processador semântico depende do quão previsível o texto é. Se durante a leitura as palavras que se seguem não são muito previsíveis, a energia do processador contextual se distribuirá pelo maior número possível de unidades no processador semântico. Em contrapartida, se pelo contexto podemos prever com segurança as palavras que seguem, seus significados receberão um forte aumento de excitação concentrada. O trabalho do processador contextual é, portanto, escolher e enfatizar aspectos do significado da palavra que são mais importantes na interpretação do texto.

Além disso, o processador contextual tem a função de resolver as ambiguidades que possam existir na compreensão de um texto. Palavras homófonas são igualmente ativadas por decodificação fonológica. No processador semântico, ambos os significados são ativados, mas é pela influência do processador contextual que a ambiguidade é desfeita. Se o leitor encontra no texto a palavra *manga*, por exemplo, no processador semântico se ativarão, de acordo com a experiência de vida do leitor, os significados relacionados à fruta, à parte do vestuário que cobre o braço, à cúpula de vidro do lampião ou a zombar, mas, pela análise do contexto, apenas um significado será selecionado.

Outra característica importante do processador contextual é que ele contribui sobremaneira para o processamento ortográfico de leitores proficientes, aumentando a velocidade e auxiliando sua interpretação, isto é, quando um leitor domina o assunto de um determinado texto, o processamento ortográfico será mais rápido. Mesmo na leitura de palavras mais irregulares, as pistas fornecidas pelo processador contextual são muito úteis, pois nos dão assistência na decodificação quando mais necessitamos.

O quarto componente desse modelo é o processador fonológico que, de modo similar aos anteriores, contém uma complexa rede de unidades primitivas associadas. A imagem acústica e articulatória de cada palavra, sílaba ou fonema está representada neste processador.

Quando a imagem visual de uma sequência de letras é processada no processador ortográfico, uma estimulação é enviada às suas unidades correspondentes no processador fonológico. Se a sequência é pronunciável, então o processador fonológico manda de volta uma informação que contribuirá para a decodificação da palavra escrita. As setas em ambos os sentidos, que ligam o processador fonológico ao processador semântico, indicam que a ativação do significado da palavra resulta em uma excitação das unidades fonológicas correspondentes à sua pronúncia. E, por sua vez, sua pronúncia automaticamente elicia seu significado.

O processador fonológico, como o ortográfico, recebe informações do meio externo, geradas a partir da fonoarticulação e, por vontade própria, o leitor pode ativá-lo utilizando a subvocalização para facilitar a decodificação das palavras. Adams (1991) preconiza que o processador fonológico presta dois valiosos serviços para o processamento da leitura: provê uma rota redundante de processamento composta de unidades linguísticas segmentares, indispensável à manutenção da velocidade e à precisão do reconhecimento da palavra necessária para a leitura produtiva; e promove um meio de expandir a memória durante a leitura, para cada palavra individualmente, essencial para a compreensão do texto.

Ainda de acordo com Adams (1991), é especialmente importante que todos os processadores estejam conectados em ambas as direções, pois essa configuração circular de conexões assegura a coordenação entre eles, isto é, garante que estejam trabalhando na mesma função ao mesmo tempo e que cada processador efetivamente guiará e facilitará os esforços dos outros. Assim, a grande peculiaridade desse modelo é a possibilidade de que o fluxo dinâmico de informação seja transportado em todas as direções. Forma-se, dessa maneira, uma rede de conexões com diferentes pesos e forças. As inter-relações entre processadores conferem ao modelo uma aproximação real aos supostos mecanismos de funcionamento cerebral do ponto de vista das interações neuronais.

O modelo de leitura de dupla-via clássico determina, por sua vez, que existem duas vias em paralelo para o reconhecimento de palavras: a via lexical – ou ortográfica – e a via fonológica (Coltheart et al., 1993). A via ortográfica envolve uma conexão direta entre a palavra escrita e a representação da palavra no léxico visual do leitor. A fonológica envolve o uso de correspondências entre grafemas e fonemas. Esse modelo assume que, à medida que o leitor se torna eficiente em decodificar as palavras, a via fonológica seria progressivamente abandonada em favor da ortográfica. No entanto, há a possibilidade de que ocorra um gradual aumento de importância da via ortográfica, que serviria, então, como um fator facilitador para a leitura mais eficiente, porém sem abandonar a via fonológica como preconiza o modelo (Ziegler et al., 2014).

Essa possibilidade foi estudada por Rayner et al. (1995) que, por meio de técnicas acuradas do processamento de palavras escritas, demonstraram haver uma ativação automática e rápida da representação fonológica no âmbito pré-lexical. Isso significa que, mesmo no processamento de palavras bastante conhecidas, quando supostamente a via lexical seria privilegiada, há ainda uma ativação fonológica durante a leitura, antes até de o leitor reconhecer a palavra.

Segundo Booth et al. (1999), ao contrário do que preconiza o modelo de dupla-via, a informação fonológica não é abandonada pelo leitor proficiente e se torna peça importante para determinar a velocidade de sua leitura. Partindo desse mesmo pressuposto, Carello et al. (1994) afirmam que o processo de reconhecimento visual de palavras não é necessariamente diferente para as diferentes ortografias, mas que o peso das conexões entre as estruturas fonológicas e ortográficas determina essas diferenças. O que parece ficar evidente, com base nesses dados, é que leitores proficientes utilizam várias estratégias para a leitura de palavras. Palavras menos familiares podem ser lidas por meio de decodificação fonológica, ou mesmo usando leitura por analogia (Goswami e Mead, 1992). Assim como comentado no capítulo anterior, em espanhol, alemão e francês os aprendizes apoiam-se fortemente no processamento fonológico, tanto na leitura como na escrita (Suarez--Coalla e Cuetos, 2012; DeFior e Tudela, 1994; Sprenger-Charolles e Casalis, 1995; Wimmer e Hummer, 1990; Wimmer, 1993).

Em sua versão mais atual, o modelo de dupla-rota em cascata – DRC (Pritchard et al., 2012) determina duas rotas diferentes pelas quais o reconhecimento da palavra pode ocorrer: a rota lexical e a não lexical. Quando um leitor inicia o processamento de identificação de palavras, ambas as rotas são ativadas simultaneamente convergindo para o sistema fonêmico, mas seu processamento é diferente em cada uma delas e uma série de processos excitadores e inibidores vão se sucedendo, de modo que a rota mais rápida decide a pronúncia da palavra.

O processamento da rota lexical é interativo, no qual a informação é processada em paralelo, do tipo processamento de informação em cascata. Ou seja, assim que a informação visual inicia com a palavra impressa e a unidade de identificação de letras é ativada, a informação imediatamente flui por todo o modelo, ativando todos os outros níveis de processamento. A rota lexical tende a ser mais rápida para palavras reais conhecidas do leitor proficiente, porque fazem parte de seu léxico semântico. No entanto, essa rota também atua na leitura de pseudopalavras e palavras de baixa frequência, só que o sistema passa diretamente do léxico ortográfico de *input* para o fonológico de *output*, pois ativa palavras semelhantes do léxico ortográfico do leitor. Por exemplo, a pseudopalavra <care> ativa palavras reais <caro>, <cera> ou <cora>. Dessa forma, a palavra ou pseudopalavra pode ser lida, mas não compreendida.

O processamento da rota não lexical é serial ou sequencial, no qual aplicam-se as regras de correspondência grafema-fonema na cadeia de letras da palavra escrita, para transformar a palavra escrita em palavra falada. Portanto, permite a leitura de qualquer tipo de palavra. No caso das palavras desconhecidas ou irregulares, observa-se o fenômeno da regularização, ou seja, lê-se uma palavra irregular de modo regular, por exemplo, *fixo* como / fiʃo/.

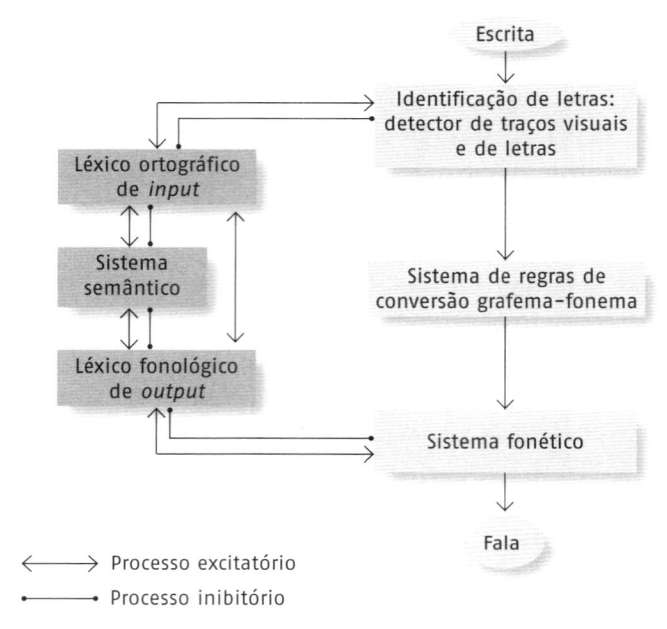

Figura 2.2 Representação simplificada do modelo de dupla-rota em cascata (DRC). Fonte: Cain (2010).

Portanto, sempre que o *input* for uma pseudopalavra ou uma palavra irregular, as duas rotas vão apresentar conflito no nível do sistema fonêmico para alcançar a pronúncia correta, que ocorrerá somente pela ação recíproca de inibição e ativação nos diversos níveis do modelo. Isso depende de uma escolha cuidadosa de valores para os parâmetros do modelo, como as forças das conexões inibidoras e facilitadoras entre os componentes, sendo que o equilíbrio é necessário para o bom funcionamento do modelo.

Segundo Ehri (2006), há diversas formas de se ler palavras: por decodificação, por analogia, por predição e por memória, ou de forma automática. As palavras que não são familiares podem ser lidas aplicando-se a estratégia de decodificação, que envolve a identificação dos sons das letras individualmente, mantendo-os na memória operacional e unindo-os sucessivamente com os das letras seguintes até serem reconhecidos como uma palavra real.

Ler por analogia é acomodar partes de uma palavra não conhecida a uma palavra conhecida, que faz parte de seu léxico, por exemplo, ler <gruta> por analogia a <fruta>.

Uma terceira forma de ler é predizer que palavra poderia ser a partir da letra inicial ou por pistas contextuais. No entanto, essa forma de leitura não é totalmente acurada, além do que, para uma palavra ser adivinhada, ela precisa fazer parte do vocabulário do leitor.

A leitura automática de palavras envolve a leitura de palavras já bastante conhecidas e armazenadas, de modo que os leitores podem reconhecer suas pronúncias e seus significados automaticamente sem esforço ou atenção. Segundo a autora, os leitores aprendem a leitura automática de palavras por meio de conexões entre a ortografia, a pronúncia e o significado como uma unidade na memória. Para assegurar esse processo, os leitores precisam possuir conhecimento alfabético, incluindo o formato das letras, saber como segmentar a pronúncia dos fonemas e quais grafemas representam quais fonemas. Esse processo de formar conexões permite ao leitor se lembrar não apenas das correspondências grafema-fonema regulares, mas também das irregulares. A partir de sua experiência com a leitura, o aprendiz vai criando conexões e mapeando os diversos padrões de associação de sua língua, que se tornam unidades funcionais de reconhecimento na memória, que podem ser, por exemplo, finais de palavras como <oso>, <esa> e etc. O conhecimento das associações letra-som fornecem um sistema de memória poderoso entre a forma escrita e a pronúncia das palavras, favorecendo a formação de um léxico visual de palavras escritas, crucial para a leitura fluente.

Portanto, à medida que a percepção das sequências de letras se torna mais automática, diminui a atenção aos processos primários de decodificação visual. Isso permite que a atenção seja realocada para outros aspectos do processamento de leitura – como a busca pelo significado – e, dessa forma, percebe-se a fluência de leitura como necessária para a formação de um leitor de sucesso.

FLUÊNCIA DE LEITURA

O objetivo principal da leitura é a compreensão do texto, mas para isso é necessário que o seu processo se torne fluente. Segundo Wolf (2008), a fluência de leitura não está apenas relacionada à taxa ou velocidade, mas à capacidade de se utilizar todos os conhecimentos sobre a palavra (suas letras, pronúncia, significado, função gramatical etc.) rápido o suficiente para se ter tempo de pensar e compreender.

De acordo com esse referencial, a fluência de leitura é alcançada como resultado da qualidade da leitura oral de palavras isoladas e no texto, o que pode ser medido por meio da precisão, da prosódia e da taxa de leitura; outra posição considera que a leitura é composta por componentes linguísticos, sendo a fluência o resultado do desenvolvimento da precisão e da automaticidade em cada componente; a última posição, de sistema de análises, vê a fluência de leitura como o resultado da efetividade de diversos sistemas biológicos e cognitivos, entre eles a velocidade de processamento (Breznitz, 2006; Lopes et al., 2015).

Além da automaticidade do reconhecimento das palavras, a fluência de leitura é alcançada apenas quando há o emprego de padrões de prosódia adequados. Os aspectos prosódicos, ou suprassegmentais, no discurso se dão por meio da intensidade, ênfase, velocidade, padrão do ritmo frasal e tempo e, assim, a prosódia tem grande importância semântico-pragmática desempenhando a função de organizar as mensagens verbais, transformando o *input* auditivo em padrões estruturais que organizam e mantêm a informação na memória operacional.

Foram identificadas seis marcas de prosódia na leitura: a presença ou ausência de pausas, a extensão das frases entre as pausas, o número de frases apropriadas e inapropriadas, a duração de palavras finais nas frases, a mudança da entonação nas pontuações finais e a ênfase. Os leitores capazes de usar essas marcas apropriadamente são aptos para transferir o seu conhecimento da sintaxe da fala para o texto (Dowhower, 1991).

Nos estágios iniciais de aquisição da leitura, a decodificação de palavras e textos é feita em geral de forma lenta e não automática, ignorando as marcas de pontuação e exibindo uma expressão monótona, ou seja, com prosódia inadequada. A leitura em voz alta de modo fluente se dá por meio da marcação da prosódia apropriada, com coerência, realização de pausas nos momentos apropriados, assim como a utilização ascendente e descendente da entonação de forma correta, com poucas hesitações. Há vários estudos que evidenciam a relação entre fluência de leitura, decodificação e compreensão, de forma que a fluência de leitura oral e o bom desenvolvimento da consciência fonológica têm sido fatores fundamentais para o sucesso do desempenho de leitores (Vellutino et al., 2007; Mousinho et al., 2009; Navas et al., 2009).

Seguindo a linha de que a automaticidade do reconhecimento de palavras é necessária, mas não suficiente para a fluência da leitura, Wolf e Katzir-Cohen (2001) propuseram um modelo de fluência da leitura que envolve uma extensiva lista de processos: atenção, percepção visual, identificação e integração ortográfica; percepção auditiva, consciência fonológica e fonêmica; memória, acesso lexical, conhecimento sintático-semântico e compreensão – todos eles coordenados pelas funções executivas. Do mesmo modo, Eason et al. (2013) concluíram que a automaticidade da leitura de palavras é um forte preditor da fluência de leitura de textos e a fluência de leitura de textos é um preditor da compreensão da leitura. No mesmo estudo os autores verificaram que as habilidades de linguagem estão relacionadas à fluência de leitura de textos, e as dificuldades de compreensão apresentadas por algumas crianças se devem principalmente a dificuldades semânticas, apesar da boa acurácia na leitura de palavras.

Outro aspecto importante em relação à fluência de leitura é que características psicolinguísticas do texto ou das palavras influenciam nas medidas de velocidade ou taxa de leitura. Em uma pesquisa com estudantes brasileiros de 7 a 14 anos, Delissa e Navas (2013) não só verificaram o aumento da taxa de leitura com a evolução da escolaridade, mas também uma taxa de leitura maior em textos com palavras curtas em relação ao de palavras longas, assim como em textos com estrutura sintática simples em relação a textos mais complexos.

Silverman et al. (2013) questionam o modelo da visão simples da leitura, que postula que os componentes da compreensão da leitura são a decodificação e a compreensão da linguagem, e não considera a fluência como um fator isolado nessa equação. Os autores avaliaram essas habilidades em 248 estudantes do 4º ano e concluíram que a fluência de leitura acrescenta uma variância única além da decodificação e compreensão da linguagem, mediando assim a relação entre elas. Conceitualmente, esses achados são importantes porque, pelo menos para o 4º ano, o modelo sugere que a decodificação e compreensão da linguagem isoladas não são suficientes para explicar a compreensão da leitura.

Como visto até aqui, as definições de fluência de leitura variam muito de autor para autor e, consequentemente, seus parâmetros de normalidade são muito diversificados. O ponto principal a ser considerado é que sem fluência não há compreensão de texto. Como veremos na Parte II, a inadequação da fluência de leitura é o principal sinal dos transtornos de linguagem escrita, considerando diferentes sistemas de escrita, consistências ortográficas e faixa etária (Alves et al., 2006; Kawano et al., 2011).

COMPREENSÃO DE LEITURA

Em relação à compreensão, portanto, deve-se considerar a construção de representações mentais coerentes e o uso da prosódia de forma correta como componentes da fluência de leitura que, por sua vez, serve como indicador da compreensão do texto. A identificação de palavras é uma condição necessária, porém não suficiente, para compreender um texto. A compreensão da leitura requer o uso de recursos cognitivos, capacidade de fazer inferências, bem como, um bom processamento de linguagem oral, envolvendo os domínios lexical e sintático, dentre outros (Brandão e Spinillo, 1998). O conhecimento prévio sobre um determinado assunto influencia o desempenho na compreensão de texto de acordo com vários estudos (Best et al., 2008; Carvalho et al., 2009).

Na atividade de compreensão, Andrade e Dias (2006) descrevem duas importantes capacidades de nível básico, que seriam a memória operacional para uma compreensão mais especializada e o que se conhece por processos lexicais, que possibilitam o conhecimento da estrutura ortográfica. Descrevem, ainda, as principais variáveis de alto nível, que são: a capacidade de fazer inferências sobre informações que estão apenas sugeridas no texto ou que envolvem uma gama de conhecimentos anteriores sobre o assunto tratado e o controle ou monitoramento do que está sendo compreendido.

Spinillo e Mahon (2007) realizaram um estudo a partir de uma metodologia on-line, no qual examinaram a compreensão de textos em crianças de 7 e 9 anos em relação a diferentes tipos de inferências estabelecidas durante a leitura de uma história: inferências causais, de estado e de previsão. A metodologia on-line consiste na leitura interrompida do texto, sendo feitas perguntas inferenciais sobre cada passagem lida e sobre a previsão do que o leitor acha que virá a seguir. Verificou-se que as inferências de previsão envolvem informações extratextuais e requerem a formulação de hipóteses sobre a continuidade da narrativa, gerando nas crianças certa dificuldade em prever eventos que estão por acontecer. As autoras concluíram que a capacidade de se estabelecer inferências durante a leitura de um texto varia em função da natureza da informação inferencial solicitada, e que essa capacidade se desenvolve com a idade.

Ainda segundo as autoras, as perguntas sobre o texto podem ser classificadas em literais, sobre informações literalmente expressas no texto, ou inferenciais, sobre informações inferidas a partir do texto. Essa metodologia é denominada off-line e examina a compreensão após a leitura de todo o texto, e podem ser de diversas formas, como por exemplo: reconto livre, respostas curtas, múltipla escolha e solução de problemas, que variam de acordo com o que se pretende avaliar, se a memória do material lido, a compreensão mais profunda do conteúdo ou ambos (Kintsch e Rawson, 2007).

Kintsch e Rawson (2007) ressaltam, no entanto, que ambos os tipos de medida têm suas vantagens e desvantagens. Como as medidas on-line são tomadas durante o processamento real do texto, de algum modo causam sua ruptura e podem não refletir o processo normal da leitura. Além disso, algumas dessas medidas podem refletir mais uma ativação temporária de uma informação conceitual do que sua inclusão permanente na representação mental do texto. Por outro lado, as medidas *off-line* tendem a informar menos os aspectos específicos de como o processo de leitura ocorre, assim como estão sujeitas aos processos reconstrutivos do texto no momento do teste ou a perdas em consequência do esquecimento. Em última instância, a compreensão do texto – tanto na compreensão dos seus processos subjacentes como das representações consequentes a esses processos – será mais bem entendida por meio de múltiplas e diversas medidas (Kintsch e Rawson, 2007).

É necessário combinar os significados das palavras de acordo com o estipulado pelo texto, formando ideias ou proposições. As proposições são inter-relacionadas em uma complexa rede, chamada de microestrutura do texto. A microestrutura do texto é construída pela formação de unidades proposicionais de acordo com as palavras do texto e suas relações sintáticas e pela análise das relações coerentes entre essas proposições, que são assinaladas pelos marcadores de coesão no nível linguístico. Geralmente, são necessárias inferências para se alcançar uma microestrutura coerente. Um dos modelos de formação da microestrutura proposto é o da construção-integração proposto por Kintsch (1998).

A microestrutura do texto, por sua vez, é organizada em unidades maiores de processamento. Essa formação mais ampla da estrutura do texto é chamada de macroestrutura. A construção da macroestrutura depende do reconhecimento de tópicos globais e suas inter-relações. A microestrutura e a macroestrutura juntas formam o texto base.

O texto base representa o significado do texto, como é de fato expresso por ele. Mas se o leitor compreende apenas o que é explicitamente expresso no texto, a compreensão será superficial, suficiente talvez para sua reprodução, mas não para uma compreensão mais profunda. Para tanto, o conteúdo do texto precisa ser usado para construir um modelo de situação, que é um modelo mental da situação descrita pelo texto. Isso requer a integração das informações fornecidas pelo texto com o conhecimento prévio e objetivos do leitor. Estudos no modelo construção-integração enfocando o nível situacional, ou sua interação com o nível proposicional, observaram que o processo de construção dos modelos de situação não se restringem ao domínio verbal, pois envolve as imagens, emoções e experiências pessoais (Louwerse, 2002; Schmalhofer et al., 2002).

Salles e Parente (2004) analisaram a compreensão de leitura de texto de 76 alunos de 3º e 4º anos do Ensino Fundamental, com média de idade de 8,1. Cada criança lia uma história, recontava-a e, posteriormente, respondia a questões. Observaram que, em média, 21,07% dos sujeitos relataram a estrutura proposicional da história, sendo mais frequente o relato de macroproposições. Alunos do 4º ano foram superiores aos do 3º ano no relato de microproposições menos relevantes do texto e em responder a questões pontuais sobre a história. Encontraram uma correlação significativa entre idade e o reconto da macroestrutura do texto. Os resultados sugerem que durante os primeiros anos de escolarização ocorreu uma melhora da memorização de detalhes, enquanto a retenção das ideias essenciais foi influenciada pelas variações de idade das crianças.

Além dos níveis de processamento, é importante ressaltarmos as habilidades e conhecimentos subjacentes à compreensão da leitura: vocabulário, sintaxe, memória operacional e habilidades discursivas, como inferência e integração, monitoramento e conhecimento sobre a estrutura do texto (Cain, 2010).

O crescimento do vocabulário compreende a adição de palavras ao léxico do leitor, refinar e consolidar os significados de palavras conhecidas, assim como estabelecer e fortalecer associações com palavras de significados relacionados (Cain, 2010). Apesar do vocabulário estar amplamente associado à compreensão de leitura, a relação entre eles parece ser recíproca, já que quanto mais se lê, mais a compreensão aumenta o conhecimento de significados de palavras (Perfetti et al., 2007).

O nível de vocabulário pode ser analisado do ponto de vista da quantidade, relacionada com o número de palavras que a pessoa conhece, e da profundidade, que diz respeito ao conhecimento das relações e associações entre palavras. Alguns estudos demonstraram que a profundidade do vocabulário está mais fortemente associada com a compreensão de leitura de crianças do que a quantidade (Oullette, 2006; Tannenbaum et al., 2006), portanto não é apenas o tamanho do vocabulário, mas também a precisão de acesso ao significado das palavras que é condição importante para a compreensão da leitura (Oakhill e Cain, 2007). Do mesmo modo, algumas medidas de vocabulário podem estar mais fortemente correlacionadas com a compreensão de leitores mais velhos do que dos mais jovens (Protopapas et al., 2007; Chang e Ávila, 2014), quando as habilidades metafonológicas estariam mais relacionadas com a compreensão da leitura.

Ainda em relação aos aspectos lexicais, devemos ressaltar o papel da consciência morfológica para a compreensão de textos. O conhecimento da morfologia tem sido pouco explorado, no entanto, há muitas evidências de seu papel fundamental na compreensão de textos (Carlisle e Stone, 2005). O desenvolvimento das habilidades metalinguísticas no nível da morfologia foi avaliado em um estudo longitudinal que demonstrou que essa habilidade interage com a escolarização desde os anos iniciais da alfabetização (Mota et al., 2011). Além disso, verificou-se que crianças do 4º ao 8º ano do ensino fundamental são mais precisas e rápidas na leitura de palavras morfologicamente complexas com radicais de alta frequência do que na leitura de palavras igualmente complexas com radicais de baixa frequência (Deacon et al., 2011).

Após reconhecer as palavras e acessar seus significados, o leitor precisa estabelecer o significado da sentença, pois o conhecimento das palavras individualmente nem sempre é suficiente. Por exemplo, nas sentenças "*A menina perseguiu o cachorro*" e "*O cachorro perseguiu a menina*" as palavras são exatamente as mesmas, mas o significado é diferente, definido pela ordem das palavras na sentença. A competência gramatical é adquirida naturalmente a partir da interação de predisposição biológica e estímulos do meio ambiente linguístico antes da entrada da criança na escola, sendo esse conhecimento utilizado posteriormente na compreensão da leitura. No entanto, a sintaxe da linguagem oral é bastante diferente da sintaxe mais formal da linguagem escrita, o que pode ser um desafio para os leitores principiantes (Perfetti et al., 2007). Segundo Cain (2010), para se analisar a compreensão de sentenças em relação à leitura, usam-se medidas de consciência sintática, que geralmente envolvem o julgamento de se uma sentença está bem formada ou não, correção de erros gramaticais em sentenças ou reordenação de palavras tornando as sentenças gramaticalmente corretas. Muter et al. (2004) atestam que a consciência sintática nos primeiros anos de escolaridade prediz a compreensão posterior de textos mais longos. Como as habilidades sintáticas sofrem forte influência das limitações da memória operacional, estudos demonstram que essas desempenham um papel genuíno, mas menos significante do que o vocabulário na compreensão de leitura, podendo refletir uma variabilidade do desenvolvimento funcional das habilidades de linguagem (Perfetti et al., 2007).

A memória operacional é um sistema de capacidade limitada que tanto armazena como manipula informações, por isso pode ser um fator constritor para a compreensão de leitura, que abrange a memorização e a análise das palavras na sentença e de informações anteriores do texto, além de integração dessas informações com conhecimento prévio do leitor. Um dos subsistemas da memória operacional é a memória operacional fonológica, especializada em sustentar e manipular informações verbais (Baddeley et al., 1998), por isso diretamente relacionada à compreensão da linguagem escrita. Em seu estudo longitudinal, Dufva et al. (2001) sugeriram que a habilidade de sustentar e manipular fonemas na memória operacional poderia explicar a relação entre a consciência fonêmica e a leitura – ainda que a memória fonológica seja subjacente à compreensão da linguagem oral e, indiretamente, à compreensão da leitura. Desse modo, a capacidade da memória operacional não estaria no centro das dificuldades de compreensão, mas refletiria uma limitação no processamento fonológico (Crain e Shankweiler, 1988). Porém, mesmo na ausência de problemas fonológicos específicos, diferenças na memória operacional podem ser observadas e relacionadas a outras dificuldades de processamento de linguagem (Nation et al., 1999; Stothard e Hulme, 1992), assim, a conclusão geral parece ser que as diferenças de memória operacional relacionadas às habilidades de leitura são específicas do processamento de linguagem.

De acordo com Cain (2010), discurso se refere a unidades de linguagem mais longas do que uma sentença. Para o leitor compreender duas ou mais sentenças, tem que lançar mão de habilidades e processos que lhe permitam construir o modelo de situação que, como explicado anteriormente, é uma representação integrada e coerente do significado do texto. O leitor precisa também monitorar seu entendimento do texto para identificar se há uma palavra familiar ou se é necessário gerar uma inferência. A estrutura subjacente do texto, por exemplo, como os eventos se relacionam em uma narrativa, também são codificados no modelo de situação. Assim, essas três habilidades discursivas – inferência e integração, monitoramento da compreensão e conhecimento sobre a estrutura do texto – estão todas relacionadas com as habilidades de compreensão de leitura (Cain et al., 2004; Oahkhill et al., 2003).

Se os escritores explicitassem os mínimos detalhes de uma história, o texto se tornaria longo e enfadonho. Por isso, o leitor precisa gerar ligações entre as diferentes partes do texto e preencher as lacunas dos detalhes, que são apenas sugeridos no texto, por meio de seu conhecimento de mundo.

Há diversas classificações de inferências (Graesser et al., 1994), mas em geral podem ser classificadas em inferências necessárias e elaborativas. As inferências necessárias são aquelas que são estabelecidas para conectar partes do texto e manter sua coerência como um todo. Por sua vez, as inferências elaborativas, apesar de não serem estritamente necessárias, enriquecem a representação do significado para o leitor. Por exemplo, ao ler "Paulo comprou flores para presentear sua namorada pelo seu aniversário", pode-se inferir que ele usou dinheiro ou cartão para fazer o pagamento, muito embora essa inferência não seja necessária para a integração do significado. É importante ressaltar que é o contexto que determina se uma inferência deve ser necessária ou elaborativa (Cain, 2010), apesar de que são mais prováveis de serem feitas as inferências que dão suporte à manutenção da coerência do texto do que aquelas meramente elaborativas (Perfetti et al., 2007).

Muito embora os leitores iniciantes sejam capazes de gerar inferências para alcançar o significado do texto, eles não fazem todas as inferências necessárias espontaneamente durante a leitura. Pode ocorrer que façam uma inferência somente se uma pergunta específica que exija uma inferência lhes seja feita. A capacidade de gerar inferências é uma habilidade que se desenvolve durante os primeiros anos de aquisição da linguagem escrita (Cain, 2010).

Como a habilidade de gerar inferências está relacionada com o conhecimento geral do leitor, os pesquisadores enfrentam dificuldade em estabelecer se os adultos e jovens fazem mais inferências por causa do conhecimento geral mais amplo ou porque têm melhor habilidade para isso. Para solucionar esse impasse, Barnes et al. (1996) propuseram uma metodologia para estudar a habilidade de fazer inferência de crianças entre 6 e 15 anos, na qual o conhecimento era nivelado para todos os grupos, por meio da apresentação de histórias sobre as características de um planeta imaginário a todos os sujeitos. Em seguida, perguntas exigindo inferências necessárias e elaborativas foram propostas aos participantes. Observaram que todos os grupos de idade foram sensíveis à diferença entre inferências necessárias e elaborativas, e também que a capacidade de gerar inferências melhorou com a idade. Sugeriram ainda que a habilidade das crianças de 6 a 9 anos de fazer inferências poderia ser limitada pela acessibilidade ao conhecimento ensinado, já que foram mais lentas na tarefa.

O monitoramento da compreensão se refere à habilidade que o leitor deve ter de avaliar, durante a própria leitura, se o texto faz sentido e, se não, tomar atitudes para a retomada do curso do significado, por meio de releitura, por exemplo, ou da elaboração de uma inferência. Essa é uma das habilidades metalinguísticas que a criança adquire no decorrer do desenvolvimento da linguagem escrita (Cain, 2010). Essa habilidade é geralmente avaliada por tarefas de detecção de erros durante a leitura. Os erros podem ser relacionados a uma inconsistência interna, na qual são apresentadas informações que contradizem as anteriormente relatadas no texto. Os erros de consistência externa são aqueles cujas informações citadas contradizem o conhecimento geral. Outro tipo de erro é o uso de palavras sem sentido no meio do texto (Cain e Oakhill, 2009; Westby, 2006). Segundo Oakhill e Cain (2007), alguns autores argumentaram que a própria compreensão é fundamental para o monitoramento. No entanto, as autoras em seu estudo longitudinal constataram que o monitoramento da compreensão aos 8 anos de idade foi um preditor significativo da habilidade de compreensão aos 11 anos, mesmo quando o efeito autorregressivo foi levado em conta, indicando, portanto, uma relação causal entre eles.

O último aspecto relacionado à compreensão é o conhecimento sobre a estrutura do texto, porque provê um modelo para a identificação e integração de importantes informações durante a leitura, pelo entendimento de como as ideias são relacionadas no texto. Como o gênero narrativo é o mais familiar das crianças desde os anos pré-escolares, muitas das pesquisas utilizam essa estrutura de texto nos estudos. Acredita-se que o conhecimento do discurso narrativo colabora na transição entre a linguagem oral e a compreensão da leitura (Westby, 2006). De acordo com Perfetti (1994), dificuldades de compreensão poderiam ser causadas por conhecimento inadequado da estrutura do texto em decorrência da falta de experiência com a leitura de histórias. Diversos estudos têm demonstrado que o conhecimento da estrutura de histórias é um forte preditor da compreensão de leitura (Oakhill e Cain, 2007; Kendeou et al., 2007), ressaltando que o conhecimento sobre sequências típicas e a produção de histórias se desenvolve com a idade e com a experiência, influenciando sobremaneira a compreensão de leitura.

Por fim, é importante destacar, por suas implicações na prevenção dos transtornos da linguagem escrita, que as habilidades de compreensão iniciais que são tão importantes para o desenvolvimento da compreensão posterior não são específicas da leitura. As produções de narrativas podem ser eliciadas por figuras ou sequências de figuras em diversas mídias, portanto, são passíveis de serem estimuladas desde as fases pré-escolares.

REFERÊNCIAS BIBLIOGRÁFICAS

ADAMS, M.J. *Beginning to read: Thinking and learning about print.* Cambridge, Massachusetts: MIT Press, 1991.

ALVES, L.M.; PINHEIRO, Â.M.V.; CAPELLINI, S.; REIS, C. Aspectos temporais e entonativos na leitura e compreensão de crianças com transtorno de aprendizagem. *Rev Soc Bras Fonoaudiol.*, vol. 2, n. 3, p. 151-157, 2006.

ANDRADE, M.W.C.L.; DIAS, M.G.B.B. Processos que levam à compreensão de textos. *Psicologia em Estudo*, vol. 11, n. 1, p. 147-154, 2006.

BADDELEY, A.; GATHERCOLE, S.; PAPAGNO, C. The phonological loop as a language learning device. *Psychological Review*, vol. 105, p. 185-197, 1998.

BARNES, M.A.; DENNIS, M.; HAEFELE-KALVAITIS, J. The effects of knowledge availability and knowledge accessibility on coherence and elaborative inferencing in children from six to fifteen years of age. *Journal of Experimental Child Psychology*, vol. 61, p. 216-41, 1996.

BERNINGER, V.W.; RICHARDS, T.L. *Brain literacy for educators and psychologists.* Boston: Academic Press, 2002.

BEST, R.M.; FLOYD, R.G.; MCNAMARA, D.S. Differential competencies contributing to children's comprehension of narrative and expository texts. *Reading Psychology*, vol. 29, n. 2, p. 137-164, 2008.

BOOTH, J.; PERFETTI, C.; MACWHINNEY, B. Quick, automatic, and general activation of orthographic and phonological representations in young readers. *Developmental Psychology*, vol. 35, n. 1, p. 3-19, 1999.

BRANDÃO, A.C.P.; SPINILLO, A.G. Aspectos gerais e específicos na compreensão de textos. *Psicol. Reflex. Crit.* [online]. vol. 11, n. 2. p. 253-272, 1998.

BREZNITZ, A. *Fluency in reading: Synchronization of processes.* Mahwah, NJ: Lawrence Erlbaum, 2006.

CAIN, K. *Reading Development and Difficulties.* West Sussex: BPS Blackwell, 2010.

CAIN, K.; OAKHILL, J.V. Reading Comprehension Development from 8 to 14 years: The contribution of component skills and processes. In: WAGNER, R.; SCHATSCHNEIDER, C.; PHYTHIAN-SENCE, C. *Beyond Decoding: The behavioral and biological foundations of reading comprehension.* New York: The Guilford Press, 2009.

CAIN, K.; OAKHILL, J.V.; BRYANT, P.E. Children's reading comprehension ability: Concurrent prediction by working memory, verbal ability, and component skill. *Journal of Educational Psychology*, vol. 96, p. 671-81, 2004.

CARDOSO-MARTINS, C. Rhyme perception: global or analytical? *Journal of Experimental Child Psychology*, vol. 57, p. 26-41, 1994.

CARELLO, C.; LUKATELA, G.; TURVEY, M.T. Lexical involvement in – naming does not contravene prelexical phonology: Comment on Sebastian-Galles. *Journal of Experimental Psychology Human Perception and Performance*, vol. 20, n. 1, p. 192-198, 1994.

CARLISLE, J.F.; STONE, C.A. Exploring the role of morphemes in word reading. *Reading Research Quarterly*, vol. 40, p. 428-449, 2005.

CARVALHO, C.A.F.; ÁVILA, C.R.B.; CHIARI, B.M. Níveis de compreensão de leitura em escolares. *Pró-Fono: Revista de Atualização Científica*, vol. 21, n. 3, p. 207-12, 2009.

CHANG, E.M.; ÁVILA, C.R.B. Compreensão leitora nos últimos anos dos ciclos I e II do Ensino Fundamental. *CoDAS*, vol. 26, n. 4, p. 276-285, 2014.

COLTHEART, M.; CURTIS, B.; ATKINS, P.; HALLER, M. Models of reading aloud: Dual route and parallel-distributed-processing approaches. *Psychological Review*, vol. 100, p. 589-608, 1993.

CRAIN, K. L.; SHANKWEILER, D. Syntatic complexity and reading acquisition. In: DAVISON, A.; GREEN, G.M. (Eds.). *Linguistic complexity and text comprehension: Readability issues reconsidered.* Hillsdale: Erlbaum, 1988, p. 167-192.

DEACON, S.H.; WHALEN, R.; KIRBY, J.R. Do children see the danger in dangerous? Grade 4, 6, and 8 children's reading of morphologically complex words. *Applied Psycholinguistics*, vol. 32, n. 3, p. 467-481, 2011.

DeFIOR, S.; TUDELA, P. Effect of phonological training on reading and writing acquisi-tion. *Reading and Writing: An Interdisciplinary Journal*, vol. 6, n. 3, p. 299-320, 1994.

DELLISA, P.R.R.; NAVAS, A.L.G.P. Avaliação do desempenho de leitura em estudantes do 3º ao 7º anos, com diferentes tipos de texto. *CoDAS*, vol. 25, n. 4, p. 342-350, 2013.

DOWHOWER, S.L. Speaking of prosody: Fluency's unattended bedfellow. *Theory Into Practice*, vol. 30, n. 3, p. 165-175, 1991.

DUFVA, M.; NIEMI, P.; VOETEN, M.J.M. The role os phonological memory, word recognition, and coomprehension skills in reading development from preschool to grade 2. *Reading and writing*, vol. 14, p. 91-117, 2001.

EASON, S.H.; SABATINI, J.; GOLDBERG, L.; BRUCE, K.; CUTTING, L.E. Examining the relationship betwen word reading efficiency and oral reading rate in prediciting comprehension among different types of readers. *Scientific Studies of Reading*, vol. 17, p. 199-223, 2013.

EHRI, L. More about phonics, findings, and reflections. In: STAHL, K.; MCKENNA, M. (Eds.) *Reading research at work: Foundations of effective practice*. New York: Guilford, 2006, p. 155-165.

GEUDENS, A.; SANDRA, D. Onsets and rimes in a phonologically transparent orthography: differences between good and poor beginning readers of Dutch. *Brain and Language*, p. 284-290, 1999.

GOSWAMI, U.; MEAD, F. Onset and rime awareness and analogies in reading. *Reading Research Quarterly*, p. 153-162, 1992.

GOUGH, P.B.; TUNMER, W.E. Decoding, reading, and reading disability. *RASE*, p. 6-10, 1986.

GRAESSER, A.C.; SINGER, M.; TRABASSO, T. Construction inferences during narrative comprehension. *Psychological Review*, vol. 101, p. 371-395, 1994.

GRAINGER, J.; LÉTÉ, B.; BERTAND, D.; DUFAU, S.; ZIEGLER, J.C. Evidence for multiple routes in learning to read. *Cognition*, vol. 123, p. 280-292, 2012.

HARM, M.; SEIDENBERG, M. Phonology, reading acquisition, and dyslexia: insights from connectionist models. *Psychological Review*, vol. 106, n. 3, p. 491-528, 1999.

KAMHI, A.G.; CATTS, H.W. *Language and Reading Disabilities*. Third Edition. Boston: The Allyn & Bacon Communication Sciences and Disorders Series, 2012. 303p.

KAWANO, C.E.; KIDA, A.S.B.; CARVALHO, C.A.F.; ÁVILA, C.R.B. Parâmetros de fluência e tipos de erros na leitura de escolares com indicação de dificuldades para ler e escrever. *Rev. Soc. Bras. Fonoaudiol.*, vol. 16, n. 1, p. 9-18, 2011.

KENDEOU, P.; van den BROECK, P.; WHITE, M.J.; LYNCH, J. Comprehension in preschool and early elementary children: Skill development and strategy interventions. In: MCNAMARA, D.S. (Ed.). *Reading comprehension strategies: Theories, interventions, and technologies*. Mahwah: Erlbaum, 2007.

KINTSCH, W.; RAWSON, K.A. Comprehension. In: SNOWLING, M.J.; HULME, C. (Eds.). *The Science of Reading: A Handbook*. Oxford: Blackwell Publishing, 2007.

KINTSCH, W. *Comprehension: A paradigm for cognition*. Cambridge: Cambridge University Press, 1998.

LOPES, L.; SILVA, M.M.; MONIZ, A.; SPEAR-SWERLING, L.; ZIBULSKY, J. Prosody Growth and Reading Comprehension: A Longitudinal Study from 2nd Through the Endof 3rd Grade. *Revista de Psicodidáctica*, vol. 20, n. 1, p. 5-23, 2015.

LOUWERSE, M. Computational retrievel retrievel of texts. In: LOUWERSE, M.; PEER, M.V. (Eds.). *Thematics: Interdisciplinary studies*. Amsterdam: Benjamins, 2002, p. 189-201.

MOTA, M.M.P.E.; BESSE, A.S.; DIAS, J.; PAIVA, N.; MANSUR-LISBOA, S.; SILVA, D.A. O desenvolvimento da consciência morfológica nos estágios iniciais da alfabetização. *Psicol. Reflex. Crit.* vol. 24, n. 1, p. 144-150, 2011.

MOUSINHO, R.; MESQUITA, F.; LEAL, J.; PINHEIRO, L. Compreensão, velocidade, fluência e precisão de leitura no segundo ano do ensino fundamental. *Rev. psicopedag.*, vol. 26, n. 79, p. 48-54, 2009.

MUTER, V.; HULME, C.; SNOWLING, M.J.; STEVENSON, J. Phonemes, rimes, vocabulary and grammatical skills as foundations of early reading development: Evidence from a longitudinal study. *Developmental Psychology*, vol. 40, p. 665-681, 2004.

NATION, K.; ADAMS, J.W.; BOWYER-CRANE, C.; SNOWLING, M.J. Working memory deficits in poor comprehenders reflect underlying impairments. *Journal of Experimental Child Psychology*, vol. 73, p. 139-158, 1999.

NAVAS, A.L.G.P.; PINTO, J.C.B.R.; DELLISA, P.R.R. Avanços no conhecimento do processamento da fluência em leitura: da palavra ao texto. *Rev. Soc. Bras. Fonoaudiol.*, vol. 14, n. 4, p. 553-559, 2009.

NESTOR, A.; BEHRMANN, M.; PLAUT, D.C. The neural basis of visual word form processing: A multivariate investigation. *Cerebral Cortex*, vol. 23, p. 1673-1684, 2013.

OAKHILL, J.V.; CAIN, K.; BRYANT, P.E. The dissociation of word reading and text comprehension: Evidence from component skills. *Language and Cognitive Processes*, vol. 18, p. 443-68, 2003.

OAKHILL, J.; CAIN, K. Introduction to Comprehension Development. In: K. Cain, K.; Oakhill, J. (Eds.) *Children's comprehension problems in oral and written language: A cognitive perspective*. New York: The Guilford Press, p. 3-40, 2007.

OUELLETTE, G.P. What's meaning got to do with it: The role of vocabulary in word reading and reading comprehension. *Journal of Educational Psychology*, vol. 98, p. 554-66, 2006.

PERFETTI, C.A. Psycholinguistics and reading ability. In: Gernsbacher, M.A. (Ed.). *Handbook of psycholinguistics*. San Diego: Academic Press, 1994.

PERFETTI, C.A.; LANDI, N.; OAKHILL, J. The acquisition of reading comprehension skill. In: SNOWLING, M.J.; HULME, C. (Eds.). *The Science of Reading: A Handbook*. Oxford: Blackwell Publishing, 2007.

PLAUT, D.C.; McCLELLAND, J.L.; SEIDENBERG, M.S.; PATTERSON, K. Understanding normal and impaired word reading: Computational principles in quasi-regular domains. *Psychological Review*, vol. 103, p. 56-115, 1996.

PRITCHARD, S.C.; COLTHEART, M.; PALETHORPE, S.; CASTLES, A. Nonword reading: comparing dual-route cascaded and connectionist dual-process models with human data. *J. Exp. Psychol. Hum. Percept. Perform.*, vol. 38, p. 1268-1288, 2012.

PROTOPAPAS, A.; SIDERISIS, G.D.; SIMOS, P.G. Development of lexical mediation in the relationship between reading comprehension and word reading skills in Greek. *Scientific Studies of Reading*, vol. 11, p. 165-97, 2007.

RAYNER, K.; SERENO, S.C.; LESCH, M.F.; POLLATSEK, A. Phonological codes are automatically activated during reading: evidence from an eye-movement priming paradigm. *Psychological Science*, vol. 6, p. 26-32, 1995.

SALLES, J.F.; PARENTE, M.A.M.P. Compreensão textual em alunos de segunda e terceiras series: uma abordagem cognitiva. *Estudos de Psicologia*, vol. 9, n. 1, p. 71-80, 2004.

SCHMALHOFER, F.; MCDANIEL, M.A.; KEEFE, D. A unified model for predictive and bridging inferences. *Discourse Processes*, vol. 33, p. 105-132, 2002.

SILVERMAN, R.D.; SPEECE, D.L.; HARRING, J.R.; RITCHEY, K.D. Fluency Has a Role in the Simple View of Reading. *Scientific Studies of Reading*, vol. 17, n. 2, 108-133, 2013.

SPINILLO, A.G.; MAHON, E. Compreensão de textos em crianças: comparações entre diferentes classes de inferência a partir de uma metodologia on-line. *Psicologia: Reflexão e Crítica*, vol. 20, n. 3, p. 463-471, 2007.

SPRENGER-CHAROLLES, L.; CASALIS, S. Reading and spelling acquisition in -French first graders: Longitudinal evidence. *Reading and Writing: An Interdisciplinary Journal*, vol. 7, p. 1-25, 1995.

STOTHARD, S.E.; HULME, C. Reading comprehension difficulties in children: The role of language comprehension and working memory skills. *Reading and writing*, vol. 4, p. 245-256, 1992.

SUAREZ-COALLA, P.; CUETOS, F. Reading strategies in Spanish developmental dyslexics. *Annals of Dyslexia*, vol. 62, n. 2, p. 71, 2012.

TANNENBAUM, K. R.; TORGENSEN, J.K.; WAGNER, R.K. Relationships between word knowledge and reading comprehension in third-grade children. *Scientific Science of Reading*, vol. 10, p. 381-98, 2006.

VELLUTINO, F.R.; TUNMER, W.E.; JACCARD, J.J.; CHEN, R. Components of reading ability: Multivariate evidence for a convergent skill model of reading development. *Scientific Studies of Reading*, p. 3-32, 2007.

WESTBY, C. A language perspective on Executive functioning, metacognition, and self-regulation in reading. In: STONE, C.A.; EHREN, E.R.S.; APEL, K. (Eds.) *Handbook os language & literacy: Development and disorders.* New York: The Guilford Press, 2006.

WIMMER, H. Characteristics of developmental dyslexia in a regular writing – system. *Applied Psycholinguistics*, vol. 14, p. 1-33, 1993.

WIMMER, H.; HUMMER, P. How German-speaking first graders read and spell: -doubts on the importance of the logographic stage. *Applied Psycholinguistics*, vol. 11, p. 349-368, 1990.

WOLF, M. *Proust and the squid – The story and science of reading brain.* New York: Harper Perennial, 2008.

WOLF, M.; KATZIR-COHEN, T. Reading fluency and its intervention. *Scientific Studies of Reading*, vol. 5, p. 211-239, 2001.

ZIEGLER, J.C.; BERTRAND, D.; LÉTÉ, B.; GRAINGER, J. Orthographic and phonological contributions to reading development: Tracking developmental trajectories using masked priming. *Developmental Psychology*, vol. 50, n. 4, p. 1026-1036, 2014.

CAPÍTULO 3

Desenvolvimento das habilidades de codificação e de elaboração da escrita

Maria Thereza Mazorra dos Santos
Ana Luiza Gomes Pinto Navas

INTRODUÇÃO

Como ressaltado nos capítulos anteriores, a linguagem escrita é altamente dependente da linguagem oral previamente adquirida. Não apenas porque a aprendizagem da leitura e da escrita se dá muito posteriormente à aquisição da linguagem oral, mas também porque ambas compartilham o mesmo sistema linguístico (Shanahan, 2006). De acordo com Berninger (2000), os sistemas de linguagem, que compreendem ouvir, falar, ler e escrever, não se desenvolvem em estágios sequenciais discretos, mas em ondas tanto em paralelo como em sobreposição. Assim, a escrita, por ser a última no contínuo da aprendizagem da linguagem, tem grande potencial para ser influenciada pela linguagem oral e pela leitura.

CODIFICAÇÃO: ESCRITA DE PALAVRAS, ORTOGRAFIA

A dependência da escrita em relação à linguagem oral é mais direta e complexa do que se imagina, pois mesmo que transtornos de linguagem oral tenham sido resolvidos antes da alfabetização, problemas de escrita podem aparecer posteriormente (Naucler e Magnusson, 2002). A avaliação da linguagem escrita é, inclusive, um índice particularmente sensível para detectar problemas sutis e residuais de linguagem oral (Bishop e Clarkson, 2003).

Até meados do século XX, prevalecia a noção de que as crianças aprendiam ortografia por meio da memorização das letras na palavra impressa, já que a escrita não é uma representação linear da linguagem oral, sendo, portanto, arbitrária, além de muitas vezes irregular.

Com as pesquisas desenvolvidas pela psicolinguística nos anos 1970, as crianças começaram a ser vistas como aprendizes estratégicos, ou seja, ativamente engajados nas tarefas com as quais são confrontados, entre elas, a aprendizagem da ortografia.

A aprendizagem da escrita, assim como aprender a falar, é um processo criativo, pois as crianças demonstram a tentativa de simbolizar os sons que falam muito mais do que apenas reproduzir sequências de letras memorizadas. Share e Stanovich (1995) sugerem que, assim que a criança se torna mais familiarizada com as regularidades ortográficas, além das correspondências simples entre sons e letras, ela utiliza essas informações para modificar as lexicalizações que tinha desenvolvido inicialmente. Dessa forma, quanto mais a criança realiza análises detalhadas da estrutura interna das palavras, mais representações ortográficas acuradas ela desenvolve. Por exemplo, inicialmente ela faz uma correspondência da letra <r> com o som /R/, da palavra *rato*. Depois de ler diversas vezes palavras como *caro*, *areia*, *fora* e *será*, cujo contexto da letra <r> é sempre entre duas vogais, representando o som /r/, o que caracteriza uma regularidade ortográfica, o leitor iniciante elabora uma nova lexicalização a partir das anteriormente desenvolvidas.

Não há dúvida de que a leitura impulsiona o desenvolvimento da ortografia, no entanto, Bosman e Van Orden (1997) alertam que a leitura por si só não incrementa a ortografia, porque por meio dela não se praticam todos os processos de resgate ortográfico que são exigidos na escrita. Portanto, é a própria escrita que mais efetivamente reforça a qualidade das representações das palavras no léxico.

De acordo com Perfetti (1997), a escrita e a leitura são dois lados de uma mesma moeda, mas os processos envolvidos em cada uma delas não são imagens refletidas em um espelho. Sua semelhança vem de sua dependência mútua na qualidade das representações das formas da palavra impressa. Essa qualidade tem dois componentes que são aprimorados com o aumento da experiência em leitura e escrita: precisão e redundância. Precisão é a probabilidade de os constituintes de uma letra específica serem representados como parte de uma palavra no léxico do leitor. Redundância é a formação das conexões grafema-fonema. Essas conexões são formadas pela convergência de correspondências grafema-fonema generalizadas e formas ortográficas específicas. Somente um conjunto de conexões entre letras impressas e fonologia é logicamente necessário, pois proporcionam uma rede de segurança que assegura a leitura fluente.

Perfetti (1997) destaca ainda que, desde as fases iniciais de alfabetização, há uma influência do desenvolvimento lexical na escrita. Escrever qualquer palavra, mesmo as de baixa frequência ou as pseudopalavras, implica uma busca no léxico. Encontrar uma representação lexical invoca um processo que é tanto ortográfico como fonológico, porque ambas as informações são intrínsecas da representação da palavra. A falha em encontrar uma representação lexical dispara um processo de conversão de fonemas em grafemas, provavelmente consultando as entradas no léxico que compartilham os fonemas com aquela palavra não familiar ou pseudopalavra. Santos e Befi-Lopes (2013) em seu estudo puderam verificar esse comportamento, pois encontraram forte correlação entre o desempenho do ditado de palavras e pseudopalavras de crianças do 4º ano de ensino fundamental e a consciência fonológica, o nível de vocabulário e a nomeação rápida de objetos.

De fato, as conexões entre ortografia e fonologia podem se desenvolver em diversos segmentos (fonema, sílaba, *onset*, morfema, rima), produzindo em níveis metalinguísticos uma grande quantidade de redundâncias. Aperfeiçoamentos tanto na precisão como na redundância lexical dependem do conhecimento fonológico. O conhecimento dos segmentos de fala faz com que o leitor dirija a atenção para as letras da palavra e sua representação completa. Assim, esses dois princípios de qualidade lexical determinam a expertise do leitor e a escrita é o mais puro indicador dessa qualidade.

Lennox e Siegel (1993) ressaltam que a aprendizagem da escrita correta é um processo que integra os conhecimentos fonológicos e ortográficos, mas que o desenvolvimento do conhecimento ortográfico depende de representações fonológicas bem estabelecidas.

Ziegler e Goswami (2005) descreveram a teoria psicolinguística de processamento ortográfico, segundo a qual os leitores iniciantes constroem gradativamente o léxico ortográfico a partir das relações simples entre letras e fonemas, aumentando pouco a pouco o tamanho das unidades de representação. Com a experiência de leitura, a relação entre as unidades e outras unidades, como bigramas[1] (ex: nt, mp, st), morfemas (ex: mente, des, trans), que são relacionadas às representações fonológicas já armazenadas durante o desenvolvimento de linguagem oral, vai se cristalizando. Sendo assim, a fonologia não somente é fundamental no início do desenvolvimento da leitura e da escrita, mas também continua a exercer uma forte influência nesses processos ao longo da vida de um leitor (Ziegler et al., 2014).

Portanto, para se escrever bem é necessário que se aprenda como o sistema de escrita codifica as palavras faladas. Como já abordado no Capítulo 1, a consciência fonológica também vai desempenhar um importante papel na aprendizagem da ortografia, pois por meio dela o aprendiz poderá dominar o princípio alfabético da escrita (Cassar e Treiman, 2006).

Nos capítulos anteriores, apresentamos as estratégias de leitura e escrita que as pessoas utilizam, relatadas por Ehri (2014). Quando as crianças estão começando a ser alfabetizadas, elas têm pouco conhecimento da ortografia das palavras, por isso não podem escrever muitas palavras por memória ou por analogia. Porém, por meio de sua consciência fonológica e de seu conhecimento incipiente do alfabeto são capazes de inventar palavras para representar o que querem dizer. A análise dessas escritas inventadas foi muito importante para a compreensão de como as crianças refletem sobre o seu sistema de escrita e a sua própria língua em diversos idiomas (Ferreiro, 1985; Kessler et al., 2013).

Os estudos mais tradicionais sobre a escrita por analogia (Marsh et al., 1981; Goswami, 1988) preconizavam que esse tipo de estratégia apareceria somente a partir de 10 anos de idade. No entanto, Nation e Hulme (1998) comprovaram por meio de estudos de *pré-ativação*[2] lexical,

---

1 Bigramas são sequências de duas letras adjacentes na palavra. Essa sequência pode formar uma sílaba (ex: pa), um encontro consonantal (ex: pr), um dígrafo (ex: rr), ou simplesmente duas letras contíguas (ex: nt).
2 Pré-ativação será utilizada como tradução do termo *priming* ao longo do livro.

baseados em um modelo conexionista, que crianças com idades entre 6 e 7 anos são capazes de realizar analogias ortográficas.

Também utilizando pré-ativação lexical, Campbell (1983) sugeriu que leitores normais soletram pseudopalavras por analogia com palavras de seu léxico ortográfico. Em seu estudo, a autora apresentava oralmente uma palavra para os participantes, se eles decidissem que era uma pseudopalavra, solicitava-lhes que a soletrasse. Ela observou que, quando uma palavra como *brain* era apresentada antes da pseudopalavra "prein", a maioria dos participantes tinha a tendência de soletrar esta última como <prain>. Inversamente, se a palavra "*crane*" era apresentada pouco antes da mesma pseudopalavra, eles a soletravam como <prane>. Para a autora esse achado foi sugestivo de que, para soletrar pseudopalavras, os participantes se utilizaram de seu conhecimento ortográfico lexical e não de uma conversão fonema-grafema. Seguindo o mesmo princípio, Petrova et al. (2011) propuseram que a apresentação de uma palavra, familiar ou não, ativa simultaneamente sua representação no léxico ortográfico e as várias associações fonema-grafema que a caracterizam no sistema de escrita.

Outra fonte de conhecimento usada pelas crianças para guiar seu aprendizado da ortografia é a relação morfológica entre as palavras. Estudos em diferentes idiomas como inglês, português e francês (Treiman e Cassar, 1997; Nunes et al., 1997; Queiroga et al., 2006; Sénéchal et al., 2006) atestam que as crianças inicialmente escrevem os morfemas utilizando-se de uma estratégia fonética, mas à medida que sua consciência morfológica aumenta, sua competência ortográfica melhora sensivelmente. Nunes et al. (2003) indicam, inclusive, treinamento específico em consciência morfológica para melhorar o desempenho dos alunos em ortografia.

Segundo Zorzi e Ciasca (2008) a aprendizagem da ortografia não se dá de modo linear, porque depende das características próprias da língua escrita, que podem apresentar ao aluno maior ou menor grau de complexidade para serem compreendidas, devendo ser analisadas dentro de um processo evolutivo que ocorre de modo progressivo, no qual os erros são inerentes ao processo.

Outros estudos indicam, também, que o domínio ortográfico depende de diversas fontes de conhecimento linguístico que incluem, além da consciência fonológica e da correspondência fonema-grafema, as regras de sequências de letras aceitáveis e não aceitáveis, as limitações de padrões de ortografia de acordo com a posição do som na palavra, ou seja, a ortotática, a semântica, a morfologia, assim como claras e concisas representações grafêmicas mentais – RGMs (Apel e Masterson, 2001; Wasowicz et al., 2003; Masterson e Apel, 2010).

O conceito de RGMs (Apel et al., 2012) é usado para especificar as imagens mentais de palavras escritas ou partes de palavras estocadas no léxico ortográfico. Segundo os autores, as RGMs são formadas quando os indivíduos se deparam com uma palavra nova e precisam usar seu conhecimento ortográfico e fonológico para decodificá-la. Quando esse processo é completado com sucesso, os sons e as letras da nova palavra são ligados para formar uma imagem mental específica para ela. As crianças em fases iniciais de alfabetização podem desenvolver RGMs por meio de mapeamento rápido ou representação via exposição à linguagem escrita, mesmo antes de ter total consciência fonológica e domínio das correspondências grafema-fonema.

Outra teoria de aquisição e desenvolvimento da ortografia proposta é a de repertório, em oposição à de estágios. Essa teoria preconiza que as crianças, desde o início da aprendizagem, utilizam-se de diversas estratégias para escrever ortograficamente, e, baseadas nesses conhecimentos descritos, variam apenas o grau do uso de cada uma delas no decorrer da escolaridade até a idade adulta (Treiman et al., 1994; Reece e Treiman, 2001; Apel et al., 2006).

Alguns estudos nacionais (Zorzi e Ciasca, 2009; Moojen, 2009; Mota et al., 2000) têm como intuito determinar padrões de desenvolvimento de aprendizagem de ortografia no português brasileiro, que norteiem a avaliação e o ensino e/ou a reeducação da escrita em nosso país. Esses estudos, pela sua importância para a prática clínica e educacional, serão mais enfatizados na Parte III deste livro.

ELABORAÇÃO DO TEXTO ESCRITO

O desenvolvimento da habilidade de codificação ortográfica é apenas o primeiro passo para o pleno sucesso da apropriação da escrita. Escrever palavras isoladas com significado, inseridas em um contexto, com ideias interconectadas para comunicar uma mensagem, é das mais difíceis e nobres funções da linguagem escrita. Durante toda a escolaridade, escrever e ler estão extremamente interconectados, pois os mais jovens são solicitados a ler o que escreveram e os mais velhos leem para encontrar sobre o que escrever e escrevem para demonstrar que entenderam o que leram (Scott, 1999).

A elaboração escrita serve a uma variedade de objetivos cognitivos e de comunicação, por isso se dá em diversas formas linguísticas de acordo com esses objetivos, exigindo do escritor a coordenação de complexos processos mentais superiores, como alto nível de abstração, elaboração e reflexão consciente, assim como de autorregulação.

Hayes e Flower (1987) revisando seu modelo sobre a escrita do indivíduo proficiente, conceberam-na como uma atividade do tipo solução de problemas, que consiste de três estágios superpostos e até mesmo recorrentes, que são: planejamento, geração de frases e revisão.

A fase de planejamento envolve a produção de ideias, a partir da busca na memória de longo prazo de informações relevantes para desenvolvê-las, além da organização dessas informações de acordo com os objetivos que o escritor pretende alcançar, podendo até fazer esboços de como imagina desenvolver o seu tema.

O processo de geração de frases consiste em transformar o plano em ação pela escolha das palavras e estruturas que melhor se prestam ao significado que o escritor deseja transmitir. Geralmente, o escritor alterna sua produção entre a escrita de um trecho e uma pausa, quando ele inicia uma reavaliação do texto, por vezes modificando-o antes de dar continuidade ao processo.

A parte final do modelo de elaboração escrita consiste na revisão, que envolve a avaliação geral do que foi escrito. Em uma tentativa de melhorar o texto, o escritor pode mudar uma palavra, modificar pontuação, adicionar ou reorganizar sentenças e parágrafos. Os escritores mais experientes e habilidosos gastam mais tempo na revisão do que os mais novos ou menos proficientes, já que maior experiência implica menos tempo na realização da tarefa de escrita em si. Os bons escritores tendem a dar mais ênfase à estrutura e à coerência dos argumentos expressos, enquanto os menos experientes se concentram mais em palavras e frases individuais e têm mais dificuldade em alterar a estrutura hierárquica legada ao significado do texto.

Na mesma época, Bereiter e Scardamalia (1987) fizeram uma distinção entre a produção de texto do escritor maduro e a do iniciante. Segundo os autores, o escritor iniciante usa para a produção um modelo contando-conhecimento, que transcorre de um modo linear, geralmente fazendo apenas associações de ideias justapostas. Por sua vez, o escritor maduro utiliza um modelo transformando-conhecimento, que é guiado por uma ativa conexão entre o que o escritor sabe e acredita e como ele poderia melhor expressá-lo, de modo que no curso dessa conversação interna, o pensamento pode seguir em novas direções. Escrever é pensar, e o ato de tentar expressar-se por escrito pode ajudar a esclarecer o próprio pensamento e fazer aflorar novas ideias (Ellis, 1995).

Com o objetivo de explicar as variações individuais no desenvolvimento da capacidade de escrita de textos, Bashir e Singer (2010) desenvolveram um modelo de processamento que abrange os múltiplos processos envolvidos na tarefa de escrever.

Lançando mão de uma metáfora de construção civil, os autores estabeleceram que a linguagem escrita compreende dois componentes: os processos de escrita propriamente ditos e as fundações da escrita (Figura 3.1).

De acordo com Bereiter e Scardamalia (1987), para representar e transmitir seus pensamentos e ideias por meio da linguagem, o escritor emprega quatro processos de escrita: planejamento, organização, geração e revisão. Esses quatro processos são orquestrados pelas funções executivas e autorreguladoras e, ainda, são sustentados e delimitados pelas fundações da escrita, que por sua vez são conceitualizadas dentro de quatro domínios funcionais: cognitivo-linguístico, sociorretórico, produção do texto, crenças e atitudes. Os autores ressaltam que, se qualquer um desses domínios estiver mal desenvolvido, a fundação estará enfraquecida e, consequentemente, a integridade de todo o edifício – o processo de redação – estará comprometida.

O processo de planejamento se relaciona com o que o escritor quer comunicar, com o resgate de representações não verbais da memória de longo prazo e a criação da ideia sobre o que escrever. É um processo interno que está relacionado com o objetivo final daquela compo-

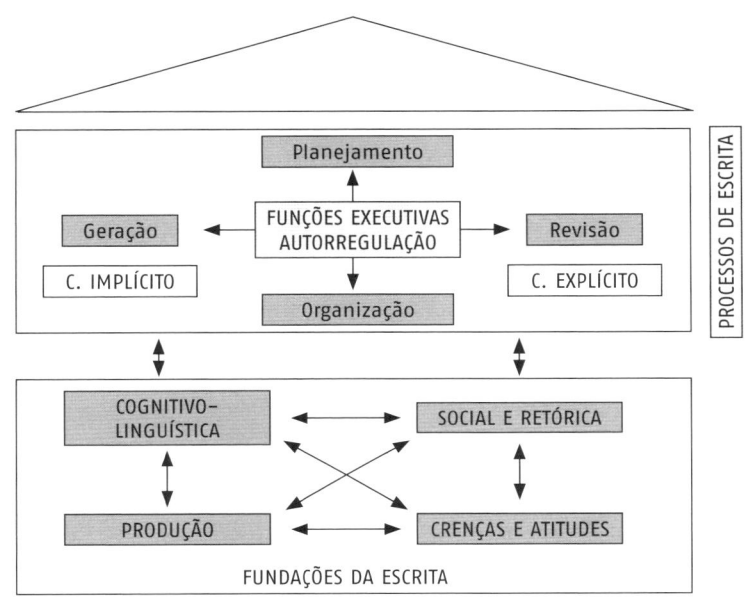

Figura 3.1 Produção de linguagem escrita (Bashir e Singer, 2010).

sição. No entanto, em crianças pequenas, esse processo não determina necessariamente o texto que mais tarde é criado, o que já se observa em alunos mais velhos (Berninger et al., 1996).

O processo de organização se inicia quando o escritor decide como estruturar em sequência o conteúdo da ideia. Está inter-relacionado com os processos de planejamento e geração, já que o escritor inicia a organização quando implícita e/ou explicitamente planeja como atingir seus objetivos para aquele texto e gera a linguagem, que reflete o que ele sabe sobre o tópico em questão. A capacidade de organizar os pensamentos e ideias advém do conhecimento que se tem dos esquemas e gêneros de textos, assim como do processamento de sequência lógico-temporal e habilidades visuoespaciais.

O processo de geração compreende dois aspectos gerais. O primeiro é a geração do texto, que envolve a transcrição das ideias em representações linguísticas na memória operacional, de modo que elas possam ser expressas na escrita. O processo de geração abrange as representações linguísticas implícitas, que o escritor acessa e usa automática, ou intuitivamente, de acordo com o que aprendeu em sua cultura.

O segundo aspecto é a transcrição em si, que se relaciona com a codificação de representações verbais em símbolos gráficos por meio do recrutamento dos conhecimentos da ortografia, dos mecanismos de escrita e das convenções da escrita para transcrever as ideias formuladas no papel.

A geração do texto pode ser ou não gramaticalmente correta, bem organizada, coerente ou coesa, já que reflete a formulação automática das ideias do escritor em linguagem escrita. As crianças nos anos iniciais do ensino fundamental, por não possuírem ainda fluência manuscrita e precisarem dirigir muita atenção para a formação das letras, geram menos textos. Nos anos subsequentes, quando a grafia das letras já está automatizada para a maioria das crianças, essa limitação na geração de textos é minimizada e os textos se tornam mais longos. Com a idade, a extensão e a qualidade do texto passam a ser altamente relacionados (Berninger e Swanson, 1994).

O processo de revisão engloba todas as mudanças que o escritor faz no texto para adequá-lo ao significado que ele quer transmitir. Assim, requer que o escritor se utilize do seu conhecimento explícito sobre a linguagem em todos os níveis.

Hayes (1996) salientou a importância da leitura na revisão de textos e chamou a atenção para o fato de que essa leitura difere substancialmente da leitura para a compreensão. Durante a revisão, além de se ater ao significado do texto, o leitor/escritor precisa dirigir sua atenção para detectar problemas ou novas oportunidades para melhorá-lo. O autor sugere que a revisão deve ser vista mais como uma junção de processos de interpretação, reflexão e produção de texto. Propõe, ainda, que a revisão é controlada pelo que denominou esquema de tarefas ou conjunto de regras de condição-ação, que mutuamente se ativam. O esquema de tarefas inclui os objetivos para melhorar o texto, as atividades de releitura, edição, no que prestar atenção no texto a ser revisado, que erros evitar, modelos e critérios de qualidade e estratégias para resolver os problemas encontrados.

Os estudos que analisaram como alunos normais fazem revisão de textos concluíram que, nas séries iniciais de escolaridade, os alunos tendem a fazer mudanças mais relacionadas à escolha de palavras (Butterfield et al., 1994). A capacidade de fazer mudanças que melhoram a qualidade da composição emerge nas séries intermediárias. Berninger et al. (1996) relataram que alunos das séries intermediárias tendem a fazer revisões no texto, mas não na sentença ou nas palavras. No entanto, no Ensino Médio os alunos fazem revisões que enriquecem a composição nos três níveis. Concluem dessa forma, que, com a idade, os escritores se tornam capazes de prestar mais atenção em sua produção escrita, podendo fazer julgamentos e mudando aspectos mais refinados relacionados a ela.

Por ser uma ação intencional, a escrita está sob o controle das funções executivas e dos processos autorreguladores. Os comportamentos deliberados e intencionais devem ser planejados, organizados e monitorados. Para tanto, o indivíduo se utiliza de processos atencionais, inibidores, de manutenção do aparato cognitivo e de memória operacional. Singer e Bashir (1999) realçam o papel central da linguagem na direção dos processos de planejamento, organização e revisão, como exemplificado na Figura 3.2.

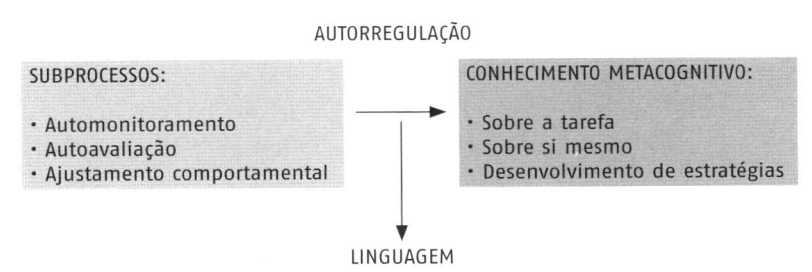

Figura 3.2 A linguagem como mediadora dos processos de autorregulação.

Dando prosseguimento ao modelo de Bashir e Singer (2010) em relação às fundações da escrita, os autores descrevem a primeira delas como sendo do domínio cognitivo-linguístico, que compreende a capacidade de conceitualização lexical, o processamento da velocidade, conhecimento prévio do conteúdo, conhecimento linguístico, metacapacidades e memória operacional.

De acordo com os autores, há uma grande interação entre conhecimento prévio e conhecimento linguístico na produção de textos. Assim, quanto maior o conhecimento prévio sobre um tema, mais longas e bem estruturadas serão as produções escritas. Sugerem também que, se o indivíduo possui um bom conhecimento linguístico, de certa forma pode mascarar um insuficiente conhecimento prévio, porque ele pode expressar o pouco que sabe com uma elaboração de sentenças bem estruturadas de modo coeso e coerente. O inverso pode não ser verdadeiro, já que um conhecimento prévio extensivo não assegura que o indivíduo seja capaz de transformá-lo em sentenças e discurso bem estruturados.

Os autores utilizam o termo conhecimento linguístico para se referir a todo conhecimento armazenado relacionado com a semântica, sintaxe, morfologia e pragmática da linguagem oral, ademais o domínio ortográfico, tipos de discurso e as convenções da escrita. Atestam que crianças normais em desenvolvimento empregam diferentes domínios do conhecimento linguístico para diferentes aspectos da elaboração de textos. De maneira que, nas séries intermediárias, as capacidades de análise lexical e sublexical desempenham um papel central na aprendizagem da ortografia e, nas séries mais iniciais, a fluência da linguagem escrita é correlacionada com a qualidade da composição, sendo que a força dessa correlação aumenta nas séries subsequentes até o ensino médio.

Em relação às capacidades metalínguísticas e metacognitvas, os autores salientam que, apesar de não haver dúvidas de que ambas também são fatores constritores da produção escrita, não se sabe ao certo quando e como as crianças normais adquirem controle metacognitivo e metalínguístico sobre a escrita.

A memória operacional é um outro aspecto delimitador da elaboração escrita. Está vinculada à manutenção das informações resgatadas da memória de longo prazo até que o escritor as tenha transcrito para o papel, mas também está envolvida em todos os processos de escrita e não apenas na geração do texto, além de ser um mecanismo para coordenar os processos automáticos (escrita cursiva) e não automáticos (metalinguísticos e metacognitivos) de escrita.

As crianças menores são mais afetadas por essas limitações da memória operacional do que as mais velhas. MacCutchen (2011) revela que as crianças estão mais sujeitas a perder a coesão em relação ao tópico, quando se tem a produção de orações não relacionadas a ele. Os alunos com desenvolvimento típico entre o 7º e o 9º ano apresentam mais sentenças com marcadores linguísticos para tornar suas ideias mais coerentes. Isso não quer dizer que eles possuam melhor memória operacional, mas que são mais eficientes em traduzir as suas ideias em linguagem, sobrando, portanto, mais recursos para o planejamento, a geração e a revisão do texto on-line, o que caracteriza a produção fluente do texto.

A segunda variável das fundações que influencia o processo de escrita é denominada por Bashir e Singer (2010) como sociorretórica.

O conceito de retórica utilizado pelos autores se refere à capacidade de se escrever um texto adequado e autônomo, de acordo com as convenções sociais e que compense a ausência do leitor. A escrita se diferencia amplamente da fala. As ambiguidades de significado na linguagem oral podem ser resolvidas imediatamente com o interlocutor ou pelas pistas contextuais. Já na escrita isso não ocorre, de modo que o escritor precisa desenvolver a capacidade de representar em prosa lógica e explícita o significado que pretende transmitir. Assim sendo, aprender a escrever implica em aprender a se comunicar com um leitor ausente e sustentar um monólogo sem *inputs* sociais.

Nos anos iniciais da escolaridade, os alunos escrevem refletindo sua fala. A sintaxe é caracterizada por orações simples, organizadas de modo linear, e o vocabulário é o comumente usado na linguagem oral, refletindo-se também no uso da pontuação. Em torno do 5º ano, pode-se observar o uso de orações organizadas de modo hierárquico, quando a sintaxe na escrita começa a se diferenciar da fala e adquirir um estilo mais formal ou literário (Bashir e Singer, 2010).

O terceiro conjunto de variáveis adicionais que restringem o processo de escrita está relacionado com a produção do texto propriamente dita, e são: as habilidades grafomotoras, o meio utilizado para escrever e a velocidade de escrita.

Como já mencionado anteriormente, quando o escritor não possui habilidade grafomotora, precisa dirigir maior atenção para essa função enquanto escreve, restando-lhe menos recursos cognitivos para a geração do texto, influenciando assim todo o processo de escrita. De acordo com Berninger e Swanson (1994), o automatismo da escrita à mão contribui fortemente na qualidade da composição entre o 2º e o 4º anos, e continua a contribuir na extensão e na qualidade nos anos subsequentes.

Da mesma forma, o meio utilizado para a composição escrita pode influenciar o processo em si. Bashir e Singer (2010) relatam que escritores em desenvolvimento normal fazem mais planejamento quando escrevem à mão do que quando usam o computador, e, por outro lado, fazem mais revisões quando escrevem utilizando o computador.

Finalizando a descrição desse modelo, o quarto conjunto de variáveis que influencia a produção escrita foi caracterizado pelos autores como crenças e atitudes, que se relacionam com a autoeficácia, com os aspectos afetivo-emocionais e com os objetivos do escritor.

A autoeficácia envolve o julgamento que o indivíduo faz sobre si mesmo, se possui as capacidades necessárias para ir ao encontro ou exceder as exigências da tarefa. As crenças relacionadas com a autoeficácia são formadas por fatores como a atenção aos resultados da tarefa, atribuição de resultados para seu próprio desempenho, compreensão da relação entre competência e dificuldade da tarefa e a diferenciação entre competência e desempenho, relacionada com a compreensão também da noção de esforço e capacidade. Ela é formada por *feedbacks* internos e externos, de modo que, até o 5º ano, a autoeficácia é influenciada pelas notas que o aluno recebe. Porém, a partir do 6º ou 7º ano, os alunos determinam suas competências comparando-as com aquelas de seus colegas e padrões internos e externos. Os autores relatam que, nessa época, os alunos aprendem a distinguir em que matéria são melhores ou piores, e a mostrar preferências por aquelas que eles acreditam ser capazes de desempenhar bem, até para preservar sua autoestima.

Os autores atestam ainda que a autoeficácia está relacionada com a noção de esforço e de estados afetivo-emocionais. Nos anos iniciais, as crianças acreditariam que esforço e prática levam a uma maior capacidade, ao passo que a partir de 10 anos, as crianças começam a crer que muito esforço é sinal de pouca capacidade. Passam, então, a valorizar mais o sucesso que requer menos esforço do que aquele que exige muito esforço.

Os alunos que acreditam que o resultado de seu desempenho depende de seu esforço, geralmente, persistem no processo de escrita por mais tempo do que aqueles que acham que escrever é uma habilidade inata. Além disso, os alunos que se veem como maus escritores estão mais sujeitos a desistir prematuramente da tarefa. De modo inverso, alunos que acreditam na sua competência para escrever estabelecem padrões mais altos para sua escrita e permanecem por mais tempo tentando alcançá-los. Assim, a autoeficácia está, também, intrinsecamente relacionada com os processos autorreguladores.

A baixa autoconfiança de um aluno em relação à sua capacidade para escrever pode levá-lo a não gostar de escrever, o que, por sua vez, faz com que ele não se engaje nos processos de planejamento e geração da escrita. Por outro lado, se ele é excessivamente autoconfiante, pode levá-lo a ter sentimentos de indiferença ou desligamento em relação à escrita, o que interfere com os processos de organização e revisão, já que ele presume que seu texto é perfeito e, portanto, não necessita ser reavaliado mais de perto.

A autoeficácia, as crenças e os estados afetivo-emocionais influenciam e são influenciados pelos objetivos da escrita. Como a escrita é um ato comunicativo, os escritores produzem texto com um propósito. Por essa razão, estabelecem objetivos para sua escrita: para poder causar um efeito no leitor, como persuadir, informar, explicar; ou então escrever de uma forma mais literária, usando um vocabulário interessante e variando a estrutura das sentenças; ou, ainda, produzir um texto com um determinado número de palavras, como em resumos para congressos.

Os escritores mais proficientes estabelecem objetivos gerais e específicos para seus textos e continuam a desenvolvê-los à medida que escrevem. Os objetivos gerais influenciam a escolha das palavras e a estruturação das sentenças e são influenciados pelo processo sociorretórico. Os escritores menos proficientes, por sua vez, não estabelecem objetivos gerais para seu texto, de modo que, assim que resgatam a informação da memória, escrevem-na da forma que elas se apresentam, quase sem nenhuma influência de processos metacognitivos.

Hooper et al. (2002) ressaltam que, em geral, os bons escritores são movidos pelos objetivos que traçam para sua produção escrita e tendem a se mover de um modo recursivo entre todas as fases do processo de escrita. Apresentam uma fina orquestração entre a compreensão e a definição dos objetivos do trabalho de escrita, seu conhecimento prévio sobre o tópico e o conhecimento de quem serão seus leitores. Usando uma série de recursos de coesão, geram mais texto de forma que suas ideias fluem suavemente, atendo-se mais à comunicação do significado do que aos detalhes da forma, como ortografia e gramática, e, ainda, fazendo revisões substanciais para aumentar a clareza do significado.

Por outro lado, os maus escritores demonstram déficits nas suas estratégias durante todas as fases de produção do texto escrito, produzindo textos mais curtos e menos interessantes, mal organizados tanto no nível da sentença como no parágrafo. Além disso, têm dificuldade em fazer revisão de ortografia, pontuação, gramática ou do significado que gostariam de transmitir.

De acordo com Berninger e Richards (2002) a cognição, a linguagem e as funções executivas desempenham os papéis principais na construção do sistema funcional da escrita. Essa construção ocorre a partir de estruturas e vias que participam de sistemas funcionais cerebrais previamente adquiridos, porque o sistema nervoso central tem o potencial para uma organização flexível, na qual as mesmas estruturas podem participar em mais de uma função. Os mais importantes sistemas funcionais preexistentes, que são recrutados na aprendizagem da escrita, são o sensorial, o motor, o da linguagem oral, a memória e a atenção, que gradativamente passam a trabalhar juntos de modo cooperativo para desempenhar essa nova função, conforme citado anteriormente no Capítulo 2.

Os processadores corticais terciários são menos controlados pelos estímulos externos do que os processadores corticais primários relacionados com as funções sensório-motoras. Os sistemas sensoriais e motores são necessários, mas não suficientes, para a aprendizagem da linguagem escrita, pois é a ativação do córtex de associação que possibilita o desenvolvimento do pensamento abstrato, fundamental para a realização de funções cognitivas superiores.

Dessa forma, a aprendizagem da escrita depende de diversas áreas corticais de associação, que se dedicam a processar, não apenas as informações sensoriais, mas também, aquelas informações que recebem durante a realização de tarefas mentais superiores (Berninger e Richards, 2002).

Para a maioria das crianças, a letra manuscrita se torna automática no final dos anos iniciais do ensino fundamental, mas não a ortografia. Nos anos subsequentes, o traçado das letras e a ortografia se tornam processos cada vez mais automáticos, sendo que as formas ortográficas das palavras são resgatadas diretamente da memória. Consequentemente, ficam liberados recursos da memória operacional para o planejamento e autorregulação no processo de escrita. Como resultado, a memória operacional começa a fazer conexões com os processos executivos específicos do sistema de escrita. Porém, ainda de modo limitado, pois o processo de revisão emerge antes do planejamento e não em todos os níveis de linguagem. Há também um incremento nas conexões entre a leitura e a escrita, visto que cada vez mais as crianças são solicitadas a escrever sobre o que leram ou a ler suas próprias produções com o propósito de revisá-las. Somente na adolescência haverá um aumento da conectividade entre a memória operacional e todos os componentes cognitivos do sistema de escrita, assim como a revisão emerge em todos os níveis de linguagem, tornando a produção escrita próxima da do adulto escritor proficiente (Berninger e Richards, 2002).

Alguns estudos sobre a produção escrita de crianças brasileiras ressaltam que o domínio do esquema narrativo aumenta com a idade, e escolaridade, e que depende do contato que a criança tem com textos no ambiente familiar (Lins et al., 1998). Esses estudos relatam que, nas séries iniciais da escolaridade, as crianças tendem a produzir textos sem as características convencionais de histórias, como bilhetes, cartas ou textos cartilhados, característica essa que só se modifica passados alguns anos após a alfabetização.

Lins et al. (2000) investigaram o efeito das condições de produção e do papel desempenhado pelos anos de escolaridade após a alfabetização sobre a escrita de histórias. Para isso analisaram a produção de 80 crianças de 7 a 10 anos, em quatro condições de apresentação de estímulo para a escrita. Os autores concluíram que os anos escolares contribuem para o desenvolvimento da escrita de histórias, que parece progredir de forma mais acentuada nos 4º e 5º anos do ensino fundamental, quando os textos estão mais presentes na vida escolar em todas as áreas de conhecimento, o que poderia contribuir para o desenvolvimento do esquema narrativo.

Santos e Befi-Lopes (2013), ao avaliarem a escrita narrativa de alunos de 4º ano do ensino fundamental, encontraram que as habilidades linguísticas de consciência fonológica e nomeação rápida se correlacionaram com o desempenho sintático e gramatical da geração de texto, mas não com a qualidade da elaboração da história. Porém, o desempenho em vocabulário mostrou-se preditivo em todos os níveis de análise da narrativa escrita.

Escrever, então, implica ter sobre o que escrever, que depende tanto do conhecimento linguístico como do conhecimento de mundo. Esses conteúdos da escrita podem advir de experiências externas ou ser gerados internamente. De qualquer modo, estão intimamente relacionados com os sistemas de memória, pois contam com informações resgatadas das memórias de curto e longo prazo, que por sua vez são gerenciadas pela central executiva da memória operacional. Esta última provê um suporte para o planejamento, a combinação e o desenvolvimento das ideias, assim como oferece um mecanismo de controle da coesão entre as partes durante a elaboração e a revisão do texto.

REFERÊNCIAS BIBLIOGRÁFICAS

APEL, K.; THOMAS-TATE, S.; WILSON-FOWLER, E.B.; BRIMO, D. Acquisition of initial mental graphemic representations by children at risk for literacy development. *Applied Psycholinguistics*, vol. 33, n. 2, p. 365-391, 2012.

APEL, K.; MASTERSON, J.J. Theory-guided spelling assessment and intervention: a case study. *Language, Speech, and Hearing Services in Schools*, vol. 32, p. 182-195, 2001.

APEL, K.; MASTERSON, J.J.; NIESSEN, N.L. Spelling assessment framework. In: STONE, C.A.; SILLIMAN, E.R.; EHREN, B.J.; APEL, K. *Handbook of Language & Literacy: development and disorders*. New York: The Guilford Press, 2006, p. 644-660.

BASHIR, A.S.; SINGER, B.D. Assessment, instruction, and intervention for the struggling writer. *Perspectives on Language and Literacy*, vol. 35, n. 3, 2010.

BEREITER, C.; SCARDAMALIA, M. *The psychology of written composition*. Hillsdalle: Lawrence Erlbaum Associates, 1987.

BERNINGER, V.W. Development of language by hand and its connections with language by ear, mouth, and eye. *Topics in Language Disorders*, vol. 20, n. 4, p. 65-84, 2000.

BERNINGER, V.W.; RICHARDS, T.L. *Brain literacy for educators and psychologists.* Boston: Academic Press, 2002.

BERNINGER, V.W.; WHITAKER, D.; FENG, Y.; SWANSON, H. L.; ABBOTT, R. Assessment of planning, translation, and revising in junior high students. *Journal of School Psychology*, vol. 34, p. 23-52, 1996.

BERNINGER, V.W.; SWANSON, H.L. Modifying Hayes and Flower's model of skilled writing to explain beginning and developing writing, In: BUTTER-FIELD, E.C. (Ed). *Children's Writing: toward a process theory of the development of skilled writing.* Greenwich, CT, JAI Press, p. 57-81, 1994.

BISHOP, D.V.; CLARKSON, B. Written language as a window into residual language deficits: a study of children with persistent and residual speech and language impairments. *Cortex*, vol. 39, n. 2, p. 215-237, 2003.

BOSMAN, A.M.T.; van ORDEN, G.C. Why spelling is more difficult than reading. In: PERFETTI, C.A.; RIEBEN, L.; FAYOL, M. *Learning to Spell: research, theory, and practice across languages.* Mahwah: Lawrence Erlbaum, 1997, p. 173-194.

BUTTERFIELD, E.C.; HACKER, D.J.; PLUMB, C. Topic knowledge, linguistic knowledge, and revision skill as determinants of text revision. In: BUTTER-FIELD, E.C. (Ed). *Children's Writing: toward a process theory of the development of skilled writing.* Greenwich: JAI Press, p. 83-141, 1994.

CAMPBELL, R. Writing nonwords to dictation. *Brain and Language*, vol. 19, p. 153-178, 1983.

CASSAR, M.; TREIMAN, R. Developmental variations in spelling: comparing typical and poor spellers. In: STONE, C.A.; SILLIMAN, E.R.; EHREN, B.J.; APEL, K. *Handbook of Language & Literacy: development and disorders.* New York: Guilford Press, 2006, p. 627-643.

EHRI, L.C. Orthographic mapping in the acquisition of sight word reading, spelling memory, and vocabulary learning. *Sci. Stud. Reading*, vol. 18, p. 5-21, 2014.

ELLIS, A.W. *Leitura, escrita e dislexia: uma análise cognitiva.* Porto Alegre: Artes Médicas, 1995.

FERREIRO, E. *Reflexões sobre a alfabetização.* São Paulo, Cortez, 1985.

GOSWAMI, U. Orthographic analogies and reading development. *The Quarterly Journal of Experimental Psychology*, vol. 40A, p. 239-268, 1988.

HAYES, J.R. A new framework for understanding cognition and affect in writing. In: LEVY, C.M.; RANSDELL, S. (Eds). *The Science of Writing: theories, methods, individual differences, and applications*. Mahwah: Lawrence Erlbaum, 1996, p. 1-27.

HAYES, J.; FLOWER, L. On the structure of the writing process. *Topics in Language Disorders*, vol. 7, p. 19-30, 1987.

HOOPER, S.R.; SWARTZ, C.W.; WAKELY, M.B.; de KRUIF RENÉE, E.L.; MONTGOMERY, J.W. Executive functions in elementary school children with and without problems in written expression. *Journal of Learning Disabilities*, vol. 35, n. 1, p.57-68, 2002.

KESSLER, B.; POLLO, T.C.; TREIMAN, R.; CARDOSO-MARTINS, C. Frequency Analyses of Prephonological Spellings as Predictors of Success in Conventional Spelling. *Journal of Learning Disabilities*, vol. 46, n. 3, p. 252-259, 2013.

LENNOX, C.; SIEGEL, L.S. Visual and phonological spelling errors in subtypes of children with learning disabilities. *Applied Psycholinguistics*, vol. 14, p. 473-488, 1993.

LINS e SILVA, M.E.; SPINILLO, A.G. A influência de diferentes situações de produção na escrita de histórias. *Psicologia: Reflexão e Crítica*, vol. 13, n. 3, p. 337-350, 2000.

_____. Uma análise comparativa da escrita de histórias pelos alunos de escolas públicas e particulares. *Rev. Bras. de Estudos Pedagógicos*, vol. 79, n. 193, p. 5-16, 1998.

MARSH, G.; FRIEDMAN, M.; WELSH, V.; DESBERG, P. A cognitive-developmental theory of reading acquisition. In: MACKINNON, G.L.; WALTER, T.G. (Eds.). *Reading research advances in theory and practice*. New York: Academic Press, 1981.

MASTERSON, J.; APEL, K. Linking characteristics discovered in spelling assessment to intervention goals and methods. *Learning Disabilities Quarterly*, vol. 33, n. 3, 185-198, 2010.

McCUTCHEN, D. From Novice to Expert: Implications of Language Skills and Writing Relevant Knowledge for Memory during the Development of Writing Skill. *Journal of Writing Research*, vol. 3, n. 1, p. 51-68, 2011.

MOOJEN, S.M.P. *A escrita ortográfica na escola e na clínica: teoria, avaliação e tratamento*. São Paulo: Casa do Psicólogo, 2009.

MOTA, M.; MOUSSATCHÈ, A.H.; CASTRO, C.R.; MOURA, M.L.S.; D'ANGELIS, T. Erros de escrita no contexto: uma análise na abordagem do processamento da informação. *Psicol. Reflex. Crit.*, vol. 13, n. 1, 2000.

NATION, K.; HULME, C. The role of analogy in early spelling development. In: HULME, C.; JOSHI, R.M. (Eds). *Reading and Spelling: Development and Disorder.* Newark: Lawrence Erlbaum, 1998; p. 433-445.

NAUCLER, K.; MAGNUSSON, E. How do school language problems affect language abilities in adolescence? In: WINDSOR, F.; KELLY, M.L. (Eds.). *Investigations in clinical phonetics and linguistics.* Mahwah: Erlbaum, 2002, p. 99-114.

NUNES, T.; BRYANT, P.; BINDMAN, M. Morphological spelling strategies: developmental stages and processes. *Developmental Psychology,* vol. 33, p. 637-649, 1997.

NUNES, T.; BRYANT, P.; OLSSON, J.M. Learning morphological and phonological spelling rules: An intervention study. *Scientific Studies of Reading,* vol. 7, p. 289-307, 2003.

PERFETTI, C.A. The psycholinguistics of spelling and reading. In: PERFETTI, C.A; RIEBEN, L.; FAYOL, M. *Learning to Spell: research, theory, and practice across languages.* Mahwah: Lawrence Erlbaum, 1997, p. 21-38.

PETROVA, A.; GASKELL, M.G.; FERRAND, L. Orthographic Consistency and Word-Frequency Effects in Auditory Word Recognition: New Evidence from Lexical Decision and Rime Detection. *Frontiers in Psychology,* vol. 2, p. 263, 2011.

QUEIROGA, B.A. M; LINS, M.B.; PEREIRA, M.A.L.V. Conhecimento morfossintático e ortografia em crianças do Ensino Fundamental. *Psicologia: Teoria e Pesquisa,* vol. 22, n. 1, p. 95-100, 2006.

REECE, C.; TREIMAN, R. Childrens spelling of syllabic /r/ and letter-name vowels: broadening the study of spelling development. *Applied Psycholinguistics,* vol. 22, p. 139-165, 2001.

SANTOS, M.T.M.S.; BEFI-LOPES, D.M. Análise da ortografia de alunos do 4º do Ensino Fundamental a partir de ditado de palavras. *CoDAS,* vol. 25, n. 3, p. 256-61, 2013.

SCOTT, C.M. Learning to write. In: CATTS, H.W.; KAMHI, A.G. (Eds.). *Language and reading disabilities.* Boston: Allyn & Bacon, 1999.

SÉNÉCHAL, M.; BASQUE, M.T.; LECLAIRE, T. Morphological knowledge as revealed in children's spelling accuracy and reports of spelling strategies. *Journal of Experimental Child Psychology,* vol. 95, p. 231-254, 2006

SHANAHAN, T. Relations among oral language, reading, and writing development. In: MacARTHUR, C.A.; GRAHAM, S.; FITZGERALD, J. *Handbook of Writing Research.* New York: Guilford Press, 2006, p. 171-183.

SHARE, D.; STANOVICH, K. Cognitive processes in early reading development: Accommodating individual differences into a model of acquisition. *Issues in Education*, vol. 1, p. 1-57, 1995.

SINGER, B.D.; BASHIR, A. What are executive functions and self-regulation, and what do they have to do with language learning disabilities? *Language, Speech and Hearing Services in Schools*, vol. 30, p. 265-273, 1999.

TREIMAN, R.; CASSAR, M. Spelling acquisition in English. In: PERFETTI, C.A; RIEBEN, L.; FAYOL, M. *Learning to Spell: research, theory, and practice across languages*. Mahwah: Lawrence Erlbaum, 1997, p. 61-80

TREIMAN, R.; CASSAR, M.; ZUKOWSKI, A. What types of linguistic information do children use in spelling? The case of flaps. *Child Development*, vol. 65, p. 1310-1329, 1994.

WASOWICZ, J.; APEL, K.; MASTERSON, J.J. Spelling assessment; applying research in school-based practice. *Perspectives on School-Based Issues Newsletter*, vol. 4, n. 1, p. 3-7, 2003.

ZIEGLER, J.C.; GOSWAMI, U. Reading acquisition, developmental dyslexia, and skilled reading across languages: a psycholinguistic grain size theory. *Psychol Bull*, vol. 131, p. 3-29, 2005.

ZIEGLER, J.C.; BERTRAND, D.L.; BERNARD; GRAINGER, J. Orthographic and phonological contributions to reading development: Tracking developmental trajectories using masked priming. *Developmental Psychology*, vol. 50, n. 4, p. 1026-1036, 2014.

ZORZI, J.L.; CIASCA, S.M. Alterações ortográficas: existem erros específicos para diferentes transtornos de aprendizagem?. *Rev. psicopedag.*, vol. 26, n. 80, p. 254-264, 2009.

_____. Caracterização dos erros ortográficos em crianças com transtornos de aprendizagem. *Rev. CEFAC*, vol. 10, n. 3, p. 321-331, 2008.

Parte II

TRANSTORNOS DE LINGUAGEM ESCRITA E DISLEXIA

CAPÍTULO 4
Definição e caracterização dos transtornos de linguagem escrita e dislexia

Ana Luiza Gomes Pinto Navas
Maria Thereza Mazorra dos Santos

INTRODUÇÃO

Definir transtornos de linguagem escrita (TLE) não é tarefa fácil, pois diferentes disciplinas estão envolvidas em seu estudo, sendo, portanto, tema de interesse de pedagogos, médicos, oftalmologistas, psicólogos e fonoaudiólogos, os quais, com suas abordagens teóricas diversas, influenciam o modo como o problema é definido.

Apesar das diferentes orientações teóricas, a maioria desses profissionais concorda que nem todas as crianças que apresentam dificuldades no processo de apropriação da leitura e escrita apresentam transtorno. Há inúmeros fatores ambientais e sociais, tanto do aprendiz como relacionados a questões pedagógicas, envolvidos nas possíveis explicações para o fracasso escolar relacionado ao desenvolvimento das habilidades de leitura ou de escrita. No entanto, há algumas condições de ordem neurobiológica ou sensorial que afetam o processo de leitura e escrita. Algumas dificuldades de aprendizagem da linguagem escrita são secundárias a outras condições, como as deficiências de natureza intelectual, visual e/ou auditiva. Também os quadros de transtornos de linguagem, como o distúrbio fonológico (Salgado e Capellini, 2004) e o distúrbio específico de linguagem (Macchi et al., 2014) ou o transtorno de déficit de atenção e hiperatividade (TDAH) (Stern e Shalev, 2013), em geral afetam secundariamente o desenvolvimento das habilidades de leitura e escrita. Finalmente, há alguns quadros que são descritos como transtornos específicos de leitura (dislexia), escrita (disortografia) e/ou matemática (discalculia).

A diversidade e a complexidade de fatores etiológicos e de manifestações resultam em muita divergência de definições entre esses quadros primários e transtornos secundários, que dificultam comparações e comprometem, muitas vezes, a evolução da intervenção.

Muitas dessas divergências encontradas na literatura nacional e internacional podem ser mais bem compreendidas quando se conhece a história do estudo sobre os TLE.

A primeira descrição de um caso de transtorno de leitura foi apresentada em 1896 por W. Pringle Morgan, médico inglês que descreveu um jovem brilhante de 14 anos, rápido em jogos, mas que tinha grande dificuldade para aprender a ler, e cujos professores achavam que poderia ser o melhor aluno da classe se toda a instrução fosse dada oralmente. Para qualificar esse quadro, ele empregou a expressão "cegueira congênita para a palavra", com base nas descrições anteriormente feitas por Hinshelwood (1985), oftalmologista escocês, sobre um indivíduo com cegueira para a palavra, referindo-se aos problemas de leitura adquiridos em decorrência de um dano cerebral. Morgan encontrou muitas semelhanças entre os dois casos, mas, como não havia explicação para as dificuldades do rapaz, concluiu que os seus problemas deveriam ser de origem congênita.

Hinshelwood (1917) continuou publicando diversos trabalhos sobre cegueira congênita para a palavra. Apontou que esse distúrbio afetava a capacidade dos estudantes em lidar com a linguagem escrita, sem concomitantes déficits cognitivos gerais nem da linguagem oral. Essa condição seria o resultado de déficit neurológico que originaria uma dificuldade de memória visual das letras e das palavras. Ele acreditava que crianças com esse problema poderiam aprender a ler por instrução diária e individual, utilizando-se o método com ênfase no som das palavras e a estimulação multissensorial.

Um dos primeiros pesquisadores dos transtornos do desenvolvimento da leitura nos Estados Unidos foi Orton (1937), que, após dois anos de extensivo estudo, pelo qual mais de mil crianças foram examinadas, reconheceu que essa dificuldade era muito mais comum do que se supunha na época. Sustentou que os problemas apresentados por crianças com os casos mais severos de transtorno de leitura não eram qualitativamente diferentes daqueles encontrados nos casos mais leves. Da mesma forma, via os transtornos de leitura como parte de um conjunto mais amplo de transtornos de desenvolvimento da linguagem.

Orton, no entanto, ficou mais conhecido por sua teoria da dominância cerebral como a causa dos transtornos de leitura, isto é, uma falha no desenvolvimento da dominância do hemisfério esquerdo para a linguagem, que seria responsável pelos erros de espelhamento e de sequência de letras observados em indivíduos com dislexia. Ele também desenvolveu um programa de intervenção para os problemas de leitura, recomendando abordagem multissensorial, que envolvia estimulação explícita de associação grafema-fonema, seguida da associação das letras em sílabas e, posteriormente, das sílabas em palavras. Atualmente, seu método, denominado Orton-Gillingham, é um dos mais difundidos para instrução de crianças com transtornos de leitura.

Johnson e Myklebust (1967), por sua vez, ofereceram um sistema de descrição e de classificação para crianças com transtornos de linguagem oral e escrita. De acordo com esses autores, além dos problemas de leitura, crianças com dislexia auditiva tinham dificuldade em perceber similaridades entre sons iniciais e finais nas palavras, problemas para dividir as palavras em sílabas e fonemas, evocar os nomes de letras e palavras, lembrar informações verbais e pronunciar palavras fonologicamente complexas. Foram esses autores, portanto, os primeiros a delinear a extensão dos déficits de processamento fonológico relacionados aos transtornos de leitura.

Segundo Kamhi e Catts (2012), esses pesquisadores pioneiros lançaram as bases para a visão atual de que os problemas de leitura geralmente refletem limitações de linguagem, mais do que déficits das habilidades cognitivas gerais ou de percepção visual. Essa visão começou a ser adotada nos início da década de 1970, a partir dos estudos de Mattingly (1972) e Shankweiler e Liberman (1972), que descreveram como as crianças com dificuldades de aprendizagem de leitura tinham também dificuldades em analisar os componentes sonoros da palavra falada e, consequentemente, em dominar o princípio alfabético da escrita. Dessa forma, os profissionais especialistas em linguagem se tornaram mais envolvidos nos problemas de leitura quando houve a mudança das teorias baseadas no déficit do sistema visuoespacial como causa dos problemas de leitura para as teorias baseadas nos déficits de linguagem.

Os fonoaudiólogos, por seus conhecimentos e sua formação sobre linguagem e transtornos de linguagem, estão cada vez mais envolvidos na identificação, na avaliação e no tratamento de indivíduos com dificuldades e/ou transtornos específicos de leitura e escrita. Além disso, sua contribuição, tanto na intervenção clínica como no apoio educacional a esses sujeitos, está sendo gradualmente reconhecida por professores, pedagogos e psicólogos, de modo que se deve continuar buscando um esforço de colaboração entre todos os profissionais envolvidos com os transtornos da linguagem escrita. Portanto, do ponto de vista do profissional especialista em linguagem é que serão analisadas as dificuldades de leitura e escrita, neste capítulo em especial, para descrever as bases da avaliação e da terapia em uma abordagem centrada na linguagem, nas seções subsequentes. Antes, porém, são necessários alguns comentários a respeito da terminologia utilizada para descrever e caracterizar os TLE.

Como já mencionado, há na literatura muita divergência em relação à nomenclatura apropriada para descrever esses transtornos, e vários nomes foram propostos por diversos pesquisadores no decorrer dos anos. Como vimos anteriormente, cegueira congênita para a palavra foi a primeira expressão empregada. Outros nomes também são utilizados, incluindo dislexia, dislexia específica de desenvolvimento, dificuldade específica de leitura, distúrbio específico de leitura, atraso específico de leitura, dificuldades do desenvolvimento da leitura (Doyle, 1996). Há também expressões mais amplas e genéricas, como: leitores fracos, distúrbios de leitura e distúrbio do aprendizado da linguagem (Catts e Kamhi, 1999).

Essa vasta gama de terminologia tem gerado, de fato, muitas dúvidas nos profissionais da área. Assim, a seguir faremos uma distinção entre TLE e dislexia com o objetivo de esclarecer o referencial teórico que norteará a nossa proposta de prevenção, avaliação e tratamento dos transtornos da linguagem escrita.

DEFINIÇÃO

A dislexia do desenvolvimento ou transtorno específico de leitura é caracterizada por dificuldades para ler de forma correta e fluente, as quais não são consistentes com idade cronológica, oportunidades educacionais ou habilidades intelectuais.

De acordo com a definição do Orton Dyslexia Society Research Committee (Lyon, 1995), *dislexia* é um distúrbio específico de linguagem de origem neurofuncional, caracterizado por dificuldades na decodificação de palavras isoladas, e é causado por ineficiência no processamento da informação fonológica. Tais dificuldades na decodificação de palavras isoladas são, geralmente, inesperadas em relação à idade e às outras habilidades cognitivas e acadêmicas; elas não são resultado de um distúrbio geral de desenvolvimento ou de impedimento sensorial. A dislexia se manifesta em graus de dificuldades variáveis em relação a diferentes formas de linguagem, geralmente incluindo, além da dificuldade para aprender a ler, notável problema para adquirir proficiência em escrita e ortografia.

A definição da International Dyslexia Association (IDA), baseada na anterior, é:

> Dislexia é um transtorno específico de aprendizagem de origem neurobiológica. Ela é caracterizada por dificuldades no reconhecimento acurado e/ou fluente da palavra, por dificuldades ortográficas e habilidades de decodificação. Essas dificuldades tipicamente resultam de um déficit no componente fonológico da linguagem, que, geralmente, é inesperado em relação a outras habilidades cognitivas e no nível de ensino fornecido na sala de aula. Consequências secundárias podem incluir problemas de compreensão de leitura e redução da experiência com a leitura, que prejudica o aumento do vocabulário e o conhecimento de mundo.

Kamhi e Catts (2012) atestam que essa definição da IDA é um avanço em relação às anteriores, além de apresentar um direcionamento real para pesquisas, práticas clínicas e educacionais. No entanto, questionam o fato de ainda manter fatores de exclusão, como a independência do nível de instrução em sala de aula, porque, mais recentemente, abordagens de resposta à intervenção (RTI) têm garantido que fatores instrucionais sejam controlados e participem da identificação com mais segurança de alunos com dislexia. Questionam, também, que essa definição não deixa claro a quais outras habilidades cognitivas se refere. Há uma preocupação de que essas habilidades cognitivas mencionadas possam ser interpretadas como a inteligência e que volte a ser utilizada a discrepância de quociente de inteligência (QI) como critério de diagnóstico da dislexia, tão disseminada no passado.

As pesquisas no campo dos transtornos de leitura sempre estiveram relacionadas com a noção da discrepância entre aptidão e realização, isto é, divergência entre o nível de inteligência e o desempenho em leitura. Mesmo depois que o nome genérico *distúrbio de aprendizagem* foi proposto, na década de 1960, continuou-se com a tradição de que haveria diferenças etiológicas, neurológicas e cognitivas importantes entre leitores fracos com alto nível de inteligência e aqueles que não preenchiam esse critério de discrepância.

Os leitores fracos seriam aqueles com baixo QI ou que não preenchiam o critério de discrepância QI-desempenho. Estes últimos receberam diversas denominações na literatura, como: leitores atrasados (Jorm et al., 1986; Rutter e Yule, 1975), leitores com baixo rendimento (Fletcher et al., 1994) e leitores fracos por atraso de desenvolvimento (Gough e Tunmer, 1986; Stanovich et al., 1991).

Desde o estudo epidemiológico de Rutter e Yule (1975), constatou-se, no entanto, que as dificuldades de processamento fonológico não estavam correlacionadas com o grau de discrepância entre inteligência e competência de leitura. Posteriormente, verificou-se que tanto as crianças com transtornos de leitura como as normais não diferiam em outras operações de processamento de informação relacionadas ao reconhecimento da palavra escrita (Fletcher et al., 1994; Stanovich e Siegel, 1994). A diferença não seria, então, qualitativa, mas quantitativa, pois todas as crianças enfrentavam alguma dificuldade no aprendizado da leitura. Nas crianças de risco para problemas de leitura, no entanto, essas dificuldades seriam mais acentuadas quantitativamente, necessitando de mais estimulação (Nunes et al., 1992).

Acreditava-se que os indivíduos disléxicos, por terem inteligência normal ou acima da média, responderiam melhor às intervenções terapêuticas ou pedagógicas que os leitores fracos. Algumas pesquisas, porém, não encontraram correlação entre a melhora no reconhecimento da palavra e o nível de QI (Torgesen et al., 1997). Torgesen et al. afirmaram que o QI não foi um bom critério para prever o resultado de seu estudo de intervenção, que teve duração de dois anos e meio, com crianças de risco para dificuldades de leitura.

Reforçou-se, desse modo, a controvérsia quanto ao uso do QI como critério para classificar os grupos de crianças com dificuldades de leitura, já que esse índice sofre influência do desempenho verbal em indivíduos com transtornos de linguagem, pois os testes de QI verbal avaliam vocabulário e compreensão. Outro problema com o uso do QI para definir a dislexia é que os testes não medem diretamente o potencial para o desempenho da leitura; eles avaliam, mais precisamente, as habilidades cognitivas atuais do indivíduo, algumas das quais coincidem com importantes habilidades de leitura. Por essa razão, muitos leitores fracos terão níveis de QI mais baixos que os bons leitores. Além disso, leitores fracos geralmente leem menos que os bons leitores, podendo, portanto, adquirir menos do conhecimento medido pelos testes de QI verbal; tal fato pode subestimar a inteligência dos leitores fracos e tornar difícil para eles mostrar uma discrepância QI-desempenho (Siegel, 1989).

Fletcher et al. (1998) adicionaram um ponto importante nessa discussão ao enfatizarem que o foco excessivo no critério de discrepância contraria os esforços de prevenção e intervenção precoce, pois essa classificação geralmente acontece mais tarde no processo de escolaridade, o que prejudicaria crianças de risco para problemas de linguagem escrita.

Há algum tempo, certos pesquisadores com preocupação mais educacional têm sugerido que medir a discrepância entre o desempenho na leitura e a compreensão auditiva seria mais relevante, do ponto de vista educacional, para detectar os indivíduos que necessitam de intervenção (Gough e Tunmer, 1986; Gillet e Temple, 1986; Aaron, 1989; Spring e French, 1990; Kamhi e Catts, 2012). Crianças que compreendem pior o material escrito do que se ouvissem sua leitura parecem necessitar de algum tipo de intervenção. Provavelmente, sua compreensão auditiva excede a compreensão da leitura, porque os processos de reconhecimento são ineficientes e se transformam em um gargalo que impede a compreensão (Gough e Tunmer, 1986; Perfetti, 1985). Além disso, Hatcher e Hulme (1999), em seu estudo de intervenção, encontraram que as crianças com QI mais alto obtiveram melhores ganhos somente na compreensão e não no reconhecimento da palavra. Stanovich (2000) argumentou, então, que, se uma medida de QI se correlaciona com a compreensão auditiva, ela serve para a mesma função.

Vários autores também veem a dislexia como um distúrbio de desenvolvimento da linguagem cuja característica principal é a dificuldade no processamento fonológico, que leva a criança portadora desse transtorno a fracassar na aprendizagem da decodificação das palavras escritas (Catts e Kamhi, 1999; Rose, 2009). Ressaltam, porém, que as dificuldades de compreensão da leitura são secundárias aos déficits na decodificação. Segundo esses autores, as crianças disléxicas podem, com frequência, compreender o texto escrito muito melhor do que sua leitura oral poderia indicar, assim como sua compreensão oral é quase sempre normal.

Catts et al. (1997) avaliaram leitores fracos, que não preenchiam o critério de discrepância entre inteligência e desempenho que caracteriza a dislexia, e estimaram que a maioria deles tem déficits de linguagem que vão além do processamento fonológico. Essas crianças podem ter limitações de vocabulário, de morfologia, de sintaxe e/ou de processamento do texto, como, por exemplo, de compreensão da narrativa. Esses indivíduos seriam, então, incluídos no grupo dos transtornos de linguagem escrita, tendo sido também descritos por Gough e Tunmer (1986) como leitores fracos por atraso de desenvolvimento.

Segundo Santos e Navas (2004), os TLE são manifestações referentes ao desenvolvimento da linguagem, que se caracterizam pela dificuldade de aprendizagem e/ou desenvolvimento da linguagem escrita por crianças que apresentam déficits, tanto de decodificação fonológica como de compreensão da linguagem oral e/ou escrita. Embora as manifestações sejam mais evidentes durante o aprendizado da leitura e da escrita, alguns sinais de dificuldades mais amplas de linguagem podem aparecer já nos anos pré-escolares, como problemas no processamento fonológico, vocabulário pobre, uso inadequado da gramática, entre outros. Nas séries iniciais da escolaridade, além de dificuldades em reconhecer palavras e compreender a leitura, podem demonstrar problemas de compreensão auditiva e de discurso, assim como de produção de narrativa (Kim e Lombardino, 2013). Desse modo, acreditamos que, apesar de muitas manisfestações das dificuldades de leitura e escrita serem comuns às da dislexia, são distintas em sua etiologia, pois não dependem necessariamente de fatores neurobiológicos e hereditários, mas podem de igual modo sofrer influências socioambientais (Eley, 2001; Wilcutt et al., 2010).

A crença de que as crianças com dislexia e aquelas com transtornos de linguagem escrita teriam diferentes perfis de leitura levou alguns autores a determinar práticas clínicas e pedagógicas que supunham ser mais adequadas para o atendimento desses dois grupos. Algumas pesquisas mostraram, porém, que essas crianças têm problemas bastante semelhantes para aprender a ler (Stanovich e Siegel, 1994; Francis et al., 1996; Share, 1997), assim como apresentam déficits cognitivos similares, particularmente no que diz respeito ao processamento fonológico (Eden et al., 1995; Hurford et al., 1994).

A DIVERSIDADE DE MANIFESTAÇÕES

O *Manual de Diagnóstico e Estatística em Saúde Mental* (*The Diagnostic and Statistical Manual of Mental Disorders – DSM*), apesar de não ser muito conhecido do público em geral, exerce grande influência sobre as políticas educacionais e de saúde. É publicado pela Associação Americana de Psiquiatria (American Psychiatric Association – APA) e inclui a descrição e a classificação de transtornos mentais e do desenvolvimento com seus respectivos códigos. A mais recente publicação do DSM-5, em maio de 2013, trouxe mudanças importantes para a classificação dos transtornos que resultam em TLE.

A categoria "transtornos do neurodesenvolvimento" engloba a subcategoria de transtornos da comunicação, que inclui os transtornos de linguagem e os transtornos da fala. Ainda nessa categoria de transtornos do neurodesenvolvimento, houve alterações na subcategoria "transtornos de aprendizagem", que mudou para "transtorno específico de aprendizagem", não mais especificado pela natureza da dificuldade, como, por exemplo, da leitura (dislexia), da escrita (disortografia) e da matemática (discalculia). Apesar das mudanças propostas recentemente no DSM-5, continuaremos a utilizar os nomes "dislexia" ou "transtorno específico de leitura" para os transtornos específicos de aprendizagem da leitura.

Muitos estudos têm sido feitos na tentativa de determinar a existência de subtipos de dislexia, reconhecendo-se que os indivíduos com dificuldades no aprendizado da leitura apresentam grande variabilidade na natureza de seu problema, assim como os fatores a ele relacionados. Dado que a discrepância QI-desempenho demonstrou ter pouca influência na determinação de subtipos dos transtornos de leitura, muitos pesquisadores procuraram desenvolver, então, classificações que focalizassem diretamente a leitura e as diferenças que os indivíduos apresentam para aprender a ler, baseadas nos processos de reconhecimento da palavra.

Ingram (1964) dividiu os leitores disléxicos em audiofonéticos e visuoespaciais. Os disléxicos *audiofonéticos* foram descritos como tendo problemas na discriminação e na síntese dos sons, além de serem fracos em decodificação fonética. Os disléxicos *visuoespaciais*, por sua vez, apresentavam dificuldade na discriminação visual e em habilidades espaciais, assim como em usar a rota visual de leitura global.

Já Boder (1973) desenvolveu a classificação que reconhecia três subgrupos de leitores fracos, baseada em seus erros de leitura e/ou escrita: o disfonético, o diseidético e o aléxico. Os indivíduos do subgrupo *disfonético* teriam déficit primário nas habilidades de análise auditiva e, portanto, muita dificuldade em usar a rota fonológica; poderiam ler "plástico" em vez de "prático". Os leitores *diseidéticos* teriam, por sua vez, déficit na rota visual e, consequentemente, dificuldade acentuada com palavras irregulares, como, por exemplo, "fixo" ou "vaso". Finalmente, o subgrupo *aléxico* teria dificuldade tanto nas habilidades auditivas como nas visuais, sendo o grupo mais comprometido.

Na década de 1980, com o desenvolvimento da neuropsicologia cognitiva, surgiram pesquisas que partiram do estudo das *dislexias adquiridas*, as quais utilizaram a mesma estrutura e terminologia da teoria de dupla rota de reconhecimento de palavras por adultos.

A dislexia adquirida é um transtorno da linguagem escrita em indivíduos já alfabetizados, decorrente de algum dano neurológico. Geralmente, três síndromes são identificadas: dislexia profunda, dislexia fonológica e dislexia de superfície. Os indivíduos com dislexia profunda e fonológica têm grande dificuldade com decodificação fonêmica, ou seja, a leitura de pseudopalavras se torna bastante comprometida, já que elas não podem ser percebidas pela rota visual, e seu reconhecimento depende da aplicação das regras de correspondência grafema-fonema. Essas pessoas podem cometer erros semânticos na leitura, como, por exemplo, ler "sol" por "lua". Cometem também erros visuais, confundindo palavras como "mata" e "bata", e erros morfológicos, como trocas de prefixos ou sufixos, "estávamos" por "estamos". Na dislexia de superfície, os indivíduos têm dificuldade com a rota visual, sendo identificados por sua dificuldade em ler palavras irregulares.

De acordo com essa abordagem, Coltheart (2005) descreveu casos de transtornos de leitura em adolescentes, classificando-os como dislexia fonológica de desenvolvimento e dislexia de superfície de desenvolvimento, de forma análoga à classificação das dislexias adquiridas.

Em linhas gerais, as características da dislexia fonológica de desenvolvimento são: estratégia de leitura *top-down*, isto é, leitura global, fraca habilidade fonológica, dificuldade para a leitura em voz alta de palavras não familiares e de não palavras, leitura de palavras regulares igual à de palavras irregulares, erros visuais na leitura e na escrita, com erros não fonéticos (Ellis, 1995).

Quanto às características da dislexia de superfície de desenvolvimento, observam-se: estratégia de leitura *bottom-up*, isto é, leitura pela mediação fônica; leitura com erros de regularização; leitura tanto de palavras irregulares como regulares; boa leitura de não palavras; dificuldade para reconhecer palavras como um todo ou léxico visual pobre; escrita com erros fonéticos; dificuldade com palavras irregulares.

A utilização da literatura sobre dislexia adquirida para a interpretação dos padrões de desempenho, nos casos de dislexia do desenvolvimento, foi bastante combatida (Frith, 1985; Snowling, 1983), especialmente pela falta de grupos controles de leitores normais nas pesquisas realizadas (Bryant e Impey, 1986).

Para responder a essa crítica, Castle e Coltheart (1993) analisaram o desempenho na leitura de palavras irregulares e de pseudopalavras de 53 indivíduos disléxicos e de 56 indivíduos controles não disléxicos, da mesma faixa etária. Pela leitura de pseudopalavras, determinaram um grupo de leitores com bom processamento sublexical, isto é, aqueles que liam pela rota fonológica, caracterizando uma dislexia de superfície. Pela leitura de palavras irregulares, definiram o grupo dos leitores com bom processamento lexical, que faziam uso da rota visual ou ortográfica, característica da dislexia fonológica. De acordo com os resultados obtidos, a maioria dos indivíduos da sua amostra (45 de 53) apresentou essa dissociação de padrões de leitura. Concluíram, então, que esse não é um fenômeno raro, mas bastante prevalente na população de disléxicos de desenvolvimento.

Stanovich et al. (1997), no entanto, analisando a mesma pesquisa, lamentaram que o grupo controle não tivesse sido escolhido pelo nível de leitura em lugar da faixa etária porque, se a eficiência dos mecanismos lexical e sublexical está ligada ao nível geral que o leitor alcançou, extrapolar os padrões de leitura de crianças de um nível de leitura mais alto, isto é, não disléxicas, seria um modo inapropriado de definir padrões anormais de processamento para um nível de leitura mais baixo (disléxicos).

Como tiveram acesso aos dados da pesquisa de Castle e Coltheart (1993) e autorização para a realização de uma série de novos mapeamentos e análises, encontraram que, quando o nível de leitura dos indivíduos foi utilizado para comparar os disléxicos e os não disléxicos, a maioria dos disléxicos de superfície desapareceu, mas a dislexia fonológica, caracterizada por leitura deficiente de pseudopalavras em relação ao nível de leitura, permaneceu no mesmo padrão, dados que também foram encontrados na pesquisa de Manis et al. (1996).

Com o objetivo de determinar se esses dados poderiam ser generalizados para níveis de leitura mais anteriores, assim como determinar com segurança quando esses subtipos poderiam ser identificados, Stanovich et al. (1997) replicaram essa pesquisa com uma amostra de leitores mais jovens. Esse estudo confirmou os achados anteriores de que os disléxicos de superfície virtualmente desapareceram quando o critério de comparação com o grupo controle foi o nível de leitura, ao passo que número substancial de disléxicos fonológicos foi identificado.

Esses resultados sugerem, portanto, que os disléxicos de superfície, definidos por comparação com controles de mesma idade cronológica, poderiam ser mais precisamente um tipo de transtorno de leitura por atraso de desenvolvimento, já que, na comparação com controles de mesmo nível de leitura, os dois grupos tiveram desempenhos bastante semelhantes em todas as outras medidas, mesmo em processamento sintático e memória verbal de curto termo. Os disléxicos fonológicos, por sua vez, definidos pela comparação da idade cronológica, parecem refletir um verdadeiro distúrbio de desenvolvimento porque, na comparação com controles de mesmo nível de leitura, apresentaram várias diferenças significantes. Além da acentuada dificuldade de decodificação fonológica, mostraram desempenho pior em tarefas de processamento sintático e memória verbal de curto prazo, que, como vimos, derivam de um déficit do núcleo do processamento fonológico. Esses achados estão bem de acordo com os modelos conexionistas que, como já foi ressaltado em capítulos anteriores, explicariam o maior número de fenômenos encontrados nos processos de aquisição e desenvolvimento da linguagem escrita.

O modelo desenvolvido por Harm e Seidenberg (1999), com base em simulações computacionais, confirmou que a qualidade das representações fonológicas tem papel fundamental no aprendizado da leitura e da escrita. Ao introduzir diferentes anomalias no modelo, diferentes manifestações foram obtidas. Uma deficiência no processo de representações fonológicas ocasionou dislexia fonológica, ou seja, maior dificuldade para ler palavras desconhecidas ou pseudopalavras. Já outros tipos de dano ao sistema, como, por exemplo, limitações nas capacidades computacionais ou falta de experiência, ocasionaram um segundo tipo de dislexia, que foi caracterizada como atraso generalizado na aprendizagem da leitura. Apesar de a classificação em dois grupos distintos ser amplamente divulgada e aceita, há evidências de que a maioria das crianças com transtorno específico de aprendizagem de leitura e escrita apresenta características que alguns autores classificam tanto como dislexia fonológica quanto dislexia de superfície (Seymour, 1986; 1990).

Stanovich et al. (1997) também encontraram grande número de indivíduos que tinham dificuldades na leitura de pseudopalavras assim como de palavras irregulares: 27,9% dos disléxicos. Tal dado difere dos estudos anteriores de Castle e Coltheart (1993) e de Manis et al. (1996) com crianças mais velhas, que encontraram, respectivamente, 5,7% e 9,8% dos disléxicos apresentando dificuldade em ambas as tarefas.

Esses achados talvez indiquem que, com o desenvolvimento, haja dissociação crescente entre os processos sublexical e lexical na criança com transtornos de leitura. Provavelmente, as crianças pequenas que têm dificuldade em ambas as tarefas sejam os disléxicos fonológicos do futuro porque, quando comparadas com o grupo dos disléxicos fonológicos, apresentaram todos os mesmos déficits fonológicos que esse grupo, ou seja, dificuldade de leitura de pseudopalavras, de consciência fonológica, problemas de processamento sintático e déficit de memória verbal de curto prazo. A única diferença é que os disléxicos fonológicos são melhores na leitura de palavras irregulares. Além disso, investigações criteriosas revelaram que há déficits de processamento fonológico para ambos os grupos de disléxicos (Sprenger-Charolles, 2000; Mody et al., 1997).

Como já mencionado anteriormente neste capítulo, muitos leitores fracos têm baixo nível de exposição à escrita (Snowling et al., 1996). De acordo com Stanovich et al. (1997), a falta de exposição à linguagem escrita poderia ser a causa do aparecimento da dislexia de superfície, que, de fato, seria uma forma leve de déficit fonológico associado a inadequada experiência de leitura, pois o que essas crianças não possuem seria o conhecimento específico das palavras, que é normalmente adquirido pelo ato de ler. Seria errôneo pensar, então, que elas têm mecanismo lexical alterado associado a mecanismo sublexical intacto, como preconiza a abordagem da dupla rota.

Outro modelo que contrasta com o de dupla rota foi o proposto por Gough et al. (1992) como *visão simples da leitura* (Figura 4.1), que preconiza que a compreensão da leitura pode ser vista como o resultado do reconhecimento da palavra *versus* compreensão auditiva. Isso significa que, se quisermos saber o quanto um indivíduo entende o que lê, é necessário avaliarmos quão bem ele reconhece as palavras e o quanto ele entende quando essas palavras ou sentenças são lidas para ele. Esse modelo é baseado nos trabalhos de Baron (1986) e Ehri (1984, 1987, 1989), que preconizam que as análises sublexicais envolvidas na aplicação da correspondência grafema-fonema resultam em correta identificação da palavra, que, por sua vez, leva a uma fusão das representações fonológicas e ortográficas na memória semântica. Tais representações fundidas propiciam a base para um acesso rápido e eficiente ao léxico durante a leitura.

Os autores sugerem, então, que as crianças com dificuldades de leitura podem ser divididas em diferentes subgrupos, de acordo com suas habilidades de reconhecimento da palavra e de compreensão de linguagem oral. Um subgrupo tradicionalmente denominado disléxico teria pobre reconhecimento da palavra, mas boa compreensão de linguagem oral. Outro teria fraco reconhecimento da palavra e também pobre compreensão de linguagem oral, e constituiria o grupo com dificuldades de leitura e escrita. Um terceiro subgrupo de leitores fracos seria aquele que tem boa decodificação, mas fraca compreensão de linguagem escrita: o hiperléxico.

Os três grupos teriam problemas de compreensão da leitura, mas por diferentes razões: o *disléxico*, por sua dificuldade de decodificação fonológica (Snowling, 1981; Rack et al., 1992; Stanovich e Siegel, 1994); o *hiperléxico*, por seus déficits cognitivos e de linguagem, geralmente associados com autismo ou esquizofrenia (Aram e Healy, 1988); finalmente, as crianças com *dificuldades de leitura e escrita*, por sua falta de habilidade tanto no reconhecimento da palavra como na compreensão de linguagem oral (Fletcher et al., 1994; Stanovich e Siegel, 1994; Ellis et al., 1996).

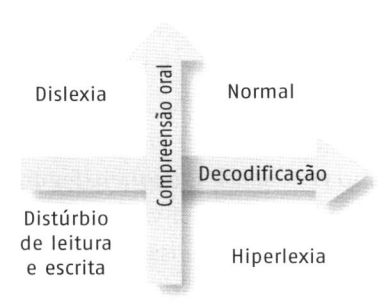

Figura 4.1 Modelo de Gough et al. (1992): visão simples da leitura.

Nem todos os leitores que apresentam melhor decodificação que compreensão podem ser classificados, porém, como hiperléxicos. Há descrições na literatura de estudos com crianças com esse perfil, mas sem histórico de autismo (Cain e Oakhill, 2006). Em geral, essas crianças começam a apresentar problemas de compreensão apenas após a quarta ou quinta série, quando as exigências curriculares aumentam e é dada mais ênfase à leitura. As habilidades de reconhecimento da palavra talvez tenham sido suficientes para dominar a leitura nas primeiras séries, o que pode ter retardado a identificação de seu distúrbio de leitura (Catts e Kamhi, 1999).

Recentemente, alguns pesquisadores têm identificado um grupo de crianças denominadas "maus compreendedores de texto" que são aquelas que apresentam dificuldades em entender textos escritos, apesar de ler palavras isoladas de forma acurada e fluente (Nation, 2005; Cain e Oakhill, 2006; Catts et al., 2006). Sendo assim, a falta de compreensão de leitura é inesperada, se considerarmos o seu nível de leitura para palavras isoladas. Esse quadro é bastante distinto de casos de dislexia cuja dificuldade na compreensão de textos é secundária às dificuldades substanciais na leitura de palavras isoladas contidas nos textos.

As pesquisas mais recentes não têm identificado dificuldades no processamento fonológico das crianças integrantes do grupo de maus compreendedores (Catts et al., 2006; Nation et al., 2004). Por outro lado, foram encontradas falhas em alguns aspectos, como habilidade cognitiva geral (Nation et al., 2002), compreensão da linguagem oral (Clarke et al., 2010) e conhecimento semântico e sintático (Nation et al., 2010). O processamento morfológico também tem sido explorado por esses pesquisadores para especificar melhor os déficits de linguagem que podem comprometer a compreensão do texto (McBride-Chang e al., 2005).

Stanovich (2000) propôs um modelo para descrever os transtornos relacionados à leitura, que chamou de *modelo da diferença variável do núcleo fonológico*, no qual o déficit central e principal dos transtornos de leitura é o de processamento fonológico. Esse modelo assume que há uma continuidade multidimensional para a habilidade de leitura, em geral, e para todas as suas habilidades cognitivas relacionadas. Concebe todas as distribuições relevantes das habilidades relacionadas com a leitura como continuamente organizadas em um espaço multidimensional e não distribuídas em grupos, negando, portanto, a homogeneidade de subtipos. Dessa forma, o que o modelo confirma e abarca é a heterogeneidade de manifestações de transtornos de leitura em uma gradação completa e contínua em um espaço multidimensional, desde o disléxico puro, em um extremo, até o leitor fraco por atraso de desenvolvimento da linguagem, no outro, passando por todos os padrões intermediários, em que as diferenças entre os indivíduos serão mais atenuadas, pois os limites das manifestações da dificuldade de leitura são mais vagos e arbitrários.

Outra hipótese de subtipos foi proposta por Wolf e Bowers (1999), que identificaram três diferentes tipos de leitores fracos: leitores com déficits de processamento fonológico; leitores com déficits de nomeação seriada rápida; e leitores com duplo déficit, ou seja, com déficits tanto de consciência fonológica como de nomeação seriada rápida. De acordo com as autoras, falhas de consciência fonológica levariam a uma dificuldade de associação grafema-fonema e, portanto, a dificuldades de acurácia na leitura de palavras. A diminuição da velocidade de nomeação seriada afetaria a fluência da leitura de textos e a aquisição da ortografia. Os leitores com duplo déficit teriam os problemas de leitura e escrita mais persistentes e sérios que os outros dois tipos anteriores. Essa hipótese é bastante controversa na literatura, com grupos de estudos que comprovam sua existência (Lovett et al., 2000) e outros que atestam haver pouca evidência de que a nomeação rápida é uma habilidade independente do processamento fonológico mais geral (Vukovic e Siegel, 2006).

Apesar da grande contribuição para o entendimento dos transtornos de linguagem escrita prestada por todas as abordagens descritas, parece-nos que a noção de diversidade de manifestações é ainda a mais adequada para o diagnóstico, o prognóstico e o tratamento dos indivíduos que fracassam no processo de aquisição e desenvolvimento da linguagem escrita. É a partir dela que se pode considerar todos os aspectos controversos no campo dos distúrbios de leitura, como definição, subtipos, etiologia e características. Essa noção nos fornece, ainda, informações importantes para atuarmos na prevenção dos problemas de leitura e escrita, o que deve ser sempre preocupação primordial do fonoaudiólogo.

Para que o diagnóstico seja realizado, devem ser utilizadas fontes múltiplas para investigar a leitura, de forma individual, com instrumentos padronizados e apropriados para a idade, o idioma e a cultura. A fluência de leitura foi incluída como fator crítico no processo de apropriação da leitura: falha na fluência de leitura é uma característica marcante na dislexia em adultos, sobretudo em idiomas que se utilizam de sistema alfabético de ortografia transparente regular, como é o caso do português (Bashir e Hook, 2009; Share, 2008).

REFERÊNCIAS BIBLIOGRÁFICAS

AARON, P.G. Qualitative and quantitative differences among dysplexic, normal, and nondyslexic poor readers. *Reading and Writing: an Interdisciplinary Journal*, vol. 1, p. 291-308, 1989.

ARAM, D.M.; HEALY, J.M. *Hyperlexia: A review of extraordinary word recognition.* Nova York: Grune & Stratton, 1988.

BARON, R.W. Word recognition in early reading: A review of the direct and indirect access hypothesis. *Cognition*, vol. 24, p. 93-119, 1986.

BASHIR, A.S.; HOOK, P.E. Fluency: A key link between word identification and comprehension. *Language, Speech, & Hearing Services in Schools*, vol. 40, n. 2, p. 196-200, 2009.

BODER, E. Developmental dyslexia: a diagnostic approach based on three atypical reading-spelling patterns. *Developmental Medicine and Child Neurology*, vol. 15, p. 663-687, 1973.

BRYANT, P.; IMPEY, L. The similarities between normal readers and developmental and acquired dyslexics. *Cognition*, vol. 24, p. 121-137, 1986.

CAIN, K.; OAKHILL, J. Profiles of children with specific reading comprehension difficulties. *British Journal of Educational Psychology*, vol. 76, n. 4, p. 683-696, 2006.

CASTLE, A.; COLTHEART, M. Varieties of developmental dyslexia. *Cognition*, vol. 47, p. 149-180, 1993.

CATTS, H.W.; ADLOF, S.M.; WEISMER, S.E. Language deficits in poor comprehenders: a case for the simple view of reading. *J Speech Lang Hear Res.*, vol. 49, n.2, p. 278-93, 2006.

CATTS, H.W.; FEY, M.; TOMBLIN, B. *Language basis of reading disabilities.* (Apresentado à Society for the Scientific Study of Reading, Chicago), 1997.

CATTS, H.W.; KAMHI, A.G. *Language and reading disabilities.* Boston: Allyn Bacon, 1999.

CLARKE, P.J.; SNOWLING, M.J.; TRUELOVE, E.; HULME, C. Ameliorating children's reading-comprehension difficulties: a randomized controlled trial. *Psychol Sci.* vol. 21, n. 8, p. 1106-16, 2010.

COLTHEART, M. Modeling Reading: The Dual-Route Approach. In: SNOWLING, M.J.; HULME, C. (Ed). *The science of reading: A handbook. Blackwell handbooks of developmental psychology.* Malden: Blackwell Publishing, 2005, p. 6-23.

DOYLE, J. *Dyslexia: an introdutory guide.* San Diego, CA: Singular Publishing Group, Inc., 1996.

EDEN, G.F.; STEIN, J.F.; WOOD, M.H.; WOOD, F.B. Verbal and visual problems in reading disability. *Journal of Learning Disability,* vol. 28, p. 272-290, 1995.

EHRI, L.C. How orthography alters spoken language competencies in children learning to read and spell. In: DOWNING, J.; VALTIN, R. (Eds.). *Language awareness and learning to read.* Nova York: Springer-Verlag, 1984.

_____. Learning to read and spell words. Special Issue: Beginning stages of literacy. *Journal of Reading Behavior,* vol. 19, n. 1, p. 5-31, 1987.

_____. The development of spelling knowledge and its role in reading acquisition and reading disability. *Journal of Learning Disabilities,* vol. 22, p. 356-365, 1989.

ELEY, T.C.; DALE, P.; BISHOP, D.; PRICE, T.S.; PLOMIN, R. Longitudinal analysis of the genetic and environmental influences on components of cognitive delay in preschoolers. *Journal of Educational Psychology,* vol. 93, n. 4, p. 698-707, 2001.

ELLIS, A.W. *Leitura, escrita e dislexia: uma análise cognitiva.* Porto Alegre: Artes Médicas, 1995.

ELLIS, A.W.; McDOUGALL, S.; MONK, A.F. Are dyslexic different? 2. Individual differences among dyslexics, reading age controls, poor readers, and precious readers. *Dyslexia,* vol. 2, p. 59-68, 1996.

FLETCHER, J.M.; FRANCIS, D.J.; SHAYWITZ, S.E.; LYON, G.R.; FOORMAN, B.R.; STUEBING, K. et al. Intelligent testing and the discrepancy model for children with learning disabilities. *Learning Disabilities Research and Practice,* vol. 13, p. 186-203, 1998.

FLETCHER, J., SHAYWITZ, S., SHANKWEILER, D., KATZ, L., LIBERMAN, I. Y., STUEBING, K. et al. Cognitive profiles of reading disability: comparisons of discrepancy and low achievement definitions. *Journal of Educational Psychology*, vol. 86, n. 1, p. 6-23, 1994.

FRANCIS, D.J.; SHAYWITZ, S.E.; STUEBING, K.; SHAYWITZ, B.A.; FLETCHER, J.M. Developmental lag versus deficit models of reading disability: a longitudinal, individual growth curve analyses. *Journal of Educational Psychology*, vol. 88, p. 3-17, 1996.

FRITH, U. Beneath the surface of developmental dyslexia. In: PATTERSON, K.; MARSHALL, J.; COLTHEART, M. (Eds.). *Surface dyslexia: neuropsychological and cognitive studies of phonological reading.* Londres: Lawrence Erlbaum Associates, 1985.

GILLET, J.W.; TEMPLE, C. *Understanding reading problems: assessment and instruction.* Boston: Little, Brown, 1986.

GOUGH, P.B.; TUNMER, W.E. Decoding, reading, and reading disability. *RASE*, vol. 7, n. 1, p. 6-10, 1986.

GOUGH, P.B.; EHRI, L.C.; TREIMAN, R. *Reading acquisition.* Hillsdale, New Jersey: Lawrence Erlbaum Associates, 1992.

HARM, M.; SEIDENBERG, M. Phonology, reading acquisition, and dyslexia: insights from connectionist models. *Psychological Review*, vol. 106, n. 3, p. 491-528, 1999.

HATCHER, P.; HULME, C. Phonemes, rhymes, and intelligence as predictors of – children's responsiveness to remedial reading instruction: evidence from a longitudinal inter-vention study. *Journal of Experimental Child Psychology*, vol. 72, n. 2, p. 130-153, 1999.

HINSHELDWOOD, J. Letter-word and mind-blindness. *Lancet*, vol. 1, p. 1506-1508, 1985.

_____. *Congenital word blindness.* Londres: Lewis & Son, 1917.

HURFORD, D.P.; JOHNSON, M.; NEPOTE, P.; HAMPTON, S.; MOORE, S.; NEAL, J. et al. Early identification and remediation of phonological-processing deficits in first-grade children at risk for reading disabilities. *Journal of Learning Disabilities*, vol. 27, n. 10, p. 647-659, 1994.

INGRAM, T.T.S. The nature of dyslexia. In: YOUNG, F.A.; LINDSLEY, D.B. (Eds.). *Early experience and visual information processing in perceptual and reading disorders.* Washington, DC: National Academy of Science, 1964.

JOHNSON, D.; MYKLEBUST, H. *Learning disabilities: Educational principles and practice.* New York: Grune & Stratton, 1967.

JORM, A.F.; SHARE, D.; MACLEAN, R.; MATTHEWS, R. Cognitive factors at school entry predictive of specific reading retardation and general reading backwardness: a research note. *Journal of Child Psychology and Psychiatry*, vol. 27, p. 45-54, 1986.

KAMHI, A.G.; CATTS, H.W. *Language and Reading Disabilities.* Third Edition. Boston: The Allyn & Bacon Communication Sciences and Disorders Series, 2012. 303p.

KIM, S.; LOMBARDINO, L.J. What do diagnostic test data tell us about differences in the profiles of children diagnosed with reading disability or language impairments?. *Journal of Communication Disorders*, vol. 46, n. 5-6, p. 465-474, 2013.

LOVETT, M.W.; STEINBACH, K.A.; FRIJTERS, J.C. Remediating the core deficits of developmental reading disability: a double-deficit perspective. *Journal of Learning Disabilities*, vol. 33, n. 4, p. 334-58, 2000.

LYON, G.R. Toward a definition of dyslexia. *Annals of Dyslexia*, vol. 4, p. 3-30, 1995.

MACCHI, L.; SCHELSTRAETE, M.A.; CASALIS, S. Word and pseudoword reading in children with specific speech and language impairment. *Research in Developmental Disabilities*, vol. 35, n. 12, p. 3313-3325, 2014.

MANIS, F.; SEIDENBERG, M.; DOI, L.; MCBRIDGE-CHANG, C.; PETERSON, A. On the basis of the subtypes of developmental dyslexia. *Cognition*, vol. 58, p. 157-195, 1996.

MATTINGLY, I.G. Reading the Linguistic process and linguistic awareness. In: KAVANAH, J.F.; MATTINGLY, I.G. (Eds.). *Language by Ear and by Eye. The Relationships between Speech and Reading.* Cambridge, MA: MIT Press, 1972; p. 133-148.

MCBRIDE-CHANG, C.; WAGNER, R.K.; MUSE, A.; CHOW, B.W.Y.; SHU, H.U.A. The role of morphological awareness in children's vocabulary acquisition in English. *Applied psycholinguistics*, vol. 26, n. 3, p. 415-435, 2005.

MODY, M.; STUDDERT-KENNEDY, M.; BRADY, S. Speech perception deficits in poor readers: Auditory processing or phonological coding? *Journal of Experimental Child Psychology*, vol. 64, p. 199-231, 1997.

NATION, K. Connections between language and reading in children with poor reading comprehension. *Connections between language and reading disabilities*, p. 41-54, 2005.

NATION, K.; CLARKE, P.; MARSHALL, C.M.; DURAND, M. Hidden Language Impairments in Children Parallels Between Poor Reading Comprehension and Specific Language Impairment? *Journal of Speech, Language, and Hearing Research*, vol. 47, n. 1, p. 199-211, 2004.

NATION, K.; CLARKE, P.; SNOWLING, M.J. General cognitive ability in children with reading comprehension difficulties. *British Journal of Educational Psychology*, vol. 72, n. 4, p. 549-560, 2002.

NATION, K.; COCKSEY, J.; TAYLOR, J.S.H.; BISHOP, D.V.M. A longitudinal investigation of early reading and language skills in children with poor reading comprehension. *Journal of Child Psychology and Psychiatry*, vol. 51, n. 9, p. 1031-1039, 2010.

NUNES, T.; BUARQUE, L.L.; BRYANT, P.E. *Dificuldades de aprendizagem da leitura – Teoria e prática*. São Paulo: Editora Cortez, 1992.

ORTON, S. *Reading, writing and speech problems in children*. London: Chapman Hall, 1937.

PERFETTI, C. *Reading ability*. New York: Oxford University Press, 1985.

RACK, J.; SNOWLING, M.; OLSON, R. The nonword, reading deficit indevelopmental dyslexia: a review. *Reading Research Quartely*, vol. 27, p. 28-53, 1992.

RUTTER, M.; YULE, W. The concept of specific reading retardation. *Journal of Child Psychology and Psychiatry*, vol. 16, p. 181-197, 1975.

SALGADO, C.; CAPELLINI, S.A. Desempenho em leitura e escrita de escolares com transtorno fonológico. *Psicol. Esc. Educ.* (Impr.), vol. 8, n. 2, p. 179-188, 2004.

SANTOS, M.T.M.; NAVAS, A.L.G.P. (Orgs.). *Distúrbios de leitura e escrita – teoria e prática*. Barueri: Manole; 2004; p. 1-26.

SEYMOUR, P.H.K. *Cognitive Analysis of Dyslexia*. London: Routledge & Kegan Paul, 1986.

_____. Developmental dyslexia. In: EYSENCK, M.W. (Ed.). *Cognitive Psychology: An International Review*. Chichester: Wiley, 1990.

SHANKWEILER, D.; LIBERMAN, I. Misreading: A search for causes. In: KAVANAUGH, J.; MATTINGLY, I. (Eds.). *Language by ear and by eye (293-317)*. Cambridge, MA: MIT Press, 1972.

SHARE, D. Word recognition and spelling processes in specific disabled and garden variety poor readers. *Dyslexia: An International Journal of Theory and Practice*, vol. 2, p. 167-174, 1997.

_____. Orthographic learning, phonological recoding, and self-teaching. *Adv Child Dev Behav*, vol. 36, p. 31-82, 2008.

SIEGEL, L. IQ is irrelevant to the definition os dyslexis. *Journal of Learning Disabilities*, vol. 22, p. 469-479, 1989.

SNOWLING, M. The comparison of acquired and developmental disorders of reading: A discussion. *Cognition*, vol. 14, p. 105-118, 1983.

_____. Phonemic deficits in developmental dyslexia. *Psyclological Research*, vol. 43, p. 219-34, 1981.

SNOWLING, M.; BRYANT, P.; HULME, C. Theoretical and methodological pitfalls in making comparisons between developmental and acquired dyslexia: Some comments on A. Castles & M. Coltheart (1993). *Reading and Writing: An Interdisciplinary Journal*, vol. 8, p. 443-452, 1996.

SPRENGER-CHAROLLES, L. Subtypes of developmental dyslexia: cross linguistics and longitudinal data – The phonological deficit explanation of dyslexia: Contributions from different orthographies. In: INTERNATIONAL CONGRESS OF PSYCHOLOGY, 28, Symposium. Estocolmo, Suécia, 2000.

SPRING, C.; FRENCH, L. Identifying children with specific reading disabilities from listening and reading discrepancy scores. *Journal of Learning Disbilities*, vol. 23, p. 53-58, 1990.

STANOVICH, K.E. *Progress in Understanding Reading: Scientific Foundation and New Frontiers.* Nova York: The Guilford Press, 2000.

STANOVICH, K.E.; SIEGEL, L.S. Phenotypic performance profile of children with reading disabilities: A regression-based test of the phonological-core variable-difference model. *Journal of Educational Psychology*, vol. 86, p. 1, p. 24-53, 1994.

STANOVICH, K.E.; SIEGEL, L.S.; GOTTARDO, A. Progress in the search for dyslexia subtypes. In: HULME, C.; SNOWLING, M. (Eds.). *Dyslexia: Biology, Cognition and Intervention.* San Diego, CA: Singular, 1997; p. 108-130.

STANOVICH, K.E.; WEST, R.F.; CUNNINGHAM, A.E. Beyond phonological process: print exposure and orthographic processing. In: BRADY, S.A.; SHANKWEILER, D.P. *Phonological process in liteteracy; a tribute to Esabelle Y. Liberman.* Hillsdale: Lawrence Erlabaum Associates, 1991.

STERN, P.; SHALEV, L. The role of sustained attention and display medium in reading comprehension among adolescents with ADHD and without it. *Research in Developmental Disabilities*, vol. 34, n. 1, p. 431-439, 2013.

TORGESEN, J.K.; WAGNER, R.K.; RASHOTTE, C.A. Approaches to the prevention and remediation of phonologically based reading disabilities. In: BLACHMAN, B. (Ed.). *Cognitive and Linguistic Foundations of Reading Acquisition: Implications for Intervention Research.* Hillsdale: Lawrence Erlbaum Associates, 1997.

VUKOVIC, R.; SIEGEL, L.S. The double deficit hypothesis: A comprehensive review of the evidence. *Journal of Learning Disabilities*, vol. 39, p. 25-47, 2006.

WILLCUTT, E.G.; PENNINGTON, B.F.; DUNCAN, L.; SMITH, S.D.; KEENAN, J.M.; WADSWORTH, S. et al. Understanding the complex etiologies of developmental disorders: Behavioral and molecular genetic approaches. *J Dev Behav Pediatr.*, vol. 31, n. 7, p. 533-544, 2010.

WOLF, M.; BOWERS, P. The double-deficit hypothesis for the developmental dyslexias. *Journal of Educational Psychology*, vol. 91, p. 415-438, 1999.

CAPÍTULO 5

Fatores intrínsecos e extrínsecos relacionados aos transtornos específicos de leitura

Ana Luiza Gomes Pinto Navas
Maria Thereza Mazorra dos Santos

INTRODUÇÃO

De acordo com o modelo descrito por Morton e Frith (1995), para melhor entendimento dos transtornos específicos de leitura é necessário examinar a questão por meio das conexões entre, pelo menos, três níveis: biológico, cognitivo e comportamental.

Condições *biológicas* na interação com o meio ambiente podem gerar efeitos adversos no desenvolvimento cerebral, levando a distúrbios de desenvolvimento, como a dificuldade para aprender a ler. A função cerebral varia de indivíduo para indivíduo, em parte por questões genéticas, como a predisposição para certos distúrbios, e em parte por razões ambientais, como a qualidade da nutrição e/ou a presença de toxinas no organismo.

A predisposição cerebral para o transtorno de leitura pode levar a mau funcionamento sutil de um ou vários componentes mentais. O esforço envolvido na aprendizagem dependerá da complexidade e regularidade do sistema de escrita, assim como da efetividade do ensino. As ferramentas culturais aqui interagem com os processos cognitivos, de modo que a codificação grafema-fonema seja totalmente internalizada.

O déficit *cognitivo* se reflete em um padrão característico de sinais e sintomas comportamentais, que varia com a idade, a habilidade, a motivação e outros fatores relevantes, que não são somente intrínsecos, mas também extrínsecos à criança, como as condições físicas, emocionais e sociais.

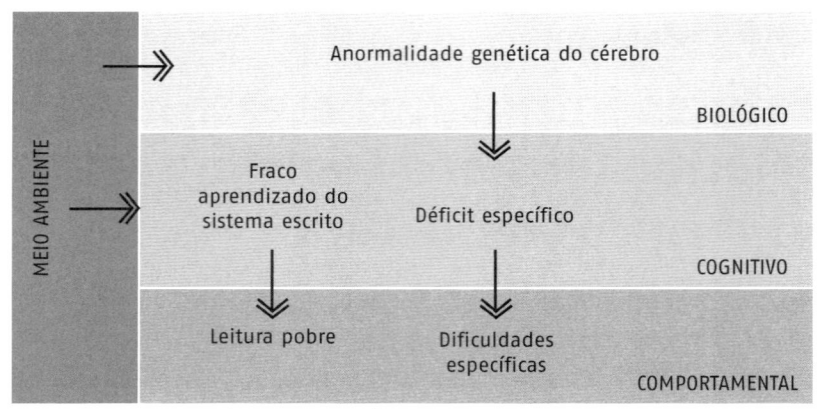

Figura 5.1 Modelo básico das possíveis causas dos transtornos de linguagem escrita considerando os níveis biológico, cognitivo e comportamental, proposto por Morton e Frith (1995).

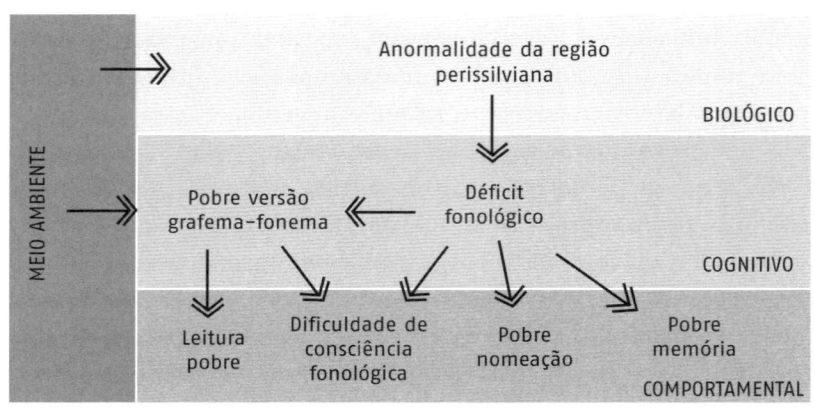

Figura 5.2 Modelo de Morton e Frith (1995) exemplificando o déficit fonológico como causa do transtorno específico de leitura.

Será sob esse enfoque, portanto, que faremos nossa análise de alguns dos fatores frequentemente envolvidos no transtorno específico de aprendizagem ou dislexia, que, segundo Nelson (1993), não são limitados a uma simples influência que surge em uma época específica e depois desaparece. Eles são como vetores que podem assumir diferentes níveis de relevância em determinadas épocas do desenvolvimento.

FATORES EXTRÍNSECOS

Para aprender a ler, as crianças precisam ser expostas à escrita e à instrução explícita de como a escrita funciona, além de necessitarem de oportunidades para praticar a leitura (Adams, 1991). Como vimos anteriormente, as definições de transtornos de leitura excluem fatores extrínsecos à criança, tais como falta de oportunidade de ler e instrução inadequada como causa do problema. Geralmente, é considerado que a criança tem boa oportunidade de leitura e instrução se está na série adequada para a sua idade, se frequenta a escola regularmente e se não vem de família com acentuada privação social.

Sabe-se que a exposição precoce à leitura, por meio de livros de história lidos por um adulto para a criança, contribui não só para o desenvolvimento da linguagem escrita – pela estimulação da morfologia, da sintaxe e do vocabulário característicos desse modo de linguagem – como também para o desenvolvimento da capacidade da criança em representar a fala como segmentos fonêmicos discretos. Sabe-se que é também com base na experiência de ver os espaços em branco entre as palavras que a criança vai concretizando que a linguagem oral é composta por segmentos discretos, e não por um fluxo contínuo, como parece auditivamente.

As pesquisas ainda não conseguiram determinar se há algum limiar quantitativo ou qualitativo que asseguraria os efeitos benéficos da leitura compartilhada na aquisição posterior da leitura (Scarborough e Dobrich, 1994; Ezell e Justice, 2000). Poucos estudos têm examinado se a falta de tal experiência tem consequências nos transtornos dessa área (Spear-Swerling e Sternberg, 1996). Apesar disso, sabe-se que muitos leitores fracos têm baixos níveis de exposição à escrita. Alguns autores (Siegel et al., 1995; Stanovich et al., 1997) acreditam que crianças pequenas, que já demonstram dificuldades tanto no processamento fonológico como no ortográfico, poderiam diminuir suas dificuldades de processamento ortográfico com a exposição frequente à escrita, pois isso as ajudaria a construir mecanismos de reconhecimento de palavras irregulares, que dependem de representações ortográficas no léxico mental. Seu processamento fonológico, no entanto, mais seriamente comprometido, provavelmente não progrediria na mesma proporção, resultando, então, em grande dissociação entre a capacidade de codificação fonológica e a fluência de leitura de palavras irregulares em idade mais avançada (Manis et al., 1996).

A baixa exposição à linguagem escrita de crianças com alto nível de capacidade de codificação fonológica parece não ter consequências muito drásticas porque, quando elas abrem um livro, a codificação fonológica facilita e desencadeia o processamento da leitura. Todavia, em leitores sem funcionamento eficiente dos processos de codificação fonológica – a grande maioria das crianças com transtorno específico de aprendizagem, as quais utilizariam o sistema de processamento ortográfico de modo compensatório –, a falta de exposição à escrita seria mais um fator na determinação de suas dificuldades. Apesar de a ausência de leitura compartilhada durante os anos pré-escolares não ser um fator primário determinante do aparecimento da dislexia, ela pode, no entanto, desempenhar papel particularmente prejudicial para crianças com risco de terem transtornos de linguagem escrita.

Tradicionalmente, acredita-se que os fatores instrucionais têm pouco impacto na dislexia. Por definição, a instrução escolar de uma criança com dificuldade de aprendizagem da leitura e da escrita é adequada, pois é a convencional e a mesma das demais. Desse ponto de vista, considera-se que ela está recebendo a instrução necessária, caso esteja na série de acordo com a sua idade e frequente a escola regularmente.

Estudos longitudinais (Scanlon e Vellutino, 1997; Vellutino et al., 1996) examinaram a influência de deficiências da instrução escolar nas dificuldades de leitura. Os autores, mediante observação em salas de aula, avaliaram a natureza da estimulação recebida por 151 crianças consideradas de risco para transtornos de leitura. Registraram, por exemplo, o tipo de material utilizado, as atividades nas quais essas crianças eram envolvidas, assim como as respostas que elas deveriam dar, ou seja, leitura ou escrita. Os participantes foram então acompanhados durante a primeira série e, posteriormente, divididos em leitores bons, médios e fracos, de acordo com a avaliação do professor e os testes de leitura. A comparação entre os grupos indicou que as crianças de risco que receberam mais instrução na análise dos aspectos estruturais da linguagem falada e escrita, isto é, associação grafema--fonema e ortografia, tornaram-se bons leitores. Os grupos não diferiram, porém, no tempo gasto na leitura de textos e na discussão sobre o significado das palavras. Os autores concluíram, então, que as diferenças na instrução influenciam no fato de uma criança de risco desenvolver ou não um transtorno de leitura e escrita.

Dando continuidade à pesquisa anterior, Vellutino et al. (1996) promoveram estimulação diária e individual específica de leitura e escrita das crianças de sua amostra que tinham apresentado problemas significativos de leitura. Após 70-80 sessões, 67% delas alcançaram ou ultrapassaram a média nos testes de leitura. Os autores concluíram, então, que dentre as crianças com dificuldades de leitura e escrita pode haver muitas que não têm problemas intrínsecos, mas que não tiveram oportunidade e instrução adequadas para aprender a ler. Ainda sugerem que o diagnóstico de dislexia seja reservado para aquelas crianças com déficits de processamento fonológico que não respondem a intervenções de curta duração.

Outro aspecto importante que contribui para os transtornos de linguagem escrita (TLE) é que somente pelo fato de considerar que a criança apresenta essa dificuldade pode-se desencadear uma série de consequências negativas que, por sua vez, influenciarão o próprio desenvolvimento da linguagem escrita (Spear-Sweling e Sternberg, 1996). As consequências negativas caracterizaram-se por baixa expectativa, pouca motivação e prática limitada. Stanovich (1988) usou a expressão "efeito Mateus" para descrever essas consequências associadas ao fracasso na leitura. Tal expressão foi cunhada com base na passagem bíblica do livro de Mateus, que comenta como o rico se torna cada vez mais rico e o pobre cada vez mais pobre. Segundo Stanovich, muitos dos que falham no aprendizado da leitura acabam recebendo menos estimulação, menos expectativas e menos desafios, o que os faz entrar cada vez mais em uma espiral descendente de desempenho. Assim, o que era apenas um fator circunstancial passa a ser parte integrante do distúrbio, com consequências até mesmo no desenvolvimento da linguagem como um todo porque, como já mencionado, a leitura é a fonte para aquisição de novo vocabulário, de gramática mais avançada e de conhecimento geral.

Embora os estudos não tenham mostrado claramente que os fatores extrínsecos desempenham papel primário em casos reconhecidos de transtorno de leitura, há pouca dúvida de que eles mantêm, e de certa forma aumentam, a severidade dos problemas de leitura (Kamhi e Catts, 2012).

Epidemiologia

Estudos epidemiológicos parecem indicar que há uma curva de distribuição normal para a habilidade de leitura, com os transtornos específicos de leitura representando a cauda inferior dessa curva. Sendo assim, é prudente pensar que há uma grande variabilidade de manifestações.

Um levantamento realizado pelo National Institute of Health, dos Estados Unidos, indica que cerca de 60% das crianças norte-americanas apresentam alguma dificuldade no processo de aquisição de leitura e escrita. Esse dado é tão alarmante que o fracasso do aprendizado da leitura não é mais considerado apenas uma questão educacional, mas um problema de saúde pública naquele país (Lyon, 1999). Os casos diagnosticados como transtornos específicos de aprendizagem afetam as crianças numa faixa de prevalência de 4% a 7% (Brunswick et al., 2010).

No Brasil, não há estudo epidemiológico para determinar a prevalência de transtornos específicos de leitura. Em Portugal, a prevalência de dislexia encontrada foi de 5,4%, em estudo que avaliou cerca de 1.460 crianças (Vale et al., 2011). Sprenger-Charolles et al. (2011) estudaram a prevalência de dislexia em diferentes ortografias (inglês, francês e espanhol) e verificaram semelhanças e diferenças no cálculo da incidência de dislexia, dependendo dos critérios para o diagnóstico. Ortografias mais transparentes, como a do espanhol, devem considerar os aspectos de velocidade de processamento de leitura e não somente a acurácia de leitura para o diagnóstico de dislexia, principalmente em alunos mais velhos.

Brunswick et al. (2010) discutem as estimativas de incidência de dislexia entre diferentes sistemas de escrita, incluindo o logográfico (japonês), o ideográfico (chinês), nas ortografias transparentes (italiano e grego) e nas ortografias opacas (inglês e dinamarquês). A incidência variou de 1,5% a 10%, dependendo de duas dimensões: a transparência (opaca e transparente) e a granularidade[1] (fina e grosseira) do sistema de escrita.

Não há concordância entre os autores quanto à maior incidência de transtornos de leitura e escrita em meninos e meninas. Há alguns anos, acreditava-se que os meninos tinham mais dificuldades para aprender a ler e escrever que as meninas. Atualmente, algumas pesquisas preconizam que tanto uns como outros têm a mesma probabilidade de apresentar essa dificuldade, se o critério principal de seleção dos sujeitos para uma amostra for leitura abaixo do esperado para a idade e para o nível de inteligência quando determinados no âmbito de uma pesquisa científica (Flynn e Rahbar, 1994). Isso ocorre porque, segundo os autores, as amostras determinadas por indicação de clínicos ou de escolas são, em geral, enviesadas quanto ao sexo, pois mostram maior prevalência de meninos com TLE. A razão para esse viés é que outros fatores – como nível de atividade, atenção e comportamento na sala de aula – também influenciariam o diagnóstico e a classificação do desempenho de leitura. E esses comportamentos são mais frequentemente alterados nos meninos que nas meninas.

Shaywitz et al. (1996) encontraram, no entanto, que em homens a localização do processamento fonológico está efetivamente lateralizado para o giro frontal inferior esquerdo – área de Broca –, enquanto em mulheres houve ativação bilateral dessa mesma região no desempenho de tarefas fonológicas. Isso os levou a suspeitar que esse padrão de ativação esteja relacionado à maior incidência de TLE em meninos. No entanto, ao tentar investigar essa diferença entre homens e mulheres, o estudo de Jimenez et al. (2009) mostrou que, apesar de haver variáveis ambientais que podem desempenhar papel importante na caracterização dos problemas de leitura, não foram encontradas diferenças significativas no perfil de meninos e meninas com dislexia.

Estudos longitudinais indicam que tal transtorno é persistente e não representa déficit de desenvolvimento transitório porque, com o tempo, leitores fracos e bons leitores tendem a manter suas posições ao longo da curva de distribuição normal da habilidade de leitura.

---

1 Granularidade é a dimensão de um sistema de escrita relacionada com o tamanho da unidade linguística representada pelo sistema de escrita.

Inúmeras pesquisas, tanto no âmbito teórico como de aplicação prática, demonstram, portanto, que é possível estimular o desenvolvimento de estratégias para superar essas dificuldades no uso da linguagem escrita. Lyytinen (1997), em seu estudo prospectivo com crianças de risco para problemas de leitura, cujos pais eram disléxicos, encontrou número substancial de pais – que haviam compensado seus problemas de leitura e escrita por meio de algum tipo de estimulação ambiental – que se saíram perfeitamente bem em toda a bateria de testes a que foram submetidos. Concluiu que fatores ambientais podem auxiliar algumas pessoas a compensar problemas de leitura, e ressaltou que a identificação desses processos compensatórios reforça que a dificuldade de leitura e escrita pode não ser, necessariamente, um transtorno para a vida toda e que o diagnóstico precoce pode ajudar a resolvê-lo.

FATORES INTRÍNSECOS
Fatores genéticos e hereditários

O transtorno específico de leitura pode ser tanto familial como hereditário. A história familial é um dos mais importantes indicadores de risco para dislexia, ou seja, 25% a 65% das crianças cujos pais relatam ter apresentado essa dificuldade também a apresentam. A porcentagem entre irmãos com a mesma complicação é de aproximadamente 40%, e entre parentes varia de 27% a 49%, o que pode ser útil para a identificação precoce de irmãos prejudicados ou mesmo de adultos, que, apesar do atraso, podem ter suas dificuldades atendidas.

Inúmeros estudos têm apontado para a descoberta de genes candidatos para a suscetibilidade à dislexia. Os estudos variam desde o mapeamento dos *loci* até as variantes genéticas, a caracterização da função dos genes em modelos celulares e animais.

Esses estudos genéticos determinaram os *loci* do transtorno específico de leitura nos cromossomos 6 e 15, concluindo, no entanto, que os *loci* dos genes podem influenciar diferentemente diversas medidas de desempenho de leitura, além de também variar em função da idade (Gayan et al., 1995). Diversos grupos de pesquisa têm convergido para certos genes *DCDC2*, *ROBO1*, *DYX1C1* e *KIAA0319*, que parecem ser os genes envolvidos com o risco de desenvolver dislexia ou outro transtorno específico de aprendizagem (Poelmans et al., 2011). No nível biológico, as alterações genéticas parecem causar falhas neurofuncionais, como alterações no padrão de migração neuronal ou na direcionalidade axional em certas regiões do hemisfério esquerdo. Giraud e Ramus (2013) propõem um modelo que aponta para anomalias genéticas que impactam a microestrutura cortical no lobo temporal. Esses resultados evidenciam a base etiológica da dislexia, mas também reforçam a complexidade fenotípica desse transtorno do neurodesenvolvimento.

Para determinar a hereditariedade do transtorno específico de leitura, pesquisadores analisaram estudos comparativos entre irmãos gêmeos idênticos e fraternos. Gêmeos idênticos (ou monozigóticos) compartilham exatamente os mesmos genes, ao passo que os gêmeos fraternos (ou dizigóticos) compartilham metade de seus genes. Light e DeFries (1995) relataram que, em 68% dos gêmeos idênticos, quando um apresentava o diagnóstico de transtorno específico de leitura, o outro também o apresentava. No grupo dos gêmeos fraternos, a proporção encontrada foi de 40%.

Como podemos notar, a coocorrência de problemas de leitura em gêmeos idênticos está longe de ser 100%, o que é sugestivo de que outros fatores, além dos genéticos, também contribuem para o desenvolvimento da leitura. Portanto, o fato de um indivíduo possuir os genes relacionados com o transtorno específico de leitura não significa que ele desenvolverá um quadro de dificuldades, indicando apenas que a probabilidade de acontecer isso é maior.

Estudos com gêmeos monozigóticos e dizigóticos, em que pelo menos um deles apresentava transtorno de leitura (Pennington e Lefly, 2001; DeFries et al., 1997), evidenciaram que a etiologia dos déficits de leitura e de ortografia muda diferentemente em função da idade. Isso significa que as dificuldades de leitura parecem ser mais hereditárias nas crianças pequenas (8-11 anos) do que em adolescentes, enquanto dificuldades ortográficas aparentam ser mais hereditárias em adolescentes e adultos. Aparentemente, neste último grupo, a dificuldade ortográfica é menos suscetível às influências do meio ambiente que a leitura, muito provavelmente porque crianças com dificuldades de leitura e escrita, com o passar do tempo, melhoram mais o seu desempenho na leitura que na ortografia, pois há muito mais pistas contextuais para ler do que para escrever.

Devido à natureza genética complexa do quadro caracterizado como transtorno específico de leitura com alta hereditariedade, foi usado o desempenho em baterias neurocognitivas para tentar identificar os genes associados. Além disso, pesquisas recentes integram dados de neuroimagem com informações genéticas na tentativa de compreender os processos de leitura e seus transtornos (Eicher e Gruen, 2013).

Em vista das evidências descritas, a interação dinâmica entre fatores genéticos predisponentes e condições ambientais desfavoráveis deve ser sempre considerada (Hoien et al., 1989; Torppa et al., 2010) quando se buscam fatores etiológicos para o transtorno específico de leitura.

Fatores neurobiológicos

Até recentemente, a localização cerebral relacionada com os processos de leitura e escrita era vaga. Hoje em dia, grande quantidade de investigações neurobiológicas utilizando cérebros humanos *post-mortem*, morfometria cerebral, imagem de ressonância cerebral, imagem de ressonância magnética funcional (IRMf) e eletrofisiologia, além de localizar as áreas corticais envolvidas no processamento da leitura e da escrita, sugere que há diferenças na região cerebral temporoparieto-occipital de pessoas com dislexia e leitores proficientes (Pugh et al., 2010).

Os estudos *post-mortem* revelaram simetria do *planum temporale* e presença de displasias focais cerebrais em crianças que apresentavam transtorno de leitura (Galaburda et al., 1985). Tais displasias aparecem durante o período de gênese e migração neuronal, que ocorre do quinto ao sétimo mês de gestação, e sua localização afeta, em geral, as regiões do cérebro conhecidas por participarem do sistema neurolinguístico no hemisfério cerebral esquerdo. Estudos com ressonância magnética também revelaram significante variabilidade na região do *planum temporale* de indivíduos com dificuldades de leitura, particularmente com relação ao comprimento das margens temporal e parietal. Em indivíduos leitores proficientes, alguns estudos apontam que essa região é, geralmente, maior no hemisfério esquerdo do que no direito. Já em indivíduos com dislexia, os pesquisadores encontraram simetria do *planum temporale* em 70% e em somente 30% do grupo controle (Larsen et al., 1990). Tal simetria seria relacionada a um inesperado aumento do *planum temporale* do hemisfério direito e não a uma diminuição da mesma região no hemisfério esquerdo. Ainda por meio de imagens de ressonância magnética foram encontradas diferenças no corpo caloso de indivíduos cuja leitura era deficiente (Duara et al., 1991; Hynd et al., 1995), assim como em outras regiões do lobo temporal (Hynd et al., 1990; Jernigan et al., 1991).

Tomando por base um sistema de classificação descrito por Steinmetz et al. (1990) da região perissilviana parietal opercular posterior, que está envolvida nas funções de linguagem na área de Wernicke et al. (1997) examinaram as imagens de ressonância magnética de 79 crianças entre 9-12 anos, sendo 27 com dislexia, 14 com desenvolvimento típico de leitura e 38 diagnosticadas com transtorno de déficit de atenção e hiperatividade (TDAH), cujas imagens foram consideradas normais por um neurorradiologista. As crianças normais e com TDAH apresentavam nível de leitura adequado para a idade. Aquelas do grupo normal, assim como as do grupo com TDAH, apresentaram morfologia semelhante de ambos os hemisférios cerebrais comprovada estatisticamente. Já no grupo das crianças com dislexia, os pesquisadores encontraram diferenças morfológicas significativas em relação aos outros dois grupos, tanto no hemisfério direito como no esquerdo. Esses resultados reforçam a noção de que os padrões de morfologia do giro na região perissilviana parietal opercular podem estar associados com os transtornos específicos de leitura.

Com o intuito de revisitar os achados de simetrias em disléxicos em comparação a indivíduos com leitura típica, Altarelli et al. (2014) utilizaram técnicas de imagem e análises morfométricas das seguintes regiões: giro de Heschl, *planum temporale* e ramo posterior da fissura silviana. Os resultados mostraram padrão alterado de assimetria na superfície do *planum temporale* somente para os meninos com dislexia. Não foram observadas diferenças em termos de espessura cortical, mas verificou-se a presença de número maior de duplicações no giro de

Heschl, no hemisfério direito de meninos com dislexia, quando comparados ao grupo controle.

Os aspectos funcionais do cérebro também podem ser examinados por técnicas que medem o fluxo de sangue nas diversas áreas corticais durante a execução de tarefas específicas. Uma dessas técnicas é o PET *scan*, tomografia por emissão de pósitrons que foi empregada por Rumsey et al. (1997) para observar a ativação cerebral de indivíduos com leitura deficiente e de bons leitores em diversas tarefas de leitura. Encontraram que os primeiros apresentavam menos ativação do que os controles na parte médio-posterior do lobo temporal, bilateralmente, e no lobo parietal inferior esquerdo. Essas áreas têm sido relacionadas ao processamento fonológico, tendo outros estudos também relatado que leitores fracos apresentavam menos fluxo sanguíneo nas áreas da linguagem, enquanto realizavam tarefas de identificação de rimas e memória fonológica (Paulesu et al., 1995; Paulesu et al., 1996).

Em seu estudo translinguístico, Paulesu et al. (2001) compararam disléxicos adultos e leitores normais ingleses, franceses e italianos (ou seja, falantes de línguas com ortografias opacas e transparentes), encontrando que os disléxicos apresentaram diferentes padrões de ativação no meio do giro occipital e nos giros temporal inferior e superior, regiões responsáveis pelo processamento ortográfico e linguístico de palavras escritas e ouvidas em todas as línguas. Segundo esses investigadores, essa "assinatura cerebral" pode estar relacionada à grande variabilidade individual no cérebro dos disléxicos ou às frágeis conexões entre os componentes dos sistemas de linguagem.

Os estudos de neuroimagem com indivíduos disléxicos adultos mostraram padrão de pouca ativação nas regiões posteriores esquerdas e superativação em regiões do lobo frontal esquerdo, diferentemente dos indivíduos controles, leitores com desempenho de leitura compatível com a idade. A superativação na região frontal pode refletir um esforço maior de processamento fonológico realizado pelos disléxicos (Berninger e Richards, 2002).

Sabe-se que o cerebelo está envolvido, também, na aprendizagem de quaisquer novas habilidades até que elas estejam automatizadas (Berninger e Richards, 2002). Poldrack e Gabrieli (2001), em seu estudo de um novo tipo de leitura, observaram aumento de ativação das regiões temporal inferior esquerda, estriada, pré-frontal inferior esquerda e cerebelar direita, e decréscimo de ativação do hipocampo esquerdo e cerebelo esquerdo. Muitas das regiões que aumentaram a ativação durante a aprendizagem diminuíram após um período curto de prática e sumiram depois de um período longo de treino. Os autores sugerem que a aprendizagem inicial e a subsequente automatização compartilham a mesma rede neural e que não só o cérebro muda durante a aprendizagem, mas também a prática desempenha papel importante para que essas mudanças ocorram. Isto posto, Brunswick et al. (1999) demonstraram em seu estudo que os disléxicos apresentaram alterações de ativação cerebelar que podem estar relacionadas com a fase de aquisição da leitura e/ou subsequente prática, quando as habilidades de leitura devem ser automatizadas.

Estudos utilizando a IRMf revelaram diferenças significativas entre as áreas de Broca em indivíduos normais e em disléxicos (Georgiewa et al., 1999). Algumas pesquisas indicam diferenças no córtex estriado e extraestriado, achados que coincidem com aqueles que descrevem lesões anatômicas nas regiões posteriores do cérebro nas alexias adquiridas, mais proeminentes no giro angular. Na dislexia há diminuição da ativação no córtex temporoparietal esquerdo (área de linguagem) e no córtex occipitotemporal esquerdo (visual). Essas diferenças foram encontradas independentemente de cultura, língua e nível socioeconômico dos indivíduos (Monzalvo et al., 2012).

Corina et al. (2001) desenvolveram importante estudo comparando crianças disléxicas e normais, entre 9-13 anos de idade, utilizando IRMf, desempenhando tarefas apresentadas oralmente sobre julgamento fonológico (instrução: "Estas palavras rimam?") e julgamento lexical (instrução: "Estas palavras existem?"), intercaladas por julgamento de tons puros (instrução: "Estes tons são os mesmos?"), que requeriam processamento auditivo não linguístico. Os disléxicos e os bons leitores não diferiram na tarefa de julgamento de tons, que serviu como um controle comum. Os disléxicos não apresentaram nenhuma ativação do giro temporal inferior esquerdo na tarefa metafonológica e menos ativação na tarefa lexical, dados consistentes com o local da "assinatura universal" da dislexia relatado por Paulesu et al. (2001). Em relação à tarefa de decisão lexical, foi interessante o achado de que os leitores normais, ao contrário dos disléxicos, tiveram forte ativação na região frontal. Esses achados sugerem que os disléxicos, além das dificuldades de processamento fonológico, podem apresentar dificuldades de coordenação executiva no processo de aprendizagem da linguagem escrita.

Leitores disléxicos e normais também se diferenciam funcional (Corina et al., 2001) e estruturalmente (Paulesu et al., 1996) pela ínsula, que é menor nos disléxicos (Hynd et al., 1990; Pennington et al., 1999). A ínsula está relacionada ao resgate automático de códigos na linguagem receptiva e expressiva.

Medidas eletrofisiológicas, tais como eletroencefalografia, potenciais evocados e magnetoencefalografia, foram utilizadas para examinar a função cerebral de indivíduos com transtorno específico de leitura. Esses indivíduos podem apresentar potenciais evocados mais lentos que o normal (Kubova et al., 1995), assim como menor atividade cortical nos lobos temporal e occipital do hemisfério esquerdo, em consequência dos déficits de processamento fonológico e visual envolvidos na leitura (Salmelin et al., 1996).

As diferenças encontradas no volume de massa cinzenta nas regiões temporoparietal bilateral e occipitotemporal esquerda têm sido um ponto comum entre vários estudos de dislexia. Essas diferenças neuroanatômicas podem ser a causa dos problemas de leitura atribuídos, por exemplo, a erros na migração neuronal durante o desenvolvimento e muito antes do aprendizado da leitura. Outra possibilidade é que sejam a consequência da falta de experiência com a leitura (Krafnick et al., 2014). Alguns estudos apontam que as alterações de massa cinzenta encontradas tanto em adultos como em crianças com dislexia podem ser identificadas mais frequentemente em um grupo de crianças com histórico familial de dislexia (Raschle et al., 2012). Em estudo recente, Jednoróg et al. (2015) não encontraram as diferenças reportadas anteriormente, relacionadas com o volume de massa cinzenta no grupo de crianças com dislexia, quando foram utilizados controles mais robustos da área cerebral estudada e técnica de aferição do volume.

Apesar dos progressos alcançados na caracterização das bases neurobiológicas do transtorno específico de leitura, não se sabe ainda como a variabilidade na região perissilviana posterior ou mesmo as anormalidades focais no córtex da linguagem afetam o desenvolvimento e a manutenção da codificação fonológica e outras habilidades linguísticas necessárias para uma leitura fluente. Os achados das pesquisas são consistentes quanto ao ponto de vista de que as diferenças individuais no desenvolvimento neurobiológico contribuem em muitos dos casos de dislexia; no entanto, as diferenças cerebrais encontradas em alguns leitores fracos, especialmente nos mais velhos, podem refletir anos de leitura deficiente mais que sua própria causa (Norton et al., 2015; Catts e Kamhi, 1999).

Déficits de processamento fonológico

Como já abordado no Capítulo 1, a relação entre linguagem oral e escrita tem sido amplamente pesquisada, e inúmeros estudos comprovam que o processamento fonológico tem influência direta no aprendizado da linguagem escrita (Mattingly, 1991). A hipótese de déficit fonológico como etiologia dos transtornos de linguagem escrita tem sido exaustivamente estudada e reafirmada (Ramus, 2014; Navas et al., 2014).

Estudos encontraram forte correlação entre transtornos de leitura e dificuldade no processamento fonológico (Siegel, 1993). Por sua vez, estudos longitudinais verificaram que as capacidades fonológicas em idade pré-escolar predizem o sucesso no aprendizado da leitura e da escrita anos mais tarde (Cardoso-Martins, 1991; Lundberg et al., 1988; Torgesen et al., 1994). Além disso, estudos de intervenção também comprovam que, por meio da estimulação, as capacidades fonológicas podem ser desenvolvidas e, assim, garantir o sucesso do aprendizado da leitura e da escrita (Ball e Blachman, 1988; Byrne e Fielding-Barnsley, 1993; Hatcher et al., 1994).

A alteração do processamento fonológico manifesta-se em diversas competências linguísticas como dificuldade de consciência fonológica, memória fonológica, discriminação, nomeação e até mesmo na articulação de palavras.

Muitos autores preconizam que certas crianças apresentam dificuldades em aprender a ler e escrever por não desenvolverem as competências metafonológicas necessárias ao aprimoramento desse processo de aprendizagem (Bowey, 1994; Brady et al., 1983; Liberman et al., 1974; Mann e Ditunno, 1990).

Bowey (1996) investigou a possibilidade de que a memória fonológica, e não a sensibilidade fonológica, seja a responsável pela grande variação de vocabulário de recepção em crianças pequenas. Os dados desse estudo revelaram que ambos, memória e sensibilidade fonológica, são manifestações de um único fator de processamento fonológico. A integridade do processamento fonológico da criança, portanto, pode ter consequências não somente no desempenho de tarefas de análise fonológica, mas também na eficiência e na acurácia de uma série de processos fonológicos básicos, tais como o acesso lexical ou a evocação na memória de curto prazo (Fowler, 1991). Dessa forma, a memória, o vocabulário, a articulação e o acesso lexical, em última instância, dependem das representações fonológicas, ainda que nenhum deles requeira consciência fonológica.

Número considerável de pesquisas tem demonstrado que crianças com transtorno de leitura apresentam baixo desempenho em tarefas de memória verbal de curto prazo (Brady e Shankweiler, 1991; Jorm e Share, 1983). Esse tipo de memória está envolvido em diversos estágios do processamento da leitura, como na leitura de palavras não familiares, quando é necessário estocar, temporariamente, os segmentos fonológicos como parte do processo de decodificação. É o que ocorre também quando é preciso reter a identidade e a ordem de uma palavra para o processamento sintático e semântico da sentença. As limitações da memória verbal de curto prazo, nas crianças com transtorno de leitura e escrita, têm sido vistas como distúrbio linguístico mais amplo no âmbito fonológico (Fowler, 1991; Stone e Brady, 1995).

Morais et al. (1979) afirmam que a própria aquisição de linguagem escrita proporciona à criança maior consciência fonológica. No entanto, estudos longitudinais têm confirmado que algum grau de sensibilidade fonológica anterior é essencial para o aprendizado da leitura e da escrita (Byrne e Fielding-Barnsley, 1993).

Se crianças com distúrbio de linguagem têm dificuldade em formar representações fonológicas de boa qualidade, podem apresentar alterações do processamento das unidades fonológicas, mais precisamente na manipulação explícita dessas unidades. De acordo com alguns autores, a qualidade das representações fonológicas determina a facilidade e a rapidez de acesso consciente às unidades fonológicas (Swan e Goswami, 1997). A dificuldade de criação de representações fonológicas, portanto, pode ocorrer muito antes do início da aprendizagem da leitura.

Processamento da linguagem

Como já vimos anteriormente, a linguagem escrita não começa a se desenvolver subitamente depois da aquisição da linguagem oral. Há uma interação dinâmica e recíproca entre elas, caracterizando um *continuum* de desenvolvimento, com ênfase na transição de uma modalidade de linguagem para a outra.

O processamento da linguagem – que, segundo Sawyer (1985), refere-se às atividades perceptuais e cognitivas necessárias para adquirir, entender e usar a linguagem efetivamente – está intimamente relacionado às dificuldades de aprendizado da leitura e da escrita.

Segundo Goldsworthy (1996), no início, os distúrbios de linguagem oral afetam a decodificação escrita e, gradualmente, refletem-se em todas as habilidades de linguagem escrita. Crianças pequenas com problemas óbvios ou sutis de fala e/ou linguagem podem apresentar, mais tarde, dificuldades de leitura e escrita. Por isso, é comum encontrar crianças encaminhadas para terapia fonoaudiológica em idade pré-escolar, que tiveram suas dificuldades de linguagem oral resolvidas nessa época, serem reencaminhadas, já nas primeiras séries escolares, por apresentar algum TLE. Stackhouse e Wells (1991) sugeriram que, nesses casos, as dificuldades de leitura e ortografia seriam uma nova forma de manifestação dos transtornos anteriores de linguagem.

Scarborough (1990) constatou que crianças com transtorno de leitura haviam demonstrado, em geral, dificuldade em três habilidades de linguagem no período pré-escolar: aos dois anos e meio, produziam sentenças sintaticamente mais simples com pronúncia das palavras menos acuradas do que outras crianças de mesma faixa etária, mas apresentavam léxico e discriminação de linguagem oral de acordo com a idade. Aos três anos de idade, começavam a demonstrar déficits no vocabulário de recepção e nomeação de objetos. Aos cinco anos, exibiam problemas de nomeação, fraca habilidade de recitação de rimas, pouco conhecimento som-letra e dificuldade de consciência fonológica.

A habilidade de nomeação parece também estar relacionada às dificuldades de leitura e escrita. Foram encontradas diferenças significativas na velocidade de nomeação de letras, dígitos, cores, objetos comuns e de sequências de letras-números-letras-números entre crianças normais e com transtorno de linguagem escrita, da 1ª à 4ª série (Wolf e Segal, 1992). A dificuldade na velocidade de nomeação apresentada por crianças com leitura deficiente poderia estar relacionada com atraso de aquisição das primeiras palavras (Naples et al., 2009).

De acordo com Donahaue (1986), há um grupo de crianças que apresentam problemas sutis de linguagem, que permanecem não detectados até que elas se deparem com demanda verbal maior durante a escolaridade. Esses problemas de linguagem são observáveis apenas com medidas de compreensão mais estruturadas, com poucas pistas contextuais, em tarefas que requeiram evocação rápida de palavras ou o uso de sentenças com estruturas sintáticas mais complexas.

Crianças com transtorno de linguagem escrita, muitas vezes, apresentam dificuldades de fonoarticulação, do tipo reversão de sílabas, quando pronunciam palavras polissílabas, com grupos consonantais ou com os fonemas /l/ e /r/ juntos (p. ex., amarelo). Catts (1989) observou que essas crianças articulam mais devagar e com menos precisão na repetição rápida e contínua de sequências complexas de sons, o que pode ser causado por falha de programação fonológica durante os estágios de planejamento da produção fonoarticulatória, isto é, ao converter a informação lexical em código baseado em uma sequência de sons, que são as palavras.

Algumas pesquisas com crianças com transtornos de linguagem escrita têm demonstrado que, além de dificuldades de domínio fonológico, elas apresentam outros transtornos de linguagem, que incluem déficits da representação lexical e integração sintático-semântica (Bishop e Adams, 1990; Catts e Kamhi, 2012; Scarborough, 1991; Waltzman e Cairns, 2000).

Apesar de as pesquisas demonstrarem que crianças com TLE podem ter déficits linguísticos, isso não quer dizer, necessariamente, que estes sejam a causa dos problemas de leitura. Um entrave para a interpretação dessas pesquisas é que, em muitos casos, as competências linguísticas foram examinadas em crianças que tinham problemas de leitura por muitos anos, o que tornou difícil determinar se as dificuldades de linguagem observadas são causa ou consequência desses anos de leitura deficiente. É sempre importante lembrar que as crianças pequenas utilizam sua linguagem oral para aprender a ler, ao passo que as crianças mais velhas usam sua habilidade de leitura para desenvolver a linguagem oral, melhorando o vocabulário, as estruturas gramaticais e o conhecimento de mundo (Westby, 1989).

Como vimos, as alterações de processamento fonológico são preponderantes nas crianças com TLE. Não podemos esquecer, contudo, que algumas alterações de linguagem podem estar associadas, como agravantes ou consequências de um déficit de processamento fonológico primário.

Déficits de processamento auditivo

O processamento auditivo foi descrito por Larsky e Katz (1983) como a manipulação e a utilização dos sinais sonoros pelo sistema nervoso central. De modo simples, é o que fazemos com o que ouvimos. É um fenômeno que abrange uma gama de comportamentos que vão desde a detecção da presença do som até a análise da informação linguística, envolvendo, portanto, funções perceptuais, cognitivas e linguísticas, que, com apropriada interação, resultarão na recepção efetiva dos estímulos auditivos, fundamentais para a comunicação.

O distúrbio de processamento auditivo (DPA) refere-se a dificuldades de processamento de informação de natureza auditiva, no sistema nervoso central (SNC), caracterizado por baixo desempenho em uma ou mais das seguintes habilidades: localização sonora, lateralização, discriminação auditiva, reconhecimento de padrão auditivo, aspectos temporais da audição (ASHA, 2005). Os DPAs estão associados a vários transtornos de linguagem (Rocha-Muniz et al., 2012).

Especificamente sobre a relação de causalidade das alterações do processamento auditivo e a dislexia há muitas controvérsias, e o debate na literatura internacional tem sido intenso (Christmann et al., 2015; Pugh et al., 2013).

Os trabalhos de Tallal (1980) sugerem possível origem sensorial para as alterações das representações fonológicas nas crianças com transtornos de leitura. A partir de seus estudos, a autora e outros pesquisadores afirmam que essas crianças são piores que crianças normais ao fazer julgamentos de ordem temporal para estímulos auditivos muito breves (Plakas et al., 2013). Um déficit perceptual básico poderia ser a explicação comum para os déficits de processamento da informação linguística, que, em sua maior parte, é formada por estímulos auditivos de curta duração, como, por exemplo, na emissão dos fonemas plosivos.

Outra perspectiva de origem auditiva tem sido proposta por Goswami et al. (2013), Pasquini et al. (2007) e Thomson et al. (2006). Diferentemente do déficit de processamento temporal auditivo, como proposto por Tallal (2000), a abordagem de Goswami et al. (2013) baseia-se em aspectos perceptivos da duração da curva ascendente da amplitude da onda acústica das sílabas (Stefanics et al., 2011). Essa dificuldade de percepção relaciona-se diretamente com os aspectos rítmicos e prosódicos da fala, e, consequentemente, poderia afetar a construção de representações fonológicas (Goswami, 2015).

Georgiou et al. (2010) e Papadopoulos et al. (2012) investigaram a validade de duas hipóteses relacionadas com o processamento auditivo na dislexia, em falantes do idioma grego, de ortografia transparente: a hipótese da detecção do ritmo (Goswami et al., 2013) e a do processamento temporal (Tallal, 1980; Engelman e Ferreira, 2009). As hipóteses foram testadas a partir da comparação em tarefas de processamento auditivo de um grupo de crianças com dislexia e dois grupos controles, um pareado por idade cronológica e outro por nível de leitura. Como conclusão, os autores afirmam que não houve diferenças no desempenho entre os grupos nas medidas de processamento auditivo, e essa performance não explicou o desempenho em processamento fonológico, leitura ou escrita, quando comparado com o grupo controle por nível de leitura. Apenas algumas crianças dos grupos com dislexia apresentaram déficits em processamento auditivo temporal, assim como algumas crianças dos grupos controle.

Agus et al. (2014) avaliaram a habilidade de aprendizagem de certos detalhes acústicos de ruído, tanto em um grupo de disléxicos como em um grupo controle pareado por idade de leitura. O experimento consistiu em treinamento para melhorar a percepção das diferenças entre os sons não verbais. Não houve diferença no desempenho dos dois grupos nem na acurácia sequer no tempo para aprender sobre as diferenças.

Tanto em avaliações clínicas como em pesquisas, há evidências de mau desempenho em tarefas de processamento temporal (Murphy e Schochat, 2009; Simões e Schochat, 2010) e em testes de escuta dicótica e de memória auditiva (Oliveira et al., 2011), em crianças com diagnóstico de dislexia quando comparadas com crianças sem queixas de aprendizagem. Contudo, a literatura internacional apresenta críticas severas sobre esses dados por inadequação metodológica e estatística dos estudos, que mostram as dificuldades de processamento da informação auditiva como causa primária da dislexia (Boets et al., 2007). Os grupos de disléxicos e de controles, quando comparados, em geral são pareados por idade cronológica, e não por nível de leitura. Os estudos também têm dificuldade em separar o que são estímulos puramente auditivos, não verbais, dos estímulos linguísticos, fonológicos (Nittrouer et al., 2011). Finalmente, há várias publicações apontando que as dificuldades encontradas no nível perceptual auditivo podem sinalizar para consequências, mas não para a causa da dislexia. Estudos longitudinais e de intervenção com controles adequados precisariam ser realizados para comprovar de fato que fatores perceptuais auditivos são responsáveis por toda a complexidade de manifestações nos transtornos específicos de leitura (Goswami, 2014; 2015).

Apesar dos grandes avanços na avaliação da funcionalidade do sistema auditivo, ainda não há evidências de causalidade entre as alterações de processamento auditivo e a dislexia (Giraud e Ramus, 2013; Nittrouer et al., 2011). De qualquer forma, podemos considerar as dificuldades do processamento auditivo como fatores agravantes quando há diagnóstico de dislexia, refletindo sobre essas dificuldades tanto para a avaliação como para a intervenção da dislexia, como veremos na Parte III.

Déficits de processamento visual

A leitura é uma tarefa de processamento visual dinâmica que requer a análise e a integração de informações de padrões visuais por meio de sequências de movimentos oculares sacádicos e de fixação, além de todas as informações que acontecem entre uma fixação e a seguinte.

O sistema visual primário é constituído por duas vias que se estendem da retina até o córtex visual, que são conhecidas como magnocelular e parvocelular, as quais são mais precisamente distinguidas no nível do corpo geniculado lateral, quando são segregadas em diferentes camadas de células grandes (magnocelular) e pequenas (parvocelular). Na retina, as células parvocelulares têm densidade maior na fóvea, ao passo que as células magnocelulares estão igualmente distribuídas pela região. No nível do corpo geniculado lateral, as parvocélulas ocupam as quatro camadas dorsais, e as magnocélulas, as duas camadas ventrais. Ambas as vias se projetam ao córtex visual primário, córtex estriado e, daí, a via parvocelular continua até o córtex temporal, e a magnocelular, até o córtex parietal (Stein, 2001).

O sistema de transição, ou magnocelular, é mais sensível à estimulação de frequência espacial mais baixa e temporal mais alta, respondendo ao começo e ao fim dos estímulos, sendo suas respostas breves e rápidas. O sistema de sustentação, ou parvocelular, é mais sensível às altas frequências espaciais e tem resolução temporal baixa, exibindo respostas de modo sustentado e lento a estímulos estacionários ou que se movimentam lentamente.

Esses sistemas também contribuem para diferentes aspectos da visão e têm diferentes funções perceptuais. O sistema de transição está envolvido na percepção do movimento e da profundidade, na discriminação do brilho, no controle dos movimentos oculares, na localização de estímulos no espaço e parece realizar análise global rápida de uma cena visual. O sistema de sustentação é designado para a identificação de padrões visuais, a resolução de detalhes e a percepção de cores.

Apesar de os dois sistemas trabalharem em paralelo durante o processamento de uma informação visual, acredita-se que o sistema de transição entre em funcionamento antes que o de sustentação. Ele opera como um sistema de alerta e realiza análise global do estímulo que está chegando no campo visual, dividindo-o em regiões, codificando a posição e os movimentos dos objetos no espaço. O sistema de transição dirige o sistema de sustentação a áreas particularmente salientes, onde ele possa ser mais eficaz na realização de análise mais detalhada da forma e da cor dos objetos. Desse modo, o funcionamento do sistema de sustentação depende, de certa forma, de informação anterior dada pelo sistema de transição.

Assim, o sistema de transição é que corta a ação do sistema de sustentação durante uma fixação, para passar para outra e não carregar a imagem da anterior. Déficits no sistema de transição poderiam causar, portanto, um fenômeno de mascaramento da visão nas sucessivas fixações, até mesmo na leitura (Slaghuis e Pinkus, 1993; Williams e Lovegrove, 1992). Esses pesquisadores propuseram que o sistema de transição das crianças com transtornos de leitura seria muito lento e falharia em promover, a tempo, informação e direção ao sistema de sustentação. Para Hogben (1997), no entanto, as bases fisiológicas dessa teoria são muito mais conjeturais do que factuais, necessitando de mais estudos.

Importante contribuição ao tema vem sendo dada pelo estudo da neurofisiologia da atenção visual sobre possíveis conexões entre processos de atenção e transtornos de leitura. He et al. (1996) sugeriram que, diante de muitos estímulos visuais agrupados, a percepção espacial de detalhes de um item é governada muito mais pela habilidade do mecanismo de atenção em isolar esse item que pela acuidade visual, e que, portanto, teria controle central dado pela área parietal dorsal.

Hogben (1997) aponta diversos estudos nos quais mais de uma vez se encontra coincidência entre déficits do sistema magnocelular com dificuldades fonológicas, mas que ainda não foi possível esclarecer como esses fatores se relacionam um com o outro. O mesmo acontece no que diz respeito à sugestão feita por Lehmkhule et al. (1993) de que o déficit do sistema magnocelular é parte de um déficit mais geral do sistema nervoso. Similarmente, Livingstone et al. (1991) encontraram que os indivíduos com dificuldades de leitura podem apresentar neurônios menores e menos organizados nas regiões corticais relacionadas ao processamento visual transitório, levantando a hipótese de que fatores patológicos que impedem o desenvolvimento do sistema magnocelular também afetariam o desenvolvimento das áreas da linguagem do córtex cerebral.

Em 1983, Irlen descreveu a síndrome de sensibilidade escotópica, que seria o resultado de supersensibilidade a certas frequências da luz, cujos portadores apresentariam uma variedade de problemas durante a leitura, incluindo distorção perceptual, campo visual reduzido, falta de foco, vista cansada e dor de cabeça. Para reduzir esses sintomas, preconizava o uso de lentes coloridas, que tiveram ampla promoção pela imprensa norte-americana e se tornaram tratamento alternativo, apesar de controverso, para os transtornos de leitura (Silver, 1995).

Apesar disso, pouco se sabe sobre a relação entre a síndrome da sensibilidade escotópica e os transtornos específicos de leitura, já que, segundo Stanley (1994), a leitura envolve muito mais o sistema visual fototópico que o escotópico. Além do mais, não são claros os mecanismos responsáveis pelos sintomas associados com a síndrome e como as lentes coloridas poderiam afetá-los. O fato é que há pouca evidência empírica demonstrando a relação entre essa síndrome e os transtornos de leitura, não havendo confirmação se existe maior incidência da síndrome entre crianças com problemas de leitura ou não e, mesmo quando ela está presente, se seria a causa ou um problema associado.

Estudos demonstraram mudança significativa na visão e/ou na leitura após o uso de lentes coloridas (Fletcher e Martinez, 1994; Blaskey et al., 1990), mas muito dessa melhora poderia ser atribuída ao efeito placebo, pois o uso dessas lentes poderia motivar os leitores fracos a ler mais, melhorando, consequentemente, o seu desempenho.

Há, também, na literatura grande controvérsia sobre o papel dos movimentos oculares na leitura como justificativa para os transtornos de leitura em algumas crianças. Alguns estudos sugerem que os movimentos oculares caóticos na leitura de crianças com transtorno específico de leitura são reflexo de seu processamento cognitivo e linguístico (Rayner, 1978; Brown et al., 1983), havendo ainda os que não acreditam existir diferença alguma entre os movimentos oculares na leitura de crianças normais e naquelas com dislexia (Leisman e Schwartz, 1978).

Santos et al. (1995), em seu estudo dos movimentos oculares na leitura em crianças com dificuldade de leitura à nistagmografia computadorizada, encontraram número significantemente maior de regressões na leitura dessas crianças que na leitura de crianças com desenvolvimento típico de leitura.

Os movimentos de regressão ocular ocorrem na leitura normal e parecem desempenhar papel importante na extração lógica de informações sintáticas e semânticas do texto, assim como para corrigir algo lido errado, para reexaminar partes interessantes ou para verificar detalhes relevantes. As regressões aumentam com as dificuldades do material lido e da tarefa de aquisição de informação. Quando o número de regressões é excessivo, a leitura se torna ineficiente.

Parece, portanto, que há uma grande influência do processamento linguístico nos movimentos oculares quando se lê. O distúrbio de leitura pode ser causado por um distúrbio específico de linguagem em um primeiro momento, que falharia em estimular o interesse pela leitura, o que resultaria em modificação da função oculomotora. Desse modo, dificuldades no processamento visual podem ser consideradas, da mesma forma que as dificuldades de processamento auditivo, como fatores agravantes no transtorno específico de leitura.

FATORES EMOCIONAIS

É importante que fique claro que os transtornos específicos de aprendizagem não têm como etiologia os fatores emocionais aqui discutidos, como deve ter ficado explícito nas sessões anteriores deste capítulo. No entanto, esses fatores podem não só servir como agravantes das dificuldades de leitura encontradas por crianças e jovens com dislexia, mas em alguns casos podem atuar positivamente como fatores protetores, quando se considera a rede de apoio da família, escola e característica de resiliência da própria criança ou jovem.

Muitos estudos sugerem que as crianças com dificuldades no aprendizado da leitura podem ser mais vulneráveis a problemas emocionais e comportamentais do que o usual. Várias dificuldades associadas aos transtornos específicos de leitura e escrita foram relatadas, como depressão, ansiedade (Cornwell e Bawden, 1992), baixa autoestima (Huntington e Bender, 1993), pouca motivação (Oka e Paris, 1987), falta de atenção, hiperatividade, problemas de comportamento, agressão e delinquência (Hinshaw, 1992).

A etiologia desses problemas parece ser bastante heterogênea, com importantes fatores de risco correlacionados ou compartilhados em uma proporção de casos, havendo também evidências de que a dificuldade de leitura e escrita pode exacerbar os problemas de comportamento, talvez antes, mas certamente após o início da escolaridade, como reação secundária a seus problemas de rendimento escolar.

Os estudos com adolescentes e jovens adultos, no entanto, não são tão consistentes. Os dados obtidos sugerem que os transtornos de leitura não afetam tão diretamente a persistência de problemas de comportamento já existentes, além de serem pouco claros em determinar até quando podem ser associados com o desenvolvimento das novas dificuldades do adolescente (Rutter et al., 1976; Maughan et al., 1985).

Alguns estudos longitudinais encontram pouca evidência de psicopatologia severa na idade adulta. No entanto, sugerem aumento da vulnerabilidade a problemas menores, mas não menos estressantes, especialmente relacionados a ansiedade e depressão, mais encontrados em mulheres (Bruck, 1985). Não está claro, porém, o quanto eles poderiam ser atribuídos à consciência dos problemas persistentes de leitura, a uma sequela de experiências de insucesso na infância ou a processos mais indiretos mediados pelas circunstâncias da vida.

REFERÊNCIAS

ADAMS, M.J. *Beginning to read: Thinking and learning about print*. Cambridge, Massachusetts: MIT Press, 1991.

AGUS, T.R.; CARRIÓN CASTILLO, A.; PRESSNITZER, D.; RAMUS, F. Perceptual learning of acoustic noise by dyslexic individuals. *Journal of Speech, Language and Hearing Research*, vol. 57, p. 1069-1077, 2014.

ALTARELLI, I.; LEROY, F.; MONZALVO, K.; FLUSS, J.; BILLARD, C.; DEHAENE-LAMBERTZ, G. et al. Planum temporale asymmetry in developmental dyslexia: revisiting an old question. *Human Brain Mapping*, vol. 35, p. 5717-5735, 2014.

[ASHA] AMERICAN SPEECH-LANGUAGE HEARING ASSOCIATION. (Central) auditory processing disorders – the role of the audiologist [Position Statement]. 2005. Disponível em: <www.asha.org/policy>.

BALL, E.; BLACHMAN, B. Phoneme segmentation training: effect on reading readiness. *Bulletin of the Orton Dyslexia Society*, vol. 38, p. 208-25, 1988.

BERNINGER, V.W.; RICHARDS, T.L. *Brain literacy for educators and psychologists*. Boston: Academic Press, 2002.

BISHOP, D.; ADAMS, C. A prospective study of the relationship between specific language impairment, phonological disorders, and reading retardation. *Journal of Child Psychology and Psychiatry*, vol. 31, p. 1027-50, 1990.

BLASKEY, P.; SCHEIMAN, M.; PARISI, M.; CINER, E.B.; GALLAWAY, M.; SELZNICK, R. The effectiveness of Irlen filters for improving reading perfor-mance: a pilot study. *Journal of Learning Disabilities*, vol. 23, p. 604-610, 1990.

BOETS, B.; WOUTERS, J.; van WIERINGEN, A.; GHESQUIÈRE, P. Auditory processing, speech perception and phonological ability in pre-school children at high-risk for dyslexia: A longitudinal study of the auditory temporal processing theory. *Neuropsychologia*, vol. 45, n. 8, p. 1608-1620, 2007.

BOWEY, J. On the association between phonological memory and receptive vocabulary in five-year olds. *Journal of Experimental Child Psychology*, vol. 63, p. 44-78, 1996.

BOWEY, J. Phonological sensitivity in novice readers and nonreaders. *Journal of Experimental Child Psychology*, vol. 58, p. 134-159, 1994.

BRADY, S.A.; SHANKWEILER, D. *Phonological processes in literacy*. Hillsdale: Lawrence Erlbaum Associates, 1991.

BRADY, S.A.; SHANKWEILER, D.; MANN, V. Speech perception and – memory--coding in relation to reading ability. *Journal of Experimental Child Psychology*, vol. 35, p. 345-367, 1983.

BROWN, B.; HAEGERSTRON-PORTNOY, G.; ADAMS, A.J.; YINGLING, C.D., GALIN, D., HERRON, J. et al. Tracking eye movements are normal in dyslexic children. *Am. J. Optom. Physiol. Opt.*, vol. 60, p. 376-383, 1983.

BRUCK, M. The adult functioning of children with specific disability and delinquency: a review and reappraisal. *Journal of Learning Disabilities*, vol. 22, p. 546-553, 1985.

BRUNSWICK, N.; MCCRORY, E.; PRICE, C.J.; FRITH, C.D.; FRITH, U. Explicit and implicit processing of words and pseudowords by adult developmental dyslexics: a search for Wernicke's Wortschatz? *Brain*, vol. 122, p. 1901-17, 1999.

BRUNSWICK, N.; MCDOUGALL, S.; de MORNAY DAVIES, P. (Eds). Reading and Dyslexia in Different Orthographies. *Psychology Press, Taylor & Francis Group.*, p. 339, 2010.

BYRNE, B.; FIELDING-BARNSLEY, R. Evaluation of a program to teach phonemic awareness to young children: A 1-year follow-up. *Journal of Educational Psychology*, vol. 85, n. 1, p. 104-111, 1993.

CARDOSO-MARTINS, C. Awareness of phonemes and alphabetic literacy acquisition. *British Journal of Educational Psychology*, vol. 61, p. 164-173, 1991.

CATTS, H.W. Speech production deficits in developmental dyslexia. *Journal of Speech and Hearing Disorders*, vol. 54, p. 422-428, 1989.

CATTS, H.W.; KAMHI, A.G. *Language and reading disabilities*. Boston: Allyn & Bacon, 1999.

CHRISTMANN, C.A.; LACHMANN, T.; STEINBRINK, C. Evidence for a General Auditory Processing Deficit in Developmental Dyslexia From a Discrimination Paradigm Using Speech Versus Nonspeech Sounds Matched in Complexity. *Journal of Speech, Language, and Hearing Research*, vol. 58, p. 107-121, 2015.

CORINA, D.P.; RICHARDS, T.L.; SERAFINI, S.; RICHARDS, A.L.; STEURY, K.; ABBOTT, R.D. et al. MRI auditory language differences between dyslexic and able reading children. *Neuroreport*, vol. 12, n. 6, p. 1195-201, 2001.

CORNWELL, A.; BAWDEN, H.N. Reading disabilities and aggression: a critical review. *Journal of Learning Disbilities*, vol. 25, p. 218-228, 1992.

DEFRIES, J.C.; ALARCÓN, M.; OLSON, R.K. Genetic etiologies of reading and spelling deficits: Developmental differences. In: HULME, C.; SNOWLING, M. (Eds.). *Dyslexia: Biology, Cognition and Intervention*. San Diego: Singular Publishing Group, 1997.

DONAHAUE, M. Linguistic and communicative development in learning disabled children. In: CECI, S. (Ed.). *Handbook of cognitive, social and neuropsychological aspects of learning disabilities*. Hillsdale: Lawrence Erlbaum Associates, 1986; p. 263-289.

DUARA, R.; KUSHCH, A.; GROSS-GLENN, K.; BARKER, W.; JALLAD, B.; PASCAL, S. et al. Neuroanatomic differences between dyslexic and normal readers on magnetic resonance imaging scans. *Archives of Neurology*, vol. 48, p. 410-416, 1991.

EICHER, J.D.; GRUEN, J.R. Imaging-genetics in dyslexia: connecting risk genetic variants to brain neuroimaging and ultimately to reading impairments. *Mol Genet Metab.* vol. 110, n. 3, p. 201-12, 2013.

ENGELMANN, L.; FERREIRA, M.I.D.C. Avaliação do processamento auditivo em crianças com dificuldades de aprendizagem. *Rev Soc Bras Fonoaudiol.*, vol. 14, n. 1, p. 69-74, 2009.

EZELL, H.K.; JUSTICE, L.M. Increasing the print focus of adult-child shared book reading through observational learning. *American Journal of Speech-Language Pathology*, vol. 9, p. 36-47, 2000.

FLETCHER, J.; MARTINEZ, G. An eye-momement analysis of the effects of Scotopic sensitivity correction on parsing and comprehension. *Journal of learning Disabilities*, vol. 27, n. 94/01, p. 67-70, 1994.

FLYNN, J.M.; RAHBAR, M. Prevalence of reading failure in boys compared with girls. *Psychology in the Schools*, vol. 31, p. 66-71, 1994.

FOWLER, A. How early phonological development might set the stage for phoneme. In: BRADY, S.A.; SHANKWEILER, D.P. (Eds.). *Phonological process in literacy: A tribute to Isabelle Y. Liberman.* Hillsdale: Lawrence Erlbaum Associates, 1991.

GALABURDA, A.M.; SHERMAN, G.F.; ROSEN, G.D.; ABOITZ, F.; GESCHWIND, N. Developmental dyslexia: four consecutive patients with cortical anomalies. *Annals of Neurology*, vol. 18, n. 85, p. 222-33, 1985.

GAYAN, J.; OLSON, R.K.; CARDON, L.R.; SMITH, S.D.; FULKER, D.W.; KIMBERLING, W.J. et al. Quantitative trait locus for different measures of reading disabilities. *Behavior Genetics*, vol. 25, p. 266, 1995.

GEORGIEWA, P.; RZANNY, R.; HOPF, J.M.; KNAB, R.; GLAUCHE, V.; KAISER, W.A. et al. MRI during word processing in dyslexic and normal reading children. *Neuroreport.*, vol. 10, n. 16, p. 3459-65, 1999.

GEORGIOU, G.K.; PROTOPAPAS, A.; PAPADOPOULOS, T.C.; SKALOUMBAKAS, C.; PARRILA, R. Auditory temporal processing and dyslexia in an orthographically consistent language. *Cortex*, vol. 46, p. 1330-1344, 2010.

GIRAUD, A.L.; RAMUS, F. Neurogenetics and auditory processing in developmental dyslexia. *Curr Opin Neurobiol.*, vol. 23, n. 1, p. 37-42, 2013.

GOLDSWORTHY, C.L. *Developmental reading disabilities: a language based treatment approach.* San Diego: Singular Publishing Group, 1996.

GOSWAMI, U. The neural basis of dyslexia may originate in primary auditory cortex. *Brain*, vol. 137, n. 12, p. 3100-2, 2014.

GOSWAMI, U. Sensory theories of developmental dyslexia: three challenges for research. *Nat Rev Neurosci.*, vol. 16, n. 1, p. 43-54, 2015.

GOSWAMI, U.; MEAD, N.; FOSKER, T.; HUSS, M.; BARNES, L.; LEONG, V. Impaired perception of syllable stress in children with dyslexia: A longitudinal study. *J Mem Lang.*, vol. 69, n. 1, p. 1-17, 2013.

HATCHER, P.; HULME, C.; ELLIS, A. Ameliorating early reading failure by integrating the teaching of reading and phonological skills: The phonological linkage hypothesis. *Child Development*, p. 41-57, 1994.

HE, S.; CAVANAGH, P.; INTRILLIGATAN, J. Attentional resolution and the locus of visual awareness. *Nature*, vol. 383, p. 334-337, 1996.

HINSHAW, S.P. Externalizing behavior problems and academic underachievement in childhood and adolescence: causal relationship and underlying mechanism. *Psychological Bulletin*, vol. 111, p. 127-155, 1992.

HOGBEN, J.H. How does a visual transient deficit affect reading? In: HULME, C.; SNOWLING, M. (Eds.). *Dyslexia: Biology, Cognition and Intervention*. San Diego: Singular Publishing Group, Inc., 1997.

HOIEN, T.; LUNDBERG, I.; LARSEN, J.P.; TONNESSEN, F.E. Profiles of reading related skills in dyslexic families. *Reading and Writing*, vol. 1, n. 4, p. 381-392, 1989.

HUNTINGTON, D.D.; BENDER, W.D. Adolescents with learning disabilities at risk? Emotional well-being depression, suicide. *Journal of Learning Disabilities*, vol. 26, p. 159-166, 1993.

HYND, G.W.; HIEMENZ, J.R. Dyslexia and gyral morphology variation. In: HULME, C.; SNOWLING, M. *Dyslexia: Biology, Cognition and Intervation*. San Diego: Singular Publishing Group, 1997.

HYND, G.W.; HALL, L.J.; NOVEY, E.S.; ELIOPULOS, D.; BLACK, K.; GONZALEZ, J.J. et al. Dyslexia and corpus callosum morphology. *Archives of Neurology*, vol. 52, p. 32-38, 1995.

HYND, G.W.; SEMRUD-CLICKERMAN, M.; LORYS, A.R.; NOVEY, E.S.; ELIOPULOS, D. Brain morphology in developmental dyslexia and attention deficit disorder/hyperactivity. *Archives of Neurology*, vol. 47, p. 919-926, 1990.

JEDNORÓG, K.; MARCHEWKA, A.; ALTARELLI, I.; MONZALVO LOPEZ, A.K.; van ERMINGEN-MARBACH, M.; GRANDE, M. et al. How reliable are gray matter disruptions in specific reading disability across multiple countries and languages? Insights from a large-scale voxel-based morphometry study. *Hum Brain Mapp*, vol. 36, p. 1741-1754, 2015.

JERNIGAN, T.L.; HESSELINK, J.R.; SOWELL, E.; TALLAL, P.A. Cerebral structure on magnetic resonance imaging in language – and learning-impaired children. *Archives of Neurology*, vol. 48, p. 539-545, 1991.

JIMENEZ, J.E.; RODRIGUEZ, C.; RAMIREZ, G. Spanish developmental dyslexia: prevalence, cognitive profile, and home literacy experiences. *J Exp Child Psychol.*, vol. 103, n. 2, p. 167-185, 2009.

JORM, A.F.; SHARE, D. Phonological reading and reading acquisition. *Applied Psycholinguistics*, vol. 4, p. 103-147, 1983.

KAMHI, A.G.; CATTS, H.W. Language and Reading Disabilities. Third Edition. Boston: The Allyn & Bacon Communication Sciences and Disorders Series, 2012. 303p.

KRAFNICK, A.J.; FLOWERS, D.L.; LUETJE, M.M.; NAPOLIELLO, E.M.; EDEN, G.F. An investigation into the origin of anatomical differences in dyslexia. *J. Neurosci*, vol. 34, n. 3, p. 901-908, 2014.

KUBOVA, Z.; KUBA, M.; PEREGRIN, J.; NOVAKOVA, V. Visual evoked potential evidence for magnocellular system deficit in dyslexia. *Physiological Research*, vol. 44, p. 87-89, 1995.

LARSEN, J.P.; HOIEN, T.; LUNDBERG, I.; ODEGAARD, H. MRI evaluation of the size and symmetry of the planum temporale in adolescents with developmental dyslexia. *Brain and Language*, vol. 39, n. 2, p. 289-301, 1990.

LARSKY, E.Z.; KATZ, J. Perspectives on central auditory processing. In: LASKY, E.Z.; Katz, J. (Eds.). Central auditory processing disorders – Problems of speech, language and learning. Baltimore: University Park Press, 1983; p. 3-10.

LEHMKHULE, S.; GARZIA, R.P.; TURNER, L.; HASK, T.; BARO, J.A. A defective visual pathway in children with reading disability. *New England Journal of Medicine*, vol. 328, p. 989-996, 1993.

LEISMAN, G.; SCHWARTZ, J. A etiological factors in dyzlexia: I. Saccadic eye movents control. *Perceptual Motors Skills*, vol. 47, p. 667-672, 1978.

LIBERMAN, I.Y.; SHANKWEILER, D.; FISCHER, F.W.; CARTER, B. Explicit syllable and phoneme segmentation in the young child. *Journal of Experimental Child Psychology*, vol. 18, p. 201-212, 1974.

LIGHT, J.G.; DEFRIES, J.C. Comorbidity of reading and mathematics disabilities: genetic and environmental etiologies. *Journal of Learning Disabilities*, vol. 28, p. 96-106, 1995.

LIVINGSTONE, M.; ROSEN, G.; DRISLANE, F.; GALABURDA, A. Physiological and anatomical evidence for a magnocellular defect in developmental dyslexia. *Proceedings of the National Academy of Science*, vol. 88, p. 7943-7947, 1991.

LUNDBERG, I.; FROST, J.; PETERSEN, O.P. Effects of an extensive program for stimulating phonological awareness in preschool children. *Reading Research Quarterly*, vol. 23, n. 3, p. 263-283, 1988.

LYON, G.R. Reading development, reading disorders, and reading instruction: research-based findings. *ASHA: Language Learning and Education*, vol. 6, n. 1, p. 8-16, 1999.

LYYTINEN, H. In search of the precursors of dyslexia: a prospective study of children at risk for reading problems. In: HULME, C.; SNOWLING, M. (Eds.). *Dyslexia: Biology, Cognition and Intervention*. San Diego: Singular Publishing Group., 1997; p. 97-107.

MANIS, F.; SEIDENBERG, M.; DOI, L.; MCBRIDGE-CHANG, C.; PETERSON, A. On the basis of the subtypes of developmental dyslexia. *Cognition*, vol. 58, p. 157-195, 1996.

MANN, V.; DITUNNO, P. Phonological deficiencies: effective predictors of future reading problems. In: PAVLIDIS, G.T. (Ed.). *Perspectives on Dyslexia*, vol. 2, 1990.

MATTINGLY, I.G. Reading and the function of linguistic representations. In: MATTINGLY, I.G.; STUDDERT-KENNEDY, M. (Eds.). *Modularity and the Motor Theory of Speech Perception*. Hillsdale: Lawrence Erlbaum Associates, 1991; p. 339-346.

MAUGHAN, B.; GRAY, G.; RUTTER, M. Reading retardation and antisocial behavior: a folow-up into employment. *Journal of Child Psychology and Psychiatry*, vol. 26, p. 741-758, 1985.

MONZALVO, K.; FLUSS, J.; BILLARD, C.; DEHAENE, S.; DEHAENE-LAMBERTZ, G. Cortical networks for vision and language in dyslexic and normal children of variable socio-economic status. *Neuroimage*, vol. 61, n. 1, p. 258-274, 2012.

MORAIS, J.; CARY, L.; ALEGRIA, J.; BERTELSON, P. Does awareness of speech as a sequence of phones arises spontaneously? *Cognition*, vol. 7, p. 323-331, 1979.

MORTON, J.; FRITH, U. Causal modelling: a structural approach to developmental psychopathology. In: CICCHETTI, D.; COHEN, D.J. (Eds.). *Manual of Developmental Psychopathology*. New York: Wiley, 1995; p. 357-390.

MURPHY, C.F, SCHOCHAT, E. Correlations between reading, phonological awareness and auditory temporal processing. *Pró-Fono*, vol. 21, n. 1, p. 13-8, 2009.

NAPLES, A.J.; CHANG, J.T.; KATZ, L.; GRIGORENKO, E.L. Same or different? Insights into the etiology of phonological awareness and rapid naming. *Biol Psychol.*, vol. 80, n. 2, p. 226-39, 2009.

NAVAS, A.L.G.P.; FERRAZ, E.C.; BORGES, J.P.A. Phonological processing deficits as a universal model for dyslexia: evidence from different orthographies. *CoDAS*, vol. 26, n. 6, p. 509-19, 2014.

NELSON, N.W. *Childhood language disorders in context: infancy through adolescence.* New York: Macmillan, 1993.

NITTROUER, S.; SHUNE, S.; LOWENSTEIN, J.H. What is the deficit in phonological processing deficits: auditory sensitivity, masking, or category formation? *J Exp Child Psychol.*, vol. 108, n. 4, p. 762-785, 2011.

NORTON, E.S.; BEACH, S.D.; GABRIELI, J.D.E. Neurobiology of Dyslexia. *Current Opinion in Neurobiology*, vol. 0, p. 73-78, 2015.

OKA, E.R.; PARIS, S.G. Patterns of motivation and reading skills in underachieving children. In: CECI, S.J. (Ed.). *Handbook of Cognitive, Social, and Neuropsychological Aspects of Learning Disabilities*, vol. II, p. 115-145, 1987.

OLIVEIRA, A.M.; CARDOSO, A.C.V.; CAPELLINI, S.A. Desempenho de escolares com distúrbio de aprendizagem e dislexia em testes de processamento auditivo. *Revista CEFAC*, vol. 13, n. 3, p. 513-521, 2011.

PAPADOPOULOS, T.C.; GEORGIOU, G.; PARILLA, R. Low-level deficits in beat perception: Neither necessary nor sufficient for explaining developmental dyslexia in a consistent orthography. *Research in Developmental Disabilities*, vol. 33, p. 1841-1856, 2012.

PASQUINI, E.S.; CORRIVEAU, K.H.; GOSWAMI, U. Auditory processing of amplitude envelope rise time in adults diagnosed with developmental dyslexia. *Scientific Studies of Reading*, vol. 11, n. 3, p. 259-286, 2007.

PAULESU, E.; CONNELLY, A.; FRITH, C.D.; FRISTON, K.J.; HEATHER, J.; MYERS, R. Functional MRI correlations with positron emission tomography: Initial experience using a cognitive activation paradigm on verbal working memory. *Neuroimaging and Clinical N A.*, vol. 5, p. 207-212, 1995.

PAULESU, E.; FRITH, U.; SNOWLING, M.; GALLAGHER, A.; MORTON, J.; FRACKOWIACK, R.; FRITH, C.D. Is developmental dyslexia a disconnection syndrome? Evidence from PET scanning. *Brain*, vol. 119, p. 143-157, 1996.

PAULESU, E.; DÉMONET, J.F.; FAZIO, F.; MCCRORY, E.; CHANOINE, V.; BRUNSWICK, N. et al. Dyslexia: cultural diversity and biological unity. *Science*, vol. 291, n. 5511, p. 2165-7, 2001.

PENNINGTON, B.F.; FILIPEK, P.A.; LEFLY, D.; CHURCHWELL, J.; KENNEDY, D.N.; SIMON, J.H. et al. Brain morphometry in reading-disabled twins. *Neurology*, vol. 53, p. 723-9, 1999.

PENNINGTON, B.F.; LEFLY, D.L. Early reading development in children at family risk for dyslexia. *Child Dev.*, vol. 72, n. 3, p.816-33, 2001.

PLAKAS, A.; van ZUIJEN, T.; van LEEUWEN, T.; THOMSON, J.M.; van der LEIJ A. Impaired non-speech auditory processing at a pre-reading age is a risk-factor for dyslexia but not a predictor: an ERP study. *Cortex*, vol. 49, p. 1034-1045, 2013.

POELMANS, H.; LUTS, H.; VANDERMOSTEN, M.; BOETS, B.; GHESQUIERE, P.; WOUTERS, J. Reduced sensitivity to slow-rate dynamic auditory information in children with dyslexia. *Res. Dev. Disabil.*, vol. 32, p. 2810-2819, 2011.

POLDRACK, R.A.; GABRIELI, J.D. Characterizing the neural mechanisms of skill learning and repetition priming: evidence from mirror reading. *Brain*, vol. 124, n. Pt 1, p. 67-82, 2001.

PUGH, K.R.; FROST, S.J.; SANDAK, R.; LANDI, N.; MOORE, D.; DELLA PORTA, G. et al. *Mapping the word reading circuitry in skilled and disabled readers. The neural basis of reading.* New York: Oxford UP, 2010; p. 281-305.

PUGH, K.R.; LANDI, N.; PRESTON, J.L.; MENCL, W.E.; AUSTIN, A.C.; SIBLEY, D. et al. The relationship between phonological and auditory processing and brain organization in beginning readers. *Brain and Language*, vol. 125, n. 2, p. 173-183, 2013.

RAMUS, F. Neuroimaging sheds new light on the phonological deficit in dyslexia. *Trends in Cognitive Sciences*, vol. 18, n. 6, p. 274-275, 2014.

RASCHLE, N.M.; ZUK, J.; GAAB, N. Functional characteristics of developmental dyslexia in left-hemispheric posterior brain regions predate reading onset. *Proceedings of the National Academy of Sciences of the United States of America*, vol. 109, n. 6, p. 2156-2161, 2012.

RAYNER, K. Eye movements in reading and information processing. *Psycological Bulletin*, vol. 85, p. 618-660, 1978.

ROCHA-MUNIZ, C.N.; BEFI-LOPES, D.M.; SCHOCHAT, E. Investigation of auditory processing disorder and language impairment using the speech-evoked auditory brainstem response. *Hearing Research*, vol. 294, n. 1-2, p. 143-152, 2012.

RUMSEY, J.M.; NACE, K.; DONOHAUE, B.; WISE, D.; MAISOG, J.; ANDREASON, P. A positron emission tomography study of impaired word recognition and phonological processing in dyslexic men. *Archives of Neurology*, vol. 54, p. 562-573, 1997.

RUTTER, M.; TIZARD, J.; YULE, W.; GRAHAM, P.; WHITMORE, K. Isle of wight studies 1964-1974. *Psychological Medicine*, vol. 6, p. 313-332, 1976.

SALMELIN, R.; SERVICE, E.; KIESILA, P.; UUTELA, K.; SALONEN, O. Impaired visual word processing in dyslexia revealed with magnetoencephalography. *Annals of Neurology*, vol. 40, p. 157-162, 1996.

SANTOS, M.T.M.; BEHLAU, M.S.; CAOVILLA, H.H. Crianças com distúrbio de leitura e escrita: movimentos oculares na leitura à nistagmografia computadorizada. *Revista Brasileira de Medicina e Otorrinolaringologia*, vol. 2, n. 2, p. 100-110, 1995.

SAWYER, D.J. Language problems observed in poor readers. In: SIMON, C.S. (Ed.). *Communication skills and classroom success: assessment of language – learning disabled students.* San Diego: College-Hill Press, 1985; p. 317-335.

SCANLON, D.M.; VELLUTINO, F.R. A comparison of the instructional backgrounds and cognitive profiles of poor, average, and good readers who were initialy identified as at risk for reading failure. *Scientific Studies of Reading*, vol. 1, p. 191-215, 1997.

SCARBOROUGH, H.S. Very early language deficits in dyslexic children. *Child Development*, vol. 61, p. 1728-1743, 1990.

SCARBOROUGH, H.S.; DOBRICH, W. On the efficacy of reading to prescholers. *Developmental Review*, vol. 14, p. 245-302, 1994.

SCARBOROUGH, H.S. Early syntactic development of dyslexic children. *Annals of Dyslexia*, vol. 41, p. 207-220, 1991.

SHAYWITZ, B.A.; SHAYWITZ, S.E.; PUGH, K.R.; SKUDLARSKI, P.; FULBRIGHT, R.K., CONSTABLE, R.T. et al. The functional-organization of brain for reading and reading – disability (dyslexia). *Neuroscientist*, vol. 2, n. 4, p. 245-255, 1996.

SIEGEL, L. Phonological processing deficits as the basis of a reading disability. *Developmental Review*, vol. 13, p. 246-257, 1993.

SIEGEL, L.; SHARE, D.; GEVA, E. Evidence for superior orthographic skills in dyslexics. *Psychological Science*, vol. 6, p. 250-254, 1995.

SILVER, L.B. Controversial therapies. *Journal of Child Neurology*, vol. 10, p. 385-397, 1995.

SIMÕES, M.B.; SCHOCHAT, E. (Central) auditory processing disorders in individuals with and without dyslexia. *Pró-Fono*, vol. 22, n. 4, p. 521-524, 2010.

SLAGHUIS, W.; PINKUS, S.Z. Visual backward masking in central and peripheral vision in late-adolescent dyslexics. *Clinical Vision Science*, vol. 29, p. 601-615, 1993.

SPEAR-SWERLING, L.; STERNBERG, R.J. Off track: When poor readers become "learned disabled". Boulder, CO: Westview Press, 1996.

SPRENGER-CHAROLLES, L.; SIEGEL, L.S.; JIMENEZ, J.E.; ZIEGLER, J.C. Prevalence and reliability of phonological, surface, and mixed profiles in dyslexia: A review of studies conducted in languages varying in orthographic depth. *Scientific Studies of Reading*, vol. 15, n. 6, p. 498-521, 2011.

STACKHOUSE, J.; WELLS, B. Dyslexia: The obvius and hidden speech and language disorder. In: SNOWLING, M.; THOMSON, M. (Eds.). *Dyslexia: Integrating theory and practice*. London: Whurr, 1991.

STANLEY, G. Visual deficit models of dyslexia. In: HALES, G. (Ed.). *Dyslexia matters*. San Diego: Singular, 1994.

STANOVICH, K. E. *Children's reading and the development of phonological awareness*. Detroit: Wayne State University Press, 1988.

STANOVICH, K.E.; SIEGEL, L.; GOTTARDO, A. Progress in the search for dyslexia subtypes. In: HULME, C.; SNOWLING, M. (Eds.). *Dyslexia: Biology, Cognition and Intervention*. San Diego: Singular, 1997; p. 108-130.

STEFANICS, G.; FOSKER, T.; HUSS, M.; MEAD, N.; SZUCS, D.; GOSWAMI, U. Auditory sensory deficits in developmental dyslexia: a longitudinal ERP study. *Neuroimage*, vol. 57, n. 3, p. 723-32, 2011.

STEIN, J. The magnocellular theory of developmental dyslexia. *Dyslexia*, vol. 7, p. 12-36, 2011. Disponível em: <www.dpag.ox.ac.uk/publications/237122>

STEINMETZ, H.; EBELING, U.; HUANG, Y.; KAHN, T. Sulcus topography of the parietal opercular region: An anatomic and MRI study. *Brain and Language*, vol. 38, p. 515-533, 1990.

STONE, B.; BRADY, S. Evidence for deficits in basic phonological processes in less-skilled readers. *Annals of Dyslexia*, vol. 45, p. 51-78, 1995.

SWAN, D.; GOSWAMI, U. Phonological awareness deficits in developmental dyslexia and the phonological representations hypothesis. *Journal of Experimental Child Psychology*, vol. 66, n.1, p. 18-41, 1997.

TALLAL, P. The science of literacy: from the laboratory to the classroom. *Proceedings of the National Academy of Science*, vol. 97, n. 6, p. 2402-2404, 2000.

_____. Auditory temporal perception, phonics, and reading disabilities in children. *Brain and Language*, vol. 9, p. 182-198, 1980.

THOMSON, J.M.; FRYER, B.; MALTBY, J.; GOSWAMI, U. Auditory and motor rhythm awareness in adults with dyslexia. *Journal of Research in Reading*, vol. 29, p. 334-348, 2006.

TORGESEN, J.K.; WAGNER, R.J.; RASHOTTE, C.A. Longitudinal studies of phonological processing and reading. *Journal of Learning Disabilities*, vol. 27, n. 5, p. 276-286, 1994.

TORPPA, M.; LYYTINEN, P.; ERSKINE, J.; EKLUND, K.; LYYTINEN, H. Language development, literacy skills, and predictive connections to reading in finnish children with and without familial risk for dyslexia. *J. Learn. Disabil.*, vol. 43, p. 308-321, 2010.

VALE, A.; SUCENA, A.; VIANA, F. Prevalência da Dislexia entre Crianças do 1º Ciclo do Ensino Básico Falantes do Português Europeu. *Revista Lusófona de Educação*, América do Norte, vol. 18, 2011.

VELLUTINO, F.R.; SCANLON, D.M.; SIPAY, E.R.; SMALL, S.G.; CHEN, R.; PRATT, A. et al. Cognitive profiles of difficult-to-remediate and readily remediated poor readers: early intervention as a vehicle for distinguishing between cognitive and experiential deficits as basic causes of specific reading disabilities. *Journal of Educational Psychology*, vol. 88, p. 601-638, 1996.

WALTZMAN, D.E.; CAIRNS, H.S. Grammatical knowledge of third grade good and poor readers. *Applied Psycholinguistics*, vol. 21, p. 263-284, 2000.

WESTBY, C.E. Assessing and remediating text comprehension problems. In: KAMHI, A.; CATTS, H. (Eds.). *Reading disabilities: A developmental language perspective*. Boston: Allyn & Bacon, 1989; p. 199-259.

WILLIAMS, M.C.; LOVEGROVE, W. Sensory and perceptual processing in reading disability. In: BRANNAN (Ed.). *Applications of parallel processing in Vision*. Amsterdam: Elsevier, 1992.

WOLF, M.; SEGAL, D. Word finding and reading in the developmental dyslexics. *Topics in Language Disorders*, vol. 13, p. 51-55, 1992.

CAPÍTULO 6

Transtornos de linguagem escrita decorrentes de outros transtornos

Maria Thereza Mazorra dos Santos
Ana Luiza Gomes Pinto Navas

INTRODUÇÃO

Neste capítulo apresentaremos uma breve descrição de quadros que impactam o desenvolvimento da leitura e da escrita, resultando em transtornos de linguagem escrita. É essencial caracterizar as dificuldades de leitura e escrita em decorrência de outros transtornos para que o processo de intervenção seja mais eficiente. Em virtude da complexidade do processamento de linguagem oral e escrita, e das habilidades precursoras necessárias à eficiência do processo na presença de deficiência intelectual, deficiência auditiva, distúrbio específico de linguagem e do transtorno de déficit de atenção e hiperatividade (TDAH), existem diferentes graus de dificuldade com a aprendizagem da leitura e escrita.

SÍNDROME DE DOWN

A síndrome de Down (SD) é considerada a principal causa genética de deficiência intelectual e é resultante da presença extra do cromossomo 21, caracterizando uma trissomia do 21. Sua incidência ocorre aproximadamente em 1:1.000 a 1:800 nascidos vivos, sendo a idade materna o principal fator de risco associado à incidência. Em 20% dos casos, o material cromossômico extra é de origem paterna. As crianças com SD, geralmente, têm atraso de desenvolvimento neuropsicomotor e de linguagem, incluindo problemas fonológicos, que são mais severos que os previstos pelas suas habilidades não verbais (Nash e Snowling, 2008). Tipicamente, as pessoas com SD têm mais dificuldade de expressão da linguagem oral do que de compreensão. O desenvolvimento lexical das pessoas com SD pode ser similar ao das crianças consideradas normais, no entanto seus problemas de linguagem envolvem sintaxe, pragmática e habilidades narrativas (Singer Harris et al., 1997). Estudos também relatam que pessoas com SD demonstram déficits de memória fonológica persistentes, os quais podem piorar com a idade (Hulme e Mac-Kenzie, 1992; Jarrold et al., 2000).

Como visto anteriormente, a consciência fonológica é uma habilidade metalinguística que subjaz à aprendizagem da leitura, porém, na década de 1990, Cossu et al. questionaram essa premissa quando descreveram o caso de um menino com SD que lia, mas que não tinha consciência fonológica. Esse fato desencadeou uma série de pesquisas na área (Fowler, 1995), inclusive no Brasil (Cardoso-Martins e Frith, 2001). A conclusão a que esses autores chegaram é que, apesar de os indivíduos com síndrome de Down apresentarem desempenho pior que crianças com desenvolvimento típico em tarefas envolvendo consciência fonológica, eles possuem algum nível dessas habilidades metalinguísticas que lhes permitem detectar fonemas, apesar de terem dificuldade de manipulá-los explicitamente.

Lavra-Pinto e Lamprecht (2010) avaliaram o nível de consciência fonológica de crianças brasileiras com SD utilizando o CONFIAS. Observaram que elas se saem melhor em tarefas no nível silábico e, também em seu estudo, atestaram que as tarefas de manipulação fonêmica foram as mais difíceis para esses indivíduos. Comprovaram que as criancas com melhor nível de escrita apresentaram o melhor nível de consciência fonológica, ressaltando que para essa populacão há uma relação recíproca entre a consciência fonológica e a aprendizagem da leitura e da escrita, como esperado. As autoras ressaltam que o fato de os indivíduos com SD pré--alfabéticos apresentarem habilidades fonológicas de segmentação e síntese silábica, e alguma sensilidade fonêmica que lhes permitiu fornecer uma palavra que começasse com determinado som, provavelmente lhes prevê o suporte para a aprendizagem futura da linguagem escrita.

Diversos estudos concordam que os indivíduos com síndrome de Down, ao contrário de crianças com desenvolvimento típico, têm dificuldade em tarefas de rimas (Cardoso-Martins e Frith, 2001; Cardoso-Martins et al., 2002; Snowling et al., 2002; Lavra-Pinto e Lamprecht, 2010), que poderia estar relacionada com sua dificuldade mais básica de memória fonológica.

Lara et al. (2007) avaliaram crianças com SD utilizando o CONFIAS (Moojen et al., 2003), com e sem apoio de figuras. O grupo com apoio de figuras teve desempenho superior em todas as tarefas, por isso as autoras ressaltam a importância de se usar o apoio visual para a estimulação da consciência fonológica em crianças com SD, a fim de lhes fornecer essa importante ferramenta para melhorar o seu desempenho em leitura e escrita.

Um programa de intervenção para crianças com SD baseado em habilidades fonológicas mostrou avanços significativos na decodificação de palavras e conhecimento do alfabeto (Burgoyne et al., 2012).

Em relação à compreensão de leitura, há também trabalhos apontando que, independentemente do nível de leitura, crianças e jovens com SD apresentam falhas nessa competência (Nash e Heath, 2011). Essas dificuldades foram fortemente associadas às habilidades de linguagem oral no grupo de crianças com SD. Mais especificamente, a capacidade de fazer inferências, essencial para garantir a compreensão de textos escritos, está prejudicada na SD. Esses autores afirmam que o perfil de desempenho em compreensão de leitura, nas crianças com SD, assemelha-se ao perfil de maus compreendedores, ou seja, crianças que apesar de apresentar bom desempenho em leitura de palavras isoladas não compreendem um texto escrito.

DEFICIÊNCIA AUDITIVA E SURDEZ

Outra condição que tem impacto evidente no desenvolvimento das habilidades de linguagem oral e, consequentemente, de leitura e escrita é a perda sensorial da audição, tanto a deficiência auditiva leve como a profunda.

Existem diversos critérios de classificação do grau de perda auditiva. A mais utilizada baseia-se nos valores da média do limiar aéreo, de cada orelha, para as frequências de 500, 1.000 e 2.000 Hz, sendo recomendada para crianças maiores de 7 anos e adultos. Outra classificação para crianças de até 12 anos propõe a média dos limiares aéreos das frequências de 500 a 4.000 Hz. Em ambas as classificações, as perdas auditivas severas e profundas encontram-se entre 71-90 dBNA e > 90 dBNA, respectivamente. De acordo com o Bureau International d'Audiophonologie (BIAP), nas perdas auditivas severas os ruídos altos podem ser percebidos, e a aquisição de linguagem pode ocorrer, mas com falhas na produção de certos fonemas da fala. Por outro lado, nas perdas profundas, de 91 dBNA ou mais, apenas ruídos muito altos podem ser percebidos, e a aquisição de linguagem está bastante comprometida. Nesses casos, a comunicação se estabelece, com o apoio da leitura labial e facial (Leybaert e LaSasso, 2010) ou na modalidade visual, com o uso das línguas de sinais (Barbosa e Lichtig, 2009).

A leitura labial consiste na compreensão da fala usando as informações dos movimentos dos lábios e movimentos orofaciais. Como muitos sons da fala são articulados na parte posterior da boca e há muita ambiguidade nos sons articulados mais anteriormente, talvez apenas 30% da mensagem seja captada somente pela leitura labial, que requer também conhecimento efetivo da linguagem oral (Leybaert e LaSasso, 2010).

Em relação aos indivíduos surdos, a comunicação pode ser alcançada por meio da modalidade visuoespacial ou oral. As línguas de sinais são línguas naturais que se desenvolveram em comunidades de surdos e que são articuladas na modalidade visuoespacial, com as duas mãos, as expressões da face e o corpo. As línguas de sinais têm suas próprias características linguísticas, o que torna, muitas vezes, impossível sua tradução literal na língua oral.

Libras é a língua de sinais utilizada pela comunidade de surdos no Brasil, reconhecida oficialmente em 2002 pela Lei Federal n. 10.436 e regulamentada pelo Decreto Federal n. 5.626, de dezembro de 2005. Não consiste apenas em gestualizar uma sentença do português oral. A Libras tem todos os níveis linguísticos de uma língua formal, como fonologia, morfologia, sintaxe e semântica. Para se comunicar em Libras é necessário conhecer muito mais que os itens lexicais ou sinais, incluindo como eles surgem da combinação de configurações e movimentos de mão e locais no espaço ou no corpo onde os sinais são feitos. As expressões faciais e corporais representam o que em línguas orais são a prosódia e a ênfase na comunicação (Barbosa e Lichtig, 2009). O alfabeto manual é utilizado basicamente para soletrar nomes próprios ou expressões para as quais não há sinal específico.

O *Cued Speech* foi criado pelo Dr. Orin Cornett, nos anos 1960, para melhorar a compreensão da leitura de crianças surdas norte-americanas. É um sistema de oito formatos de mão e quatro locais (cinco locais no sistema francês, chamado *Langage Parlé Complété* – LCP), que são designados para resolver ambiguidades fonológicas da linguagem falada. Uma pista consiste em dois parâmetros: um formato da mão para as consoantes e um local perto da boca para as vogais. Assim, as consoantes com o mesmo formato de mão serão imediatamente discriminadas pelo formato da boca, enquanto aquelas difíceis de serem discriminadas pelo formato da boca (por exemplo, /p/, /b/ e /m/) terão formatos de mão diferentes. Do mesmo modo, as vogais com o mesmo local da mão são discriminadas pelo formato dos lábios, e aquelas difíceis de serem discriminadas pelo formato dos lábios estão em lugares diferentes. O objetivo é dar informação fonêmica explícita na modalidade visual para as pessoas com perdas auditivas (Leybaert e LaSasso, 2010). Esse sistema não é o mesmo que uma língua de sinais; ao contrário, é um sistema que complementa uma comunicação baseada no oralismo e foi traduzido para diversas línguas. É utilizado em Portugal com o nome de português falado complementado (PFC), mas não encontramos referências de uso do PFC no Brasil.

Uma das opções de tratamento para as pessoas surdas é a adaptação de aparelho de amplificação sonora individual (AASI). Hoje em dia, graças à triagem auditiva neonatal universal (TANU), os diagnósticos de surdez têm sido feitos mais precocemente, assim como a adaptação de aparelho de amplificação sonora e acompanhamento do desenvolvimento de linguagem garantidos pelo Sistema Único de Saúde (SUS), de acordo com a Política Nacional de Atenção à Saúde Auditiva (Brasil, Ministério da Saúde, Portaria n. 2.073, de 28 de setembro de 2004). Outra opção é o implante coclear (IC), que é uma prótese sensório-neural capaz de converter os sons ambientais e de fala em estímulos elétricos que são enviados diretamente às células do gânglio espiral e aos neurônios do nervo auditivo. Estima-se que, atualmente, mais de 320 mil indivíduos usem IC ao redor do mundo (Jacob et al., 2014). Desde os anos 2000, os estudos internacionais sobre o desempenho das habilidades de fala, linguagem e leitura de crianças que tiveram próteses implantadas precocemente e receberam estimulação auditiva intensa, além de intervenção em fala e linguagem, revelaram que elas alcançaram níveis de linguagem próximos aos de seus pares com audição típica (Geers, 2002; Nicholas e Geers, 2007; Nikolopoulos et al., 2004; Yoshinaga-Itano, 2004). Em estudos nacionais, mesmo com intervenção um pouco mais tardia, a evolução do vocabulário no período de seis meses foi significativa (Sousa et al., 2014) e também se refletiu diretamente na qualidade de vida dos implantados (Fortunato-Tavares et al., 2012).

Mesmo com os avanços tecnológicos, tanto os usuários de AASI como os de IC sofrem com a dificuldade de percepção da fala em lugares muito ruidosos, como, por exemplo, o ambiente escolar, e nesse caso indica-se o uso de sistemas de FM individual. Recentemente, as políticas públicas em saúde auditiva contemplaram a dispensação dos sistemas de FM, por meio da Portaria n. 1.274, de 25 de junho de 2013 do Ministério da Saúde, desde que sigam os critérios propostos (Jacob et al., 2014).

O desenvolvimento da leitura e escrita será intimamente dependente do grau da perda auditiva e da modalidade de comunicação utilizada por essa criança. Usuários de Libras têm a dificuldade adicional, ao entrar no ensino fundamental regular, de aprender o português, já que o idioma utilizado por eles não é esse.

Leybaert e LaSasso (2010) atestam que pessoas com perdas auditivas podem desenvolver representações fonológicas, apesar de seus déficits auditivos. Segundo os autores, a leitura labial é importante fonte de informação que sustenta o desenvolvimento de representações fonológicas na criança surda. Porém, essa é uma fonte de informação mais pobre e menos precisa que as baseadas nos estímulos auditivos. A fonoarticulação também desempenha papel importante no desenvolvimento das representações fonológicas. Surdos com melhor inteligibilidade de fala mostraram evidências mais fortes do uso de codificação fonológica na memória de curto prazo para palavras impressas que aqueles com fala menos inteligível. No entanto, Leybaert e LaSasso (2010) ressaltam que melhores habilidades de fonoarticulação estão, geralmente, associadas a bom nível de audição residual e que pode ser o processamento de entrada que esteja determinando melhor representação fonológica, e não o processamento de saída. Para a autora, um terceiro fator que pode estruturar representações fonológicas é a experiência com a soletração, pelo uso do alfabeto manual, que representa informações alfabéticas visualmente.

Kelly e Barac-Cikoja (2007), no entanto, afirmam que mesmo com amplificação sonora os obstáculos que os surdos severos e profundos enfrentam não são eliminados completamente para a percepção da fala; consequentemente, é esperado que sua organização fonológica não seja igual à de uma pessoa ouvinte. Além disso, os estudos são consistentes em afirmar que o conhecimento metafonológico dos leitores com deficiência auditiva severa ocorre mais tardiamente (Kelly, 2003; LaSasso et al., 2003).

As pesquisas têm sido constantes em afirmar que o desempenho em leitura e escrita de alunos surdos é inferior ao de alunos de mesma faixa etária com audição típica (Wauters et al., 2006).

Estudos comparando leitores surdos com melhor compreensão àqueles com compreensão de texto mais comprometida sugerem que a fluência no reconhecimento automático das palavras distingue os dois grupos (Kelly, 2003). Como vimos em capítulos anteriores, o reconhecimento automático de palavras depende da decodificação fonológica, que, no caso dos leitores surdos, está deficiente e por isso estes terão dificuldades em decodificar palavras novas rapidamente. No entanto, Wauters et al. (2006) verificaram em seu estudo com estudantes surdos expostos aos idioma holandês, de ortografia transparente, diferenças de compreensão comparadas a estudantes ouvintes. Essa diferença de compreensão entre os dois grupos não se deveu apenas à decodificação de palavras, mas também à dificuldade de processamento linguístico. Para esses autores, a compreensão da leitura de textos com muitas palavras cujos significados têm que ser adquiridos por meio de inferências e explanações linguísticas, como as dos textos escolares, pode ser bastante difícil.

Em relação à escrita dos indivíduos surdos, os poucos estudos indicam que eles têm sensibilidade para as regularidades ortotáticas da língua, isto é, se saem bem em uma tarefa na qual devem escolher se determinada sequência de letras é possível na língua ou não (Transler e

Reitsma, 2005). Apesar de fazerem mais erros fonéticos/fonológicos (com exceção dos que usam *Cued Speech*, segundo Leybaert e LaSasso, 2010) que os indivíduos controles ouvintes, cometem a mesma proporção de erros ortográficos (Leybaert e Lechat, 2001; Transler e Reistma, 2005), mesmo os que têm boa linguagem oral (Olson e Caramazza, 2004).

Estudos sugeriram que filhos de pais surdos, que desde o início se comunicam adequadamente com essas crianças, se sairão melhor em tarefas de compreensão de leitura (Singleton et al., 1998) do que filhos de pais ouvintes, que demoram mais tempo para aprender a língua de sinais, levando a um atraso no seu desenvolvimento. No entanto, outros estudos não comprovaram essa hipótese (Wauters et al., 2006; Akamatsu et al., 2000) e sugeriram que a presença de pais surdos não é fator determinante de melhor compreensão de leitura por parte da criança surda. A habilidade em se comunicar bem desde tenra idade, adquirindo linguagem significativa, oral ou manualmente, e por conseguinte outras habilidades cognitivas, como memória verbal e não verbal, parece ser o fator mais importante para a posterior aquisição de leitura e escrita.

Araújo e Lacerda (2010), em seu estudo de intervenção fonoaudiológica utilizando abordagem bilíngue, destacaram a importância do gesto, do desenho e da língua de sinais no desenvolvimento da linguagem da criança surda, que, por meio de diversas atividades significativas, analisando também as particularidades linguísticas, construíram a narrativa do *Rei Leão*, de modo a desenvolverem a leitura e a escrita dos indivíduos.

Pereira e Vieira (2009), em seu programa educacional de treinamento de professores de alunos surdos de escolas do estado de São Paulo, comprova os bons resultados que se pode alcançar quando se constrói um ambiente criativo de estímulos de leitura, com textos variados, levando em conta o conhecimento de mundo da criança surda e o seu conhecimento prévio, além de utilizar a Libras como mediação para a compreensão do texto. Da mesma forma, com a produção escrita, o progresso das crianças foi incontestável.

Em suma, quanto mais cedo a criança surda for iniciada em uma abordagem bilíngue, melhorando sua fonoarticulação, desenvolvendo suas habilidades metafonológicas e com as mesmas estimulações de leitura de histórias que uma criança ouvinte, melhor ela se sairá no processo de aprendizagem da leitura e escrita.

DISTÚRBIO ESPECÍFICO DE LINGUAGEM

O distúrbio específico de linguagem (DEL) é caracterizado por alteração no desenvolvimento da linguagem, na ausência de perdas auditivas, alterações cognitivas, comprometimento motor da fala, distúrbios abrangentes do desenvolvimento, síndromes, alterações neurossensoriais ou lesões neurológicas adquiridas. Essas crianças podem chegar aos 5-6 anos com padrões atípicos de desenvolvimento de linguagem mantendo dificuldades significativas em relação à linguagem ao longo da vida, principalmente no que diz respeito à escolaridade. Portanto, o DEL é um distúrbio da infância, mas pode acarretar consequências por toda a vida do indivíduo (Bishop, 2009b).

Por essa definição, pode-se ver que os critérios são muito mais de exclusão do que de inclusão. Há uma heterogeneidade de manifestações, que ocorrem em um *continuum*, podendo variar na mesma criança, ou seja, o mesmo indivíduo pode apresentar atraso de fala aos dois anos, atraso significativo de vocabulário aos quatro anos, transtorno fonológico grave aos cinco anos e importante alteração na morfossintaxe entre 6 e 8 anos, que, por consequência, levarão à dificuldade de elaboração de linguagem oral e grandes dificuldades de aprendizagem escolar (Bishop, 2009b).

Essa heterogeneidade de manifestações levou os pesquisadores a tentarem elaborar subcategorias de classificações, como as descritas por Hage e Guerreiro (2010), baseadas nos estudos de Rapin e Allen (1998), considerando os níveis de análise linguística, quais sejam: 1) distúrbios expressivos, que englobariam o distúrbio da programação fonológica e dispraxia verbal; 2) distúrbios expressivo e de compreensão, que abarcariam o distúrbio fonológico-sintático e a agnosia verbal; e o distúrbio de formulação central, que abrangeria o distúrbio léxico-sintático e o distúrbio semântico-pragmático (Hage e Guerreiro, 2010). No entanto, Befi-Lopes (2010) ressalta que, apesar de as subdivisões favorecerem a compreensão do quadro, nem sempre elas podem ser realizadas, já que essas crianças, muitas vezes, não têm sequer linguagem oral para que se possa realizar a classificação, o que só se torna possível após algum tempo de intervenção.

Portanto, nos casos de DEL, os problemas de linguagem são mais amplos, abrangendo inadequações na fonologia (Befi-Lopes e Rondon, 2010; Gahyva e Hage, 2010; Befi-Lopes e Rodrigues, 2005), de processamento fonológico (Nicolielo e Hage, 2014), de aquisição lexical (Befi-Lopes et al., 2006), dos domínios morfossintático e semântico (Befi-Lopes et al., 2013a; Befi-Lopes et al., 2013b; Puglisi et al., 2005), de habilidades pragmáticas (Rocha e Befi-Lopes, 2006) e memória visual de curto prazo (Menezes et al., 2007).

Segundo Bishop (2009a), há muitas abordagens para se determinar as causas do DEL, porém a mais aceita atualmente são alterações genéticas que afetariam os estágios iniciais do desenvolvimento cerebral, o que ainda carece de detalhamento, já que essas crianças não apresentam lesão cerebral focal. Por outro lado, a autora ressalta que um importante marcador de DEL, independentemente da língua, é uma falha de memória operacional fonológica, que limitaria a capacidade de processar a informação linguística.

Quando a criança apresenta atraso de pelo menos 12 meses entre a idade línguística e a idade cronológica, significa que está com simples retardo na aquisição da linguagem ou que apresenta DEL. Nos quadros de retardo, porém, o déficit respeita a sequência do desenvolvimento normal da linguagem (DNL) e vai desaparecendo com o tempo e a estimulação, ou seja, não é persistente. No entanto, nos quadros de DEL, ocorre assincronia no desenvolvimento dos subsistemas linguísticos, de modo que as alterações são desviantes, idiossincráticas, persistentes e, consequentemente, com repercussões sobre a linguagem escrita (Befi-Lopes et al., 2006).

Apesar do alto risco de as crianças com DEL desenvolverem dificuldades de leitura e escrita, semelhantes às manifestações da dislexia, Catts et al. (2006) concluíram em seu estudo que os dois quadros são transtornos de desenvolvimento distintos com diferentes déficits cognitivos e diferentes manifestações, e que, portanto, a sobreposição seria consequência de comorbidade.

Vandewalle et al. (2012), em seu estudo longitudinal de três anos, compararam crianças com DEL, com e sem atraso no processo de alfabetização, a crianças de mesma faixa etária, com desenvolvimento típico em tarefas de consciência fonológica, nomeação rápida e memória de curto prazo verbal. Os participantes falantes de holandês, uma ortografia transparente, foram avaliados na pré-escola, no primeiro ano e no início do terceiro ano. Encontraram que o grupo de DEL com atraso no processo de alfabetização apresentou escores inferiores aos das crianças de desenvolvimento típico em quase todas as tarefas fonológicas, em todos os anos. O grupo DEL sem atraso no processo de alfabetização pontuou significativamente pior apenas nas tarefas que exigiam maior demanda de manipulação cognitiva em consciência fonológica e memória de curto prazo verbal, continuando com essa dificuldade mesmo com a idade de oito anos. Concluíram que crianças com DEL, baixo desempenho em tarefas de consciência fonológica e nomeação rápida na pré-escola são de risco para o desenvolvimento de problemas de alfabetização em ortografia transparente.

Mackie e Dockrell (2004) avaliaram a produção de narrativa escrita de 11 escolares ingleses com DEL (média de idade: 11 anos), comparados a 11 escolares com desenvolvimento típico de mesma idade cronológica (IC) e a outro grupo de 11 escolares com desenvolvimento típico pareados por idade linguística (IL) com média de idade 7,3. As autoras não encontraram diferença estatisticamente significativa no número de erros ortográficos entre os grupos, o que foi suspreendente. No entanto, o grupo com DEL apresentou mais erros fonológicos que os outros dois grupos, o que pode refletir sua dificuldade de processamento fonológico geral. Os resultados indicaram que as crianças com DEL têm dificuldades específicas na linguagem escrita comparadas com seus pares dos grupos IC e IL, que são de morfossintaxe e ortografia, mas não de conteúdo. Têm habilidade para produzir histórias imaginativas, porém não possuem os recursos linguísticos e cognitivos para representar suas ideias em linguagem escrita.

Com o objetivo de verificar se havia associação entre as habilidades de processamento fonológico e as de linguagem escrita em crianças com DEL, Nicolielo e Hage (2011) compararam o desempenho de 20 sujeitos (GE) ao de outros 20 com desenvolvimento típico de linguagem (DTL), que compunham o grupo controle (GC), com idades entre 7 e 10 anos, cursando do 2º ao 5º ano do ensino fundamental. As provas utilizadas foram repetição de não palavras, nomeação rápida (dígitos e letras), perfil de habilidades fonológicas, TALE (leitura de texto e compreensão de texto, ditado e escrita espontânea). O GE apresentou desempenho inferior ao GC em todas as tarefas. As autoras concluíram que as alterações nas habilidades do processamento fonológico podem justificar as dificuldades de linguagem escrita presentes nesses indivíduos, visto que, assim como na linguagem oral, para que expressem sua linguagem na modalidade escrita também utilizarão habilidades que compõem o processamento fonológico.

TRANSTORNO DE DÉFICIT DE ATENÇÃO E HIPERATIVIDADE

O transtorno de déficit de atenção e hiperatividade (TDAH) é um transtorno neurobiológico, cuja característica clínica inclui problemas persistentes de atenção, impulsividade e hiperatividade, mais frequentes e severos que os tipicamente observados em indivíduos com o mesmo nível de desenvolvimento (Figura 6.1).

Como a leitura requer considerável quantidade de atenção para selecionar as informações relevantes e ignorar os estímulos menos importantes, os transtornos de déficit de atenção e hiperatividade têm sido implicados como fatores que contribuem para os transtornos de leitura e escrita, ou seja, afetam de modo secundário a aprendizagem.

Além disso, há evidências científicas nas literaturas nacional e internacional do alto grau de comorbidade entre o TDAH e os transtornos específicos de aprendizagem, sendo a dislexia o mais frequente. A Figura 6.1 ilustra as relações estreitas entre os transtornos que se confundem e coexistem, o que dificulta ainda mais o diagnóstico.

Shaywitz et al. (1994), em um estudo com crianças com TDAH, encontraram 36% com transtornos de leitura e, em outro estudo semelhante de crianças com transtorno específico de leitura, encontraram 15% de indivíduos com TDAH.

Diversos estudos têm confirmado a distinção entre esses dois distúrbios, identificando perfis cognitivos diferentes associados a eles.

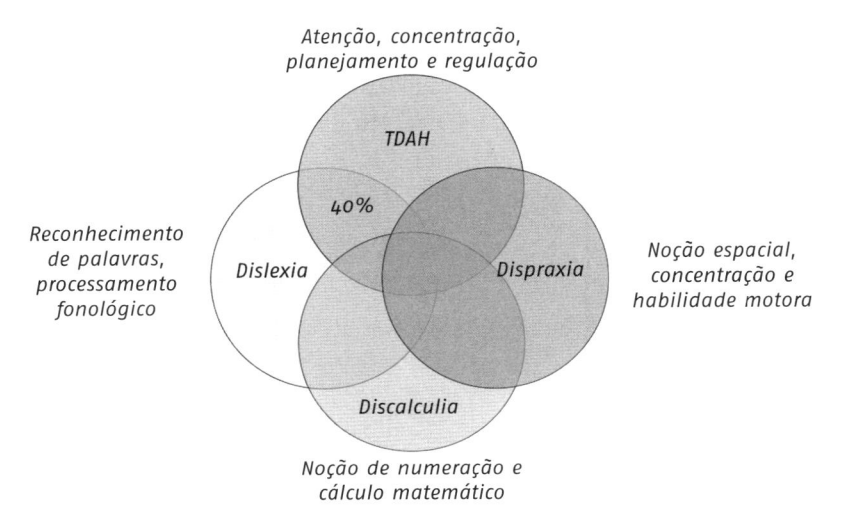

Figura 6.1 Diagrama descritivo da comorbidade entre transtornos específicos de aprendizagem e TDAH.

Crianças com transtorno específico de leitura, por exemplo, tiveram desempenho pior em tarefas de processamento fonológico, enquanto crianças com TDAH realizaram bem essas tarefas, mas muito mal aquelas de memória visual (Shaywitz et al., 1995). Indivíduos com TDAH apresentaram problemas em tarefas envolvendo inibição e controle; em contrapartida, crianças com dislexia demonstraram déficits em diversas medidas baseadas em linguagem, ou seja, consciência fonológica, memória verbal e recontagem de histórias (Korkman e Pesonen, 1994).

Embora a dislexia e o TDAH possam ocorrer de modo concomitante, provavelmente são diferentes desordens do desenvolvimento; déficits de atenção não devem estar relacionados com a causa dos transtornos específicos de leitura, pois estudos com gêmeos sugerem que as duas desordens são distintas também geneticamente (Gilger et al., 1992). Kamhi e Catts (2012) ressaltam que, nos casos em que as dificuldades de leitura aparecem em associação com TDAH, o déficit de atenção pode contribuir para tais problemas, especificamente, porém, em relação aos aspectos mais elevados de compreensão do que se lê.

Para investigar a comorbidade entre os transtornos específicos de aprendizagem e o TDAH, o Colorado Learning Disabilities Research

Center (CLDRC) realizou um estudo com 457 pares de gêmeos que possibilitou fazer relações sobre aspectos genéticos e influências ambientais. As análises fenotípicas indicam que a dislexia e o TDAH são decorrentes de múltiplos déficits cognitivos e que estes são específicos para cada transtorno. Além disso, o fator comum aos dois transtornos do desenvolvimento é o déficit cognitivo em velocidade de processamento (Willcutt et al., 2010).

CONSIDERAÇÕES FINAIS

Como vimos neste capítulo, os transtornos de linguagem escrita podem ser decorrentes de outros transtornos, de modo que na intervenção o fonoaudiólogo deve adequar a estimulação, levando em conta as especificidades do transtorno primário, assim como desenvolver uma prática baseada em evidências.

REFERÊNCIAS BIBLIOGRÁFICAS

AKAMATSU, C.T.; MUSSELMAN, C.; ZWIEBEL, A. Nature versus nurture in the development of cognition in deaf people. In: SPENCER, P.E.; ERTING, C.J.; MARSCHARK, M. (Eds.). *The deaf child in the family and at school: Essays in honor of Kathryn P. Meadow-Orlans*. Mahwah: Lawrence Erlbaum Associates, 2000; p. 255-274.

ARAÚJO, C.C.M.; LACERDA, C.B.F. Linguagem e desenho no desenvolvimento da criança surda: implicações histórico-culturais. *Psicologia em Estudo*, vol. 15, n. 4, p. 695-703, 2010.

BARBOSA, F.V.; LICHTIG, I. Abordagem Bilíngue na Terapia Fonoaudiológica de Surdos. In: FERNANDES, F.D.M.; MENDES, B.C.A; NAVAS, A.L.P.G. (Orgs.). *Tratado de Fonoaudiologia*. 2.ed. São Paulo: Roca, 2009; p. 210-219.

BEFI-LOPES, D.M. Avaliação diagnóstica e aspectos terapêuticos nos distúrbios específicos de linguagem. In: FERNANDES, F.D.; MENDES, B.C.; NAVAS, A.L. (ed). *Tratado de Fonoaudiologia*. 2.ed. São Paulo: Roca; 2010. p. 314-22.

BEFI-LOPES, D.M.; GÂNDARA, J.P.; FELISBINO, F.S. Categorização semântica e aquisição lexical: desempenho de crianças com alteração do desenvolvimento da linguagem. *Rev CEFAC*, vol. 8, n. 2, p. 155-61, 2006.

BEFI-LOPES, D.M.; NUÑES, C.O.; CÁCERES, A.M. Correlação entre vocabulário expressivo e extensão média do enunciado em crianças com alteração específica de linguagem. *Rev. CEFAC*, vol. 15, n. 1, p. 51-57, 2013a.

BEFI-LOPES, D.M.; PEDOTT, P.R.; BACCHIN, L.B.; CÁCERES, A.M. Relação entre pausas silentes e classe gramatical em narrativas de crianças com distúrbio específico de linguagem. *CoDAS*, vol. 25, n. 1, p. 64-69, 2013b.

BEFI-LOPES, D.M.; RODRIGUES, A. O distúrbio específico de linguagem em adolescente: estudo longitudinal de um caso. *Pró-Fono*, vol. 17, n. 2, p. 201-212, 2005.

BEFI-LOPES, D.M.; RONDON, S. Redução de sílaba em fala espontânea nas alterações específicas de linguagem. *Pró-Fono*, vol. 22, p. 333-338, 2010.

BISHOP, D.V.M. Genes, cognition, and communication: insights from neurodevelopmental disorders. *Ann N Y Acad Sci.*, vol. 1156, p. 1-18, 2009a.

BISHOP, D.V.M. Specific language impairment as a language learning disability. *Child Language Teaching and Therapy*, vol. 25, p. 163-165, 2009b.

BRASIL. Lei Federal n. 10.436 2002, Decreto Federal 5.626, de dezembro de 2005.

_____. Ministério da Saúde. Portaria n. 2.073, de 28 de setembro de 2004.

_____. Portaria n. 1.274, de 25 de junho de 2013. Inclui o Procedimento de Sistema de Frequência Modulada Pessoal (FM) na Tabela de Procedimentos, Medicamentos, Órteses, Próteses e Materiais Especiais (OPM) do Sistema Único de Saúde. Brasília: Conselho Nacional de Secretários de Saúde; 2013.

BURGOYNE, K.; DUFF, F.J.; CLARKE, P.J.; BUCKLEY, S.; SNOWLING, M.J. HULME, C. Efficacy of a reading and language intervention for children with Down syndrome: a randomized controlled trial. *Journal of Child Psychology and Psychiatry, and Allied Disciplines*, vol. 53, n. 10, p. 1044-1053, 2012.

CARDOSO-MARTINS, C.; FRITH, U. Can individuals with Down syndrome acquire alphabetic literacy skills in the absence of phoneme awareness? *Reading and Writing*, vol. 14, p. 361-375, 2001.

CARDOSO-MARTINS, C.; MICHALICK, M.F.; POLLO, T.C. Is sensitivity to rhyme a developmental precursor to sensitivity to phoneme? Evidence from individuals with Down syndrome. *Reading and Writing*, vol. 15, p. 439-454, 2002.

CATTS, H.W.; ADOLF, S.M.; ELLIS WEISMER, S. Language deficits in poor comprehenders: A case for the simple view of reading. *Journal of Speech, Language, and Hearing Research*, vol. 49, p. 278-293, 2006.

COSSU, G.; ROSSINI, F.; MARSHALL, J.C. When reading is acquired but phonemic awareness is not: A study of literacy in Down's syndrome. *Cognition*, vol. 46, p. 129-138.

FORTUNATO-TAVARES, T.; BEFI-LOPES, D.; BENTO, R.F.; ANDRADE, C.R.F. Crianças com implante coclear: habilidades comunicativas e qualidade de vida. *Brazilian Journal of Otorhinolaryngology*, vol. 78, n. 1, p. 15-25, 2012.

FOWLER, A. Linguistic variability in persons with Down syndrome: Research and implications. In: NADEL, L.; ROSENTHAL, D. (Eds.). *Down Syndrome: Living and Learning in the Community*. New York: Wiley-Liss, 1995; p. 121-131.

GAHYVA, D.L.C.; HAGE, S.R.V. Intervenção fonológica em crianças com distúrbio específico de linguagem com base em um modelo psicolinguístico. *Rev. CEFAC*, vol. 12, n. 1, p. 152-160, 2010.

GEERS, A.E. Factors Affecting the Development of Speech, Language, and Literacy in Children With Early Cochlear Implantation. *Language, Speech, and Hearing Services in Schools*, vol. 33, p. 172-183, 2002.

GILGER, J.W.; PENNINGTON, B.F.; DEFRIES, J.C. A twin study of the etiology of comorbidity: Attention-deficit hyperactivity disorder and dyslexia. *Journal of the American Academy of Child and Adolescent Psychiatry*, vol. 31, p. 343-348, 1992.

HAGE, S.R.V.; GUERREIRO, M.M. Distúrbio Específico de Linguagem. In: FERNANDES, F.D.M.; MENDES, B.C.A.; NAVAS, A.P.G.P. (Orgs.). *Tratado de Fonoaudiologia*. 2.ed. São Paulo: Roca, 2010; p. 456-464.

HULME, C.; MACKENZIE, S. *Working memory and severe learning difficulties.* Hove: Lawrence Erlbaum Associates, 1992.

JACOB, R.T.S.; ALVES, T.K.M.; MORET, A.L.M.; MORETTIN, M.; SANTOS, L.G.; MONDELLI, M.F.C.G. Participação em sala de aula regular do aluno com deficiência auditiva: uso do Sistema de frequência modulada. *CoDAS*, vol. 26, n. 4, p.308-314, 2014.

JARROLD, C.; BADDELEY, A.D.; HEWES, A.K. Verbal short-term Memory Deficits in Down's Syndrome: A consequence of problems in rehearsal. *Journal of Child Psychology and Psychiatry*, vol. 40, n. 2, p. 233-244, 2000.

KAMHI, A.G.; CATTS, H.W. *Language and Reading Disabilities.* Third Edition. Boston: The Allyn & Bacon Communication Sciences and Disorders Series, 2012. 303p.

KELLY, LP. The importance of processing automaticity and temporary storage capacity to the differences in comprehension between skilled and less skilled college-age deaf readers. *Journal of Deaf Studies and Deaf Education*, vol. 8, p. 230-249, 2003.

KELLY, L.P.; BARAC-CIKOJA, D. The comprehension of skilled deaf readers: The roles of word recognition and other potentially critical aspects of competence. In: CAIN, K.; OAKHILL, J. (Eds.). *Children's comprehension problems in oral and written language.* New York: The Guilford Press, 2007; p. 244-280.

KORKMAN, M.; PESONEN, A.-E. Comparison of neuropsychological test profiles of children with attention deficit-hyperactivity disorder and/or learning disorder. *Journal of Learning Diabilities*, vol. 27, p. 383-392, 1994.

LARA, A.T.M.C.; TRINDADE, S.H.R.; NEMR, K. Desempenho de indivíduos com síndrome de down nos testes de consciência fonológica aplicados com e sem apoio visual de figuras. *Rev CEFAC*, vol. 9, n. 2, p. 164-73, 2007.

LaSASSO, C.; CRAIN, K.; LEYBAERT, J. Rhyme generation in deaf students: The effect of exposure to cued speech. *Journal of Deaf Studies and Deaf Education*, vol. 8, p. 250-270, 2003.

LAVRA-PINTO, B.; LAMPRECHT, R.R. Consciência fonológica e habilidades de escrita em crianças com síndrome de Down. *Pró-Fono*, vol. 22, n. 3, p. 287-292, 2010.

LEYBAERT, J.; LaSASSO, C.J. Cued speech for enhancing speech perception and first language development of children with cochlear implants. *Trends in Application*, vol. 14, p. 96-112, 2010.

LEYBAERT, J.; LECHAT, J. Phonological similarity effects in memory for serial order of cued speech. *Journal of Speech, Language, and Hearing Research*, vol. 44, p. 949-963, 2001.

MACKIE, C.; DOCKRELL, J.E. The Nature of Written Language Deficits in Children With SLI. *Journal of Speech, Language, and Hearing Research*, vol. 47, p. 1469-1483, 2004.

MENEZES, C.G.L.; TAKIUCHI, N.; BEFI-LOPES, D.M. Memória de curto-prazo visual em crianças com distúrbio específico de linguagem. *Pró-Fono*, vol. 19, n. 4, p. 363-9, 2007.

MOOJEN, S.; LAMPRECHT, R.; SANTOS, R.M.; FREITAS, G.M.; BRODACZ, R.; SIQUEIRA, M. *Consciência fonológica: instrumento de avaliação sequencial (CONFIAS)*. São Paulo: Ed. Casa do Psicólogo, 2003.

NASH, H.; HEATH, J. The role of vocabulary, working memory and inference making ability in reading comprehension in Down syndrome. *Research of Developmental Disabilities*, vol. 32, n. 5, p. 1782-1791, 2011.

NASH, H.M.; SNOWLING, M.J. Semantic and phonological fluency in children with Down syndrome: Atypical organization of language or less efficient retrieval strategies? *Cognitive Neuropsychology*, vol. 25, n. 5, p. 690-703, 2008.

NICHOLAS, J.G.; GEERS, A.E. Will They Catch Up? The Role of Age at Cochlear Implantation In the Spoken Language Development of Children with Severe--Profound Hearing Loss. *Journal of Speech, Language, and Hearing Research.* vol. 50, n. 4, p. 1048-1062, 2007.

NICOLIELO, A.P.; HAGE, S.R.V. Relações Entre Processamento fonológico e linguagem Escrita nos sujeitos com distúrbio Específico de Linguagem. *Rev CEFAC*, vol. 13, p. 636-644, 2011.

NICOLIELO, AP; HAGE, SRV. Processamento fonológico em crianças com distúrbio específico de linguagem. *Rev CEFAC*, v. 16, p. 1820-1827, 2014.

NIKOLOPOULOS, T.P.; GIBBIN, K.P.; DYAR, D. Predicting speech perception outcomes following cochlear implantation using Nottingham Children's Implant Profile (NChIP). *International Journal of Pediatric Otorhinolaryngology*, vol., 68, p. 137-141, 2004.

OLSON, A.C.; CARAMAZZA, A. Orthographic structure and deaf spelling errors: syllables, letter frequency, and speech. *Q J Exp Psychol A*, vol., 57, n. 3, p. 385-417, 2004.

PEREIRA, M.C.C.; VIEIRA MIS. Bilinguismo e Educação de Surdos. *Revista Intercâmbio*, vol. XIX: p. 62-67, 2009.

PUGLISI, M.L.; BEFI-LOPES, D.M.; TAKIUCHI, N. Utilização e compreensão de preposições por crianças com distúrbio específico de linguagem. *Pró-Fono*. vol. 17, n. 3, p. 331-344, 2005.

RAPIN, I.; ALLEN, D.A. The semantic-pragmatic deficit disorder: Classification issues. *International Journal of Language & Communication Disorders*, vol. 33, p. 82-87, 1998.

ROCHA, L.C.; BEFI-LOPES, D. M. Análise pragmática das respostas de crianças com e sem distúrbio específico de linguagem. *Pró-Fono*, vol. 18, n. 3, p. 229-238, 2006.

SHAYWITZ, B.A.; PUGH, K.R.; CONSTABLE, T.R.; SHAYWITZ, S.E.; BRONEN, R.A.; FULBRIGHT, R.K.; SHANKWEILER, D.P. et al. Localization of Semantic Processing Using Functional Magnetic Resonance Imaging. *Human Brain Mapping*, vol. 2, p. 149-158, 1995.

SHAYWITZ, S.E.; FLETCHER, J.M.; SHAYWITZ, B.A. Issues in the definition and classification of attention deficit disorder. *Topics in Language Disorders*, vol. 14, p. 1-25, 1994.

SINGER HARRIS, N.G.; BELLUGI, U.; BATES, E.; JONES, W.; ROSSEN, M. Contrasting profiles of language development in children with Williams and Down syndromes. *Developmental Neuropsychology*, vol. 13, p. 345-370, 1997.

SINGLETON, J.L; SUPALLA, S; LITCHFIELD, S; SCHLEY, S. From Sign to Word: Considering Modality Constraints in ASL/English Bilingual Education. *Topics in Language Disorders*, vol. 18, n. 4, p. 16-29, 1998.

SNOWLING, M.J.; HULME, C.; MERCER, R. A deficit in rime awareness in children with Down syndrome. *Reading and Writing*, vol. 15, p. 471-95, 2002.

SOUSA, A.F.; COUTO, M.I.V.; CARVALHO, A.C.M.; DE MATAS, C.G.; BEFI-LOPES, D.M. Aquisição de vocábulos em crianças usuárias de implante coclear. *Rev CEFAC*, vol. 16, n. 5, p. 1504-1511, 2014.

TRANSLER, C.; REITSMA, P. Phonological coding in reading of deaf children: Pseudohomophone effects in lexical decision. *Br J Dev Psychol.*, vol. 23, n. 4, p. 525-42, 2005.

VANDEWALLE, E.; BOETS, B.; BOONS, T.; GHESQUIÈRE, P.; ZINK, I. Oral language and narrative skills in children with specific language impairment with and without literacy delay: a three-year longitudinal study. *Res Dev Disabil.*, vol. 33, n. 6, p. 1857-70, 2012.

WAUTERS, L.N.; VAN BON, W.H.J.; TELLING, A.E.J.M. The reading comprehension of Dutch deaf children. *Reading and Writing*, vol. 19, p. 49-76, 2006.

WILLCUTT, E.G.; PENNINGTON, B.F.; DUNCAN, L.; SMITH, S.D.; KEENAN, J.M.; WADSWORTH, S.; et al. Understanding the complex etiologies of developmental disorders: Behavioral and molecular genetic approaches. *J Dev Behav Pediatr.* vol. 31, n. 7, p. 533-544, 2010.

YOSHINAGA-ITANO, C. Levels of evidence: Universal newborn hearing screening (UNHS) and early hearing detection and intervention systems (EHDI). *Journal of Communication Disorders*, vol. 37, n. 5, p. 451-65, 2004.

Parte III

IDENTIFICAÇÃO E INTERVENÇÃO DOS TRANSTORNOS DE LINGUAGEM ESCRITA

CAPÍTULO 7

Princípios gerais da avaliação da linguagem escrita

Ana Luiza Gomes Pinto Navas
Maria Thereza Mazorra dos Santos

INTRODUÇÃO

Quando uma criança, jovem ou adulto tem queixa de dificuldades de aprendizagem, de leitura ou escrita deve-se iniciar o processo de caracterização dessa queixa pela anamnese, para em seguida fazer avaliação completa e criteriosa. Este capítulo discutirá os princípios essenciais da avaliação de linguagem oral e escrita, bem como das habilidades e funções cognitivas subjacentes dos transtornos de linguagem escrita.

A anamnese deve ser detalhada, incluir aspectos do desenvolvimento de linguagem oral e sobretudo uma descrição das experiências educacionais da criança. Informações sobre o tipo de escola, reprovações etc. podem ajudar a entender a relação do estudante com o ambiente escolar e seu desempenho. Se o estudante participar da anamnese com os pais, as perguntas de identificação pessoal podem ser feitas diretamente a ele. Caso o estudante não tenha participado da anamnese juntamente com os pais ou responsáveis, antes de começar a aplicação formal de provas ou testes pode ser feita uma pequena anamnese com ele. Perguntam-se dados de identificação, como nome completo, endereço, data de nascimento, nome da escola, série, como se chama a professora, os melhores amigos, do que mais gosta na escola, do que não gosta na escola, se gosta de ler, do que gosta de brincar, do que não gosta de brincar. Dessa forma, pode-se avaliar a sua habilidade de comunicação oral, seu conhecimento das informações pessoais e, portanto, seu grau de independência e maturidade. Junto com as perguntas, explica-se o que se vai fazer, esclarece que sabe que ele está com algumas dificuldades, por isso é preciso conhecê-lo melhor para poder ajudá-lo, procurando tranquilizá-lo.

O processo de avaliação é essencial para se alcançar um diagnóstico preciso, para servir de base para a elaboração de um planejamento terapêutico e de adaptação educacional para crianças e jovens com as mais diversas queixas relacionadas à aprendizagem.

A descrição do desempenho de leitura e escrita deve basear-se em mais de uma fonte de informação, ou seja, como em um quebra-cabeça, cada peça incorporada ao quadro traz mais detalhes e maior precisão do comportamento de linguagem oral e escrita. Para tanto, devem ser utilizados instrumentos, protocolos, testes formais e padronizados quando disponíveis, mas também podem ser utilizadas provas isoladas que trazem informações importantes sobre as habilidades específicas.

Considerando-se que o português brasileiro é um idioma de ortografia quase transparente, a leitura ou a escrita de palavras pode ser alcançada com certa precisão, mas é no tempo de execução da tarefa que a dificuldade pode ser identificada. Sendo assim, é de suma importância registrar o tempo de execução das provas para a avaliação da leitura e da escrita (Alcock et al., 2000). Para facilitar, recomenda-se gravar em áudio ou filmar o momento da avaliação para que posteriormente possa ser feita a transcrição e analisadas as respostas do avaliado.

A escolha dos estímulos para cada prova é de suma importância, não somente pelas características da transparência de ortografia já descritas para o português brasileiro, mas também porque deve-se considerar a complexidade da estrutura sintática de uma sentença ou texto, a frequência e o tamanho das palavras, para citar alguns exemplos.

Um estudo com escolares falantes do português brasileiro investigou a fluência de leitura com textos de palavras longas e curtas, e textos com estrutura morfossintática complexa e simples. O estudo mostrou que houve diferenças na taxa de leitura medida em palavras por minuto, com a escolaridade, e a leitura foi mais rápida nos textos com palavras curtas comparada à leitura do texto com palavras longas, assim como no texto com estrutura sintática simples em comparação à estrutura mais complexa (Dellisa e Navas, 2013).

Em relação aos transtornos de aprendizagem, no processo de avaliação devem ser consideradas as diferenças intraindividuais, a variação nos graus de severidade e a necessidade ou não de acomodação e instrução especializada.

Após a realização da avaliação e integração dos achados deve-se compilar essas informações para elaborar um relatório. Esse relatório de avaliação deve ser concebido com foco no público-alvo: professor (escola), família ou profissional da área da saúde (médico, psicológo etc.). Deve-se fornecer informações precisas e objetivas, mas sempre pensando na utilidade do relatório. Por exemplo: não há por que utilizar termos demasiadamente técnicos para um relatório direcionado à escola, mas ele deve conter informações suficientes para auxiliar o professor em sala de aula a individualizar a atenção para aquele estudante, pensando em suas limitações e habilidades em relação ao desempenho escolar. Sempre que necessário, deve-se exemplificar a produção do aluno para ficar mais claro a quem for ler o relatório.

AVALIAÇÃO DE LINGUAGEM ORAL

A avaliação de linguagem oral é parte essencial para o diagnóstico nos casos em que há dificuldades de linguagem escrita (TLE). A caracterização do desempenho em linguagem deve incluir os níveis fonológico e semântico, e o conhecimento de relações morfossintáticas e função pragmática.

Uma conversa espontânea ou entrevista dirigida com criança, jovem ou adulto com queixa de TLE é o primeiro passo para a caracterização da comunicação oral. Será importante para o diagnóstico investigar se as dificuldades na escrita e leitura são decorrentes de transtornos de linguagem oral, como já mencionado em outros capítulos.

Apesar de não termos, no Brasil, muitos testes e provas padronizados para a avaliação de linguagem oral, é importante que se avaliem a recepção e a compreensão, a produção e a elaboração oral.

A avaliação da linguagem oral pode começar pela aplicação do teste de avaliação de linguagem infantil – ABFW (Andrade et al., 2000), com as provas de fonologia, nomeação e imitação, para posterior análise da ocorrência, caracterização dos processos fonológicos presentes e registros nos protocolos.

Em seguida, a prova de vocabulário pode sempre ser aplicada. Embora seja padronizada para a população brasileira até seis anos de idade, pode fornecer também informações interessantes dos alunos mais velhos em relação às dificuldades de acesso lexical, caso eles demorem a nomear as figuras ou produzam muitos processos de substituição (PS), diminuindo o número de designação por vocábulo usual (DVU). Registros nos protocolos permitem análise quantitativa importante. Utilizando o ABFW, Santos e Befi-Lopes (2012) comprovaram que alunos do 4º ano do ensino fundamental com melhor vocabulário foram os que produziram melhores redações em sua pesquisa.

Para a avaliação de vocabulário, pode-se utilizar, ainda, o Teste Infantil de Nomeação (Seabra et al., 2012), padronizado para a faixa etária de 3 a 14 anos.

A avaliação do conhecimento sintático pode ser feita estimando a percepção e a compreensão de sentenças relacionadas com as noções temporoespaciais, como "em cima de", "embaixo de", "ao lado de", "antes", "depois" etc., com apoio de figuras. Por exemplo: "Mostre a figura do carro na frente do caminhão", "Mostre a figura do caminhão atrás do carro". Igualmente com os aspectos cognitivos da linguagem, como a capacidade de categorização semântica, ou seja: dadas quatro palavras oralmente, a criança deve escolher qual não combina com as outras e explicar por que não combina. Por exemplo: *carro – avião – cachorro – navio*; qual não combina? Cachorro, porque é um animal, e as outras são meios de transporte. Essa categorização semântica deve ser gradativamente mais difícil de acordo com a faixa etária (Braz e Pellicciotti, 1988).

Outra forma de avaliar a linguagem oral é por meio da complementação de sentenças de final aberto ditas oralmente pelo avaliador. Por exemplo: "Paulo chegou atrasado na escola porque _____." Ou: "Queria muito viajar nas férias, mas _____." Também com complexidade crescente. Finalmente, a definição de palavras concretas e algumas mais abstratas. "O que é copo?" "Copo é um objeto que pode ser de vidro ou material descartável, que serve para colocar líquidos para a gente beber." (Braz e Pellicciotti, 1988.) Esse tipo de tarefa dá muitas informações sobre a competência linguística da criança ou adolescente com queixa de problema de leitura e escrita, que, muitas vezes, apesar de não ter problemas de fala, pode apresentar problemas sutis de linguagem que vão interferir na compreensão da leitura e elaboração escrita.

AVALIAÇÃO DE LINGUAGEM ESCRITA

Assim como na linguagem oral, para a avaliação da linguagem escrita deve-se considerar as várias unidades linguísticas, desde as letras até os textos, bem como é importante analisar tanto o processo de decodificação (leitura) como a codificação (escrita).

Não há uma ordem a ser seguida. O importante é ter em mente que uma prova complementa a outra e que todos os processos envolvidos para o sucesso da leitura e da escrita devem ser contemplados.

- Letras: reconhecimento visual e codificação gráfica.
- Palavras e pseudopalavras: leitura e escrita (acurácia e tempo).
- Sentenças: leitura (acurácia e fluência) e elaboração.
- Textos: fluência e compreensão, elaboração.

Há alguns instrumentos disponíveis comercialmente que incluem provas que avaliam diferentes níveis de desempenho, com letras, palavras, sentenças e textos, como veremos a seguir.

O PROLEC (Capellini et al., 2010) é uma prova de leitura organizada em quatro blocos que correspondem a quatro processos:

1. Identificação de letras: nome ou som das letras; identificação de palavras e pseudopalavras iguais ou diferentes.
2. Processos léxicos: decisão léxica, leitura de palavras, leitura de pseudopalavras, leitura de palavras e pseudopalavras misturadas.
3. Processos sintáticos – leitura de sentenças na voz ativa, voz passiva e complemento focado de acordo com a figura correspondente; leitura respeitando sinais de pontuação.
4. Processos semânticos: compreensão de orações e compreensão de textos.

É uma prova de leitura de fácil aplicação, que fornece informações importantes referentes à associação grafema-fonema, pois há a comparação entre a leitura de palavras de alta frequência, baixa frequência e pseudopalavras, e em todas essas categorias podem ser longas e curtas. Avalia também a discriminação visual, na tarefa de palavra e pseudopalavra igual/diferente. Além disso, avalia a compreensão de sentenças e pequenos textos. O registro é feito em protocolo específico com os escores padronizados para alunos do 2º ao 5º ano do ensino fundamental.

A avaliação da compreensão leitora de textos expositivos (Saraiva et al., 2006) consiste em 16 textos expositivos, dois por série, desde o 3º ano do ensino fundamental até o ensino médio, incluindo dois para adultos. Os textos têm número de palavras crescente à medida que as séries vão avançando. Também entre as séries, os tipos de textos são diferentes, variando entre descrição, causa e consequência, problema e solução, comparação e sequência. O manual do aplicador orienta como calcular o número de palavras por minuto, após a gravação da leitura. Um texto é para a leitura oral e o outro para a leitura silenciosa. A comparação entre as duas leituras é muito interessante, pois alguns alunos conseguem extrair mais significado com a leitura silenciosa, mas não é a regra. O protocolo de registro vem com diversas orientações para serem observadas e anotadas pelo aplicador, o que permite análise qualitativa comportamental da leitura.

Vale ressaltar que esse instrumento pode ser utilizado para avaliar a competência de comunicação oral quando é solicitado que o avaliado discorra sobre o que sabe sobre a figura, podendo-se estimar não somente o seu conhecimento sobre o assunto e o vocabulário, mas também a capacidade de elaboração oral. Além disso, o reconto da história lida, além de avaliar a capacidade de compreensão de leitura, fornece informações sobre a competência de narrativa oral.

O Teste de Desempenho Escolar – TDE (Stein, 1994) é composto das seguintes provas: leitura de 70 palavras isoladas, escrita de 34 palavras a partir do ditado, realização de operações matemáticas. Para cada resposta correta atribui-se um ponto, sem considerar o tipo de erro ou tempo de execução. Como já mencionado, apesar de o teste não fazer essa recomendação, sugerimos que a leitura das palavras seja cronometrada.

A fluência de leitura pode ser avaliada por prova de leitura silenciosa ou em voz alta de listas de palavras e pseudopalavras ou com diferentes tipos de textos. Navas et al. (2009) sugerem que, para a caracterização da fluência de leitura, devem ser considerados aspectos como taxa (ou velocidade) de leitura, automatização da decodificação (precisão ou acurácia) e adequação da variação de prosódia durante a leitura em voz alta. Outros fatores adicionais na avaliação da fluência são o uso ou não de apoio dos dedos, se há modificação do comportamento de leitura com a repetição da leitura de um mesmo texto e, ainda, a diferença entre a leitura de palavras isoladas, pseudopalavras e texto.

A Tabela 7.1 apresenta os valores de referência de taxa de leitura em voz alta de textos, palavras e pseudopalavras, medida em palavras por minuto (ppm), de acordo com Carvalho (2008).

Tabela 7.1 Valores de referência de taxa de leitura

Taxa de leitura de texto (ppm)				
	3ª série	4ª série	5ª série	6ª série
PA	130,3	123,2	111,1	142,8
PU	99	111,9	118,5	126,9
Taxa de leitura de palavras (ppm)				
	3ª série	4ª série	5ª série	6ª série
PA	57,4	59,4	55,3	61,5
PU	38,2	45,7	55,8	60,1
Taxa de leitura de pseudopalavras (ppm)				
	3ª série	4ª série	5ª série	6ª série
PA	40,2	40	40,7	40
PU	31,1	34,9	39,3	42,9

PA = escola particular. PU = escola pública.

Em relação à escrita, é importante contemplar tanto a habilidade de codificação, com a avaliação de ortografia em nível de palavras, quanto a competência para a elaboração escrita, que envolve a elaboração de sentenças e textos.

O ditado balanceado – DB (Moojen, 2009) consiste em um ditado de 50 palavras, que fizeram parte de amplo estudo com alunos do Rio Grande do Sul. A autora descreve em seu livro os parâmetros de normalidade para a análise dos tipos de erros apresentados pelo estudante.

Santos e Befi-Lopes (2013) propuseram uma prova de ditado de 10 palavras de alta frequência, 10 de baixa frequência e 10 pseudopalavras, que permitem verificar que tipo de estratégia a criança está usando para escrever, não apenas o tipo de erro. No artigo estão disponíveis os estímulos para o ditado, assim como os critérios de avaliação em relação à média e tipos de erros, para alunos do 4º ano do ensino fundamental.

A avaliação de produção escrita deve ser feita pela elaboração de sentenças a partir de palavras fornecidas e de redação com apoio de uma figura interessante, como personagens, que possa gerar algum conflito e que necessite de alguma ação ou sequência de ações para resolvê-lo (Befi-Lopes e Santos, 2015).

AVALIAÇÃO DE HABILIDADES COMPLEMENTARES

Nomeação rápida

A prova de nomeação automática rápida é usada para estimar a velocidade de acesso lexical para vários tipos de estímulos visuais, como figuras, dígitos, letras e cores (Denckla e Rudel, 1974). São apresentadas pranchas com esses itens dispostos em sequência para nomeação. É registrado o tempo de nomeação para todos os itens da prancha. Rosal (2002) aplicou a prova de nomeação rápida em crianças normais, com idades entre 6,0 e 9,9, e nesse estudo o tempo de nomeação da parte A foi, em média, de 37,0 s para crianças da escola pública e 31,3 s para as de escola privada. Para a parte B, a média do tempo de nomeação foi de 34,0 s na escola pública e 31,9 s na escola privada. O estudo de Simões (2006) investigou o desempenho de crianças de 1ª e 2ª séries na prova de nomeação rápida de cores, objetos, números e letras, e obteve desempenho para a nomeação de objetos por alunos da 1ª série de 52,7 s em escolas públicas e 46,0 s em escolas particulares na parte A. Na parte B, para a mesma série, foram 53,7 s em escolas públicas e 49,1 s em escolas particulares. Os alunos de 2ª série de escolas públicas obtiveram média de tempo de 47,0 s, e os de escolas particulares, 43,1 s na parte A. Na parte B, os alunos de escolas públicas e particulares realizaram a prova em 50,0 s e 43,0 s, respectivamente. Santos e Befi-Lopes (2012) avaliaram alunos de 4º ano do ensino fundamental utilizando as pranchas de nomeação rápida de objetos do CTOPP (Wagner et al., 1999), a mesma utilizada por

Rosal (2002), encontrando média de tempo de 32 s e dois erros, na parte A do teste, e de 33,8 s e 2,8 erros na parte B.

Memória

O teste de fluência verbal (Benton e Hamsher, 1976) avalia a memória semântica, fonológica e livre. O avaliador solicita a evocação, durante o tempo de um minuto, do maior número de itens em modalidade livre ou de uma categoria semântica (p. ex., animais), ou com a pista fonológica (/f/, /a/, /s/).

A memória auditiva imediata pode ser avaliada pela tradicional prova de repetição de sequências de dissílabos, trissílabos e polissílabos, em número crescente de estímulos (Braz e Pellicciotti, 1988).

A memória auditiva imediata de dígitos pode ser avaliada pela tradicional prova de repetição de sequências de dígitos, em número crescente de estímulos (Braz e Pellicciotti, 1988).

Para a avaliação de memória fonológica pode ser utilizado o teste de repetição de pseudopalavras (Santos e Bueno, 2003). É um teste padronizado para a população brasileira de 4 a 10 anos, correlacionado com a memória imediata de dígitos invertida, ou seja, não é necessário aplicar as duas provas. A importância de aplicar a repetição de pseudopalavras é que se está avaliando a memória fonológica operacional. A lista completa de pseudopalavras da prova e os escores para todas as idades são apresentados em Santos e Bueno (2003).

Habilidades metalinguísticas

O PROHMELE – provas de habilidades metalinguísticas e de leitura (Cunha e Capellini, 2009) é um procedimento de avaliação sistematizado, que possibilita caracterizar as habilidades metalinguísticas relacionadas com a aprendizagem da leitura.

O CONFIAS (Moojen et al., 2003) é um instrumento de avaliação da consciência fonológica dividido em níveis silábico e fonêmico. No nível silábico, avalia as habilidades de síntese, segmentação, identificação de sílaba inicial, identificação de rima, produção de palavra com sílaba dada, identificação de sílaba medial, produção de rima, exclusão e transposição. No nível fonêmico, avalia as habilidades de produção de palavra que inicia com o fonema dado, identificação de fonema inicial, identificação de fonema final, exclusão, síntese, segmentação e transposição.

É um instrumento de fácil aplicação, que, por ter apoio de figuras, minimiza o impacto da memória nas tarefas de identificação silábica e fonêmica. O registro é feito em protocolo específico, e os pontos são computados.

É um instrumento fundamental para a avaliação das dificuldades de leitura e escrita porque as habilidades metalínguísticas estão intimamente relacionadas a problemas de aprendizagem da linguagem escrita.

O instrumento de avaliação da consciência fonoarticulatória (CONFIART, Santos et al., 2014) consiste em quatro tarefas:

1. Identificação da imagem fonoarticulatória a partir do som: o avaliador fala um som sem a criança ver e ela deve encontrar a boca correspondente ao som ouvido.
2. Produção do som a partir da imagem fonoarticulatória: a criança vê a foto de uma boca e deve fazer o som correspondente àquela boca.
3. Identificação da imagem fonoarticulatória a partir da palavra: a criança nomeia uma figura e tenta achar a boca do primeiro som do nome daquela figura.
4. Produção de palavra a partir do gesto fonoarticulatório: a criança olha a foto da boca e deve dizer uma palavra que começa com aquele movimento de boca.

Esse instrumento é complementar ao de consciência fonológica e pode dar informações interessantes, como o próprio nome diz, do nível de consciência da criança sobre sua fonoarticulação, importante para o domínio de associação grafema-fonema, como /R/ e /r/, onde se articula um fonema e outro. Dá indicações ao terapeuta sobre se será necessário trabalhar com mais propriocepção quando for estimular a associação grafema-fonema. Também no caso de crianças respiradoras bucais com DLE, é interessante avaliar sua consciência fonoarticulatória.

CONSIDERAÇÕES FINAIS

Como afirmamos no início deste capítulo, a avaliação da linguagem oral e escrita deve ser feita por meio de diversos instrumentos, porque um complementa o outro, ajudando o clínico a montar o quebra-cabeças do diagnóstico.

O importante é caracterizar claramente as dificuldades de leitura e escrita apresentadas pelo aluno, mas principalmente relacioná-las com as possíveis causas subjacentes, pois somente assim seremos capazes de explicar aos pais ou responsáveis por que a criança está apresentando aquelas dificuldades. Caso contrário, apresentaremos a eles apenas o que já sabem: que ela troca letras, lê mal e não compreende o que lê. A avaliação de linguagem escrita deve ir além disso.

O fonoaudiólogo precisa utilizar todo o seu conhecimento teórico da relação entre a linguagem oral e escrita, dos modelos de aquisição da linguagem escrita e dos transtornos e dificuldades na aprendizagem da linguagem escrita, para o raciocínio diagnóstico no processo de avaliação da linguagem escrita. Em seguida, no *feedback* aos pais ou responsáveis, de modo conciso e simples, relacionar as dificuldades da criança com as causas que puderam ser analisadas, para que eles compreendam a importância da fonoterapia, aumentando a adesão ao tratamento. Além disso, a avaliação de linguagem escrita bem elaborada determinará um processo terapêutico mais individualizado, levando em consideração as particularidades de cada caso.

REFERÊNCIAS

ALCOCK, K.J.; NOKES, K.; NGOWI, F.; MUSABI, C.; McGREGOR, S.; MBISE, A. et al. The development of reading tests for use in a regularly spelled language. *Applied Psycholinguistics*, vol. 21, n. 4, p. 525-555, 2000.

ANDRADE, C.R.F.; BEFI-LOPES, D.M.; FERNANDES, F.D.M.; WERTZNER, H.F. *ABFW: teste de linguagem infantil nas áreas de fonologia, vocabulário, fluência e pragmática.* Cidade: Editora, 2000. 98 p.

BEFI-LOPES, D.M.; SANTOS, M.T.M. Plano Terapêutico Fonoaudiológico para estimulação da Elaboração escrita. In: *PTFs vol. 2 Pró-Fono* (Org.). Barueri: Pró--Fono, 2015.

BENTON, A.L.; HAMSHER, K. de S. *Multilingual Aphasia Examination.* Iowa: University of Iowa; 1976.

BRAZ, H.A.; PELLICCIOTTI, T.H.F. *Exame de linguagem TIPITI.* São Paulo: MNJ; 1988.

CAPELLINI, A.P.; OLIVEIRA, A.M.; CUETOS, F., RODRIGUES, B.; RUANO, E. (Orgs.). PROLEC – *Prova de avaliação dos processos de leitura – Kit.* São Paulo: Casa do Psicólogo. 2010; 54 p.

CARVALHO, C.A.F. *Relação entre a função pragmática da linguagem e a compreensão de textos.* São Paulo, 2008. Dissertação (Mestrado em Distúrbios da Comunicação Humana – Fonoaudiologia). Universidade Federal de São Paulo.

CUNHA, V.L.O.; CAPELINNI, S.A. *PROHMELE: Provas de habilidades Metalinguísticas e de Leitura.* Cidade: Revinter, 2009; 146 p.

DELLISA, P.R.R.; NAVAS, A.L.G.P. Avaliação do desempenho de leitura em estudantes do 3º ao 7º anos, com diferentes tipos de texto. *CoDAS,* vol. 25, n. 4, p. 342-350, 2013.

DENCKLA, M.B.; RUDEL, R. Rapid "Automatized" naming of pictures, objects, colors, and letters, and numbers by normal children. *Cortex,* vol. 10, p. 186-202, 1974.

MOOJEN, S.; LAMPRECHT, R.; SANTOS, R.M.; FREITAS, G.M.; BRODACZ, R.; SIQUEIRA, M.; et al. *Consciência fonológica instrumento de avaliação sequencial – Kit (CONFIAS).* São Paulo: Ed. Casa do Psicólogo, 2013.

MOOJEN, S. *A escrita ortográfica na escola e na clínica: Teoria, avaliação e tratamento.* São Paulo: Casa do Psicólogo, 2009.

NAVAS, A.L.G.P.; PINTO, J.C.B.R.; DELLISA, P.R.R. Avanços no conhecimento do processamento da fluência em leitura: da palavra ao texto. *Rev. Soc. Bras. Fonoaudiol.,* vol. 14, n. 3, p. 553-9, 2009.

ROSAL, C.A.R. *Habilidades de segmentação fonêmica em crianças normais de primeira, segunda e terceira séries do ensino fundamental.* 124 f. São Paulo, 2002. Dissertação (Mestrado). Programa de Pós-Graduação do departamento de Lingüística da Faculdade de Filosofia, Letras e Ciências Humanas da Universidade de São Paulo.

SANTOS, F.H.; BUENO, O.F.A. Validation of the Brazilian children's test of pseudoword repetition in portuguese speakers aged 4-10 years. *Brazilian Journal Medical Biology Research*, vol. 36, p. 1533-1547, 2003.

SANTOS, M.T.M.; BEFI-LOPES, D.M. Vocabulário, consciência fonológica e nomeação rápida: contribuições para a ortografia e elaboração escrita. *Revista da Sociedade Brasileira de Fonoaudiologia*, vol. n. 24, p. 269-275, 2012. Disponível em: http://doi.org/10.1590/S2179-64912012000300013.

SANTOS, M.T.M.S.; BEFI-LOPES, D.M. Análise da ortografia de alunos do 4º do Ensino Fundamental a partir de ditado de palavras. *CoDAS*, vol. 25, n. 3, p. 256-61, 2013.

SANTOS, R.M.; VIEIRA, M.J.B.; VIDOR-SOUZA, D. *Instrumento de Avaliação da Consciência Fonoarticulatória: CONFIART*. Ribeirão Preto: Book Toy Livraria e Editora, 2014; 61 p.

SARAIVA, R.A.; MOOJEN, S.; MUNARSKI, R. *Avaliação da compreensão leitora de textos expositivos: para fonoaudiólogos e psicopedagogos*. São Paulo: Ed. Casa do Psicólogo, 2006; 104 p.

SEABRA, A.G.; TREVISA, B.T.; CAPOVILLA, F.C. Teste Infantil de Nomeação. In: SEABRA, A.G.; MARTINS, N. (Orgs.). *Avaliação neuropsicológica cogntiva: linguagem oral*. Vol. 2. São Paulo: Memnon, 2012, p. 54-86.

SIMÕES, V.F. *Estudo do desempenho de crianças do ensino fundamental I em testes de leitura, escrita e nomeação rápida*. São Paulo, 2006. Dissertação (Mestrado). Programa de Pós-Graduação do Departamento de Linguística da Faculdade de Filosofia, Letras e Ciências Humanas da Universidade de São Paulo.

STEIN, L.M. *Teste de Desempenho Escolar (TDE)*. São Paulo: Ed. Casa do Psicólogo, 1994; 32 p.

WAGNER, R.K.; TORGESEN, J.K.; RASHOTTE, C.A. *CTOPP: Comprehensive test of phonological processing – Pro-ed*. 1999.

CAPÍTULO 8

Intervenção da linguagem escrita e estimulação do processamento fonológico[1]

Maria Thereza Mazorra dos Santos
Ana Luiza Gomes Pinto Navas

Tudo ao mesmo tempo agora.[2]

INTRODUÇÃO: CONCEITOS GERAIS PARA A INTERVENÇÃO DA LINGUAGEM ESCRITA

Como vimos anteriormente, as manifestações e os graus de dificuldade em leitura e escrita que um indivíduo pode apresentar são muito diversos, de forma que descrever um processo terapêutico único seria banalizar a complexidade dos fatores envolvidos e, assim, não garantir a eficácia do tratamento dos transtornos nessa área. Por essa razão, apresentaremos, nesta Parte III, alguns aspectos importantes que consideramos ser os pilares de sustentação de uma abordagem equilibrada de estimulação e intervenção nas dificuldades e nos transtornos de leitura e escrita, cuja proposta enfatiza a natureza interdependente das habilidades de ouvir, falar, ler e escrever.

Acreditamos que uma abordagem de intervenção que enfatiza a conexão entre a linguagem oral e escrita seja fundamental, de modo semelhante ao proposto por Kamhi e Catts (2012), que descreveram o relacionamento entre elas como dinâmico e recíproco, com o desenvolvimento de uma influenciando o da outra porque, quando novas estruturas e funções são aprendidas para a escrita, elas são adotadas para a fala e vice-versa.

---

1 Todas as atividades com o símbolo ⏚ estão no Anexo 1, disponíveis para download. Acessar: <**www.manoleeducacao.com.br/transtornosdelinguagemescrita**>.
2 Titãs, 1991.

Gostaríamos de reafirmar nossa crença de que a aquisição e o desenvolvimento da linguagem escrita são uma extensão do desenvolvimento da linguagem oral, posto que a criança traz suas experiências e aprendizados anteriores, incluindo o seu conhecimento da linguagem oral, para sustentar o aprendizado da leitura e da escrita.

Esse *continuum* de desenvolvimento da linguagem não é necessariamente hierárquico, ou seja, as crianças não precisam adquirir um conjunto elaborado de pré-requisitos para a leitura e a escrita, o que caracterizava o tradicional paradigma da prontidão para a alfabetização. Ao contrário, como estão em desenvolvimento, o que se observa são capacidades e competências emergentes para ler e escrever acontecendo em paralelo, o que não tem um ponto determinado para iniciar. Como Hoffman (1990) ressaltou,

> a leitura e a escrita têm seu início na infância, assim que as crianças aprendem pelos gestos que as mãos comunicam, por meio das garatujas que os sinais têm significado, pelos desenhos que os símbolos representam significado e com a leitura de livros de histórias que a letra impressa corresponde à fala.

Na intervenção, as funções cognitivas e metacognitivas da linguagem serão também estimuladas, concomitantemente, com o objetivo de facilitar o processamento da leitura e da escrita nos níveis ortográfico, semântico, contextual e fonológico, enfatizando as habilidades para ouvir, falar, ler e escrever (ver Figura 2.1, p. 41).

Intervenção da linguagem escrita

Em virtude da grande interação entre os processadores durante a leitura, como descrito no Capítulo 2, é importante delinear para o paciente como cada um deles está interferindo no desenvolvimento da leitura e da escrita. Como vimos, dificuldades relacionadas ao processamento ortográfico podem impactar o processamento semântico e contextual. Do mesmo modo, dificuldades de processamento fonológico podem levar a um processamento ortográfico ineficiente, isto é, a um reconhecimento da palavra pouco preciso ou lento, que, por sua vez, interfere na compreensão, e assim por diante.

Goldsworthy (1996) nos apresenta, então, uma relação de sinais e sintomas que podemos encontrar em leitores com dificuldade, de acordo com o comprometimento dos processadores durante a leitura.

Quando o aprendiz tem dificuldades no *processamento ortográfico*, pode apresentar problemas como:

- Dificuldade em focar a atenção na tarefa de leitura ou escrita.
- Dificuldade no reconhecimento das letras, confundindo o nome das letras do alfabeto.
- Leitura invertida de sílabas ou palavras, "b" por "d", "escola" por "secola", "arte" por "rate".
- Dificuldade em usar o processamento fonológico para auxiliar no reconhecimento de palavras visualmente não familiares.
- Adivinhação, omissão ou inserção de palavras no texto.
- Processamento ortográfico lento, isto é, leitura silabada.
- Dificuldade na leitura de palavras básicas visualmente familiares, como "não", "mamãe" etc.
- Dificuldade em utilizar pistas contextuais para a compreensão do texto.

Dificuldades relacionadas ao *processador semântico* são observadas quando o indivíduo demonstra problemas do tipo:

- Conhecimento de mundo limitado.
- Dificuldade em compreender palavras ambíguas.
- Dificuldade em compreender novos estilos literários, por exemplo, poesia.
- Dificuldade em relatar o texto lido por reconhecimento limitado das palavras, compreensão reduzida ou mesmo hábito de leitura pobre.
- Dificuldade em dividir palavras em sílabas ou, ao contrário, em unir palavras separadas.
- Adivinhações, omissões ou inserções de palavras.

O paciente demonstra os seguintes problemas, quando tem dificuldades no *processamento contextual*:

- Dificuldade em compreender diferentes tipos de textos.
- Dificuldade com facilitação contextual automática, como, por exemplo: "Que palavra será provavelmente a próxima na sentença?"
- Adivinhações, omissões e inserções de palavras no texto.
- Repetição de palavras ou sentenças.
- Dificuldade em inferir o significado ou a pronúncia de uma palavra baseando-se no modo como ela é usada na sentença. Por exemplo: a palavra "lousa" na sentença "Copiem as contas que estão na lousa" é lida como "louça".

Finalmente, quando o indivíduo apresenta dificuldades com o *processador fonológico*, pode demonstrar problemas em:

- Associar o grafema ao respectivo fonema.
- Realizar tarefas de consciência fonológica no âmbito da palavra, da sílaba e/ou do fonema.
- Ler ou escrever palavras com fonemas que têm múltiplas representações gráficas. Por exemplo: fonema /z/ em *vaso*, *exame*, *zero* ou *azia*.
- Ler ou escrever palavras com grafema que tenha várias representações fonêmicas. Por exemplo: o grafema "x" em *xarope*, *exato*, *máximo*, *saxofone* ou *explosão*.
- Ler ou escrever palavras com dígrafos. Por exemplo: rr, ss, sc, nh, ch, lh, qu, gu etc.
- Ler ou escrever palavras com encontros consonantais. Por exemplo: *objeto*, *pneu*, *prato*, *cacto*, *blusa* etc.
- Ler ou escrever palavras homógrafas, isto é, de mesma grafia e pronúncia diferente (por exemplo: "selo" de carta e "selo" do verbo selar), e homófonas, de mesma pronúncia e escrita diferente (por exemplo: conserto e concerto; sinto e cinto etc.).

Como o leitor pode perceber, essa relação de manifestações de acordo com os processadores é apenas didática, e, apesar de poder ser utilizada como um roteiro de conteúdos e objetivos a serem alcançados na terapia, não deve ser um instrumento rígido, tornando o processo terapêutico árido e pouco criativo. Ao contrário, nosso objetivo geral de terapia deveria ser sempre desenvolver, em nossos pacientes, o gosto pela leitura e pela escrita ou, ao menos, diminuir a grande aversão que, geralmente, eles apresentam por essas atividades, proporcionando-lhes melhores condições de decodificação e compreensão da leitura, além de uma elaboração escrita mais organizada e com menos erros. Desse modo, esperamos que possam ter escolaridade menos traumática e proveitosa, assim como um futuro mais promissor.

Para atingir esses propósitos, as atividades devem procurar integrar o maior número possível de conteúdos que necessitem ser trabalhados e estimulados, sem seguir uma ordem hierárquica de importância entre os processadores. Nessa abordagem de terapia dos transtornos de linguagem escrita, enfatizamos: *tudo ao mesmo tempo agora!*

ESTIMULAÇÃO DO PROCESSAMENTO FONOLÓGICO

A consciência fonológica é uma competência metalinguística que possibilita o acesso consciente ao nível fonológico da fala e à manipulação cognitiva das representações a esse nível, que é necessária tanto para a aprendizagem da leitura e da escrita como sua consequência. Apesar do relacionamento recíproco existente entre a consciência fonológica e a aquisição da leitura, ela não é sinônimo de fônico – um método sintético de alfabetização que parte dos sons das letras para a decodificação das palavras. Esse método foi amplamente difundido nas escolas montessorianas, mas também não garantiu que as crianças com déficits de processamento fonológico fossem alfabetizadas com sucesso (Juel et al., 1986).

Estudos têm comprovado que a eficácia da estimulação da consciência fonológica será maior quando ela estiver mais associada a atividades de leitura e escrita (Brady et al., 1994; Hatcher et al., 1994; Fukuda e Capellini, 2011), pois a experiência de ver a palavra impressa também incrementa a noção de que a escrita representa os segmentos da fala. O próprio ato de ler em voz alta para a criança é uma das mais importantes atividades na construção das competências sintático-semânticas, que são básicas para a aquisição do conhecimento.

Bus e van Ijzendoorn (1999) realizaram uma revisão com metanálise, que considerou grande quantidade de trabalhos e avaliou estatisticamente os efeitos dos estudos de treinamento em consciência fonológica. Os autores constataram que, na terapia, a estimulação da consciência fonológica deve ser feita juntamente com a associação grafema-fonema e a consciência fonoarticulatória.

De acordo com Lindamood et al. (1997), o ponto e o modo de articulação dos fonemas precisam ser ensinados em nível consciente para os indivíduos com distúrbio de leitura e escrita, pois a consciência fonológica será mais facilmente alcançada pela associação da estimulação direta do *feedback* fonoarticulatório. As autoras ressaltam que a análise dos fonemas não deve ser separada dos movimentos articulatórios que os produzem, porque as atividades motoras envolvidas é que permitem que os segmentos fonêmicos sejam verificados. Reforçamos, então, o valor dos gestos articulatórios na produção e na percepção, e até como unidade básica de codificação fonológica (Albano, 2001).

Um programa básico de estimulação do processamento fonológico deve enfatizar o aumento da consciência de palavras, dividindo sentenças em palavras, de sílabas, dividindo palavras em sílabas, e de sons, dividindo sílabas em sons, em atividades de escuta dirigida e manipulação de palavras, sílabas e fonemas (para exemplos de programas de intervenção fonológica no Brasil, consultar Capellini et al., 2011; Fadini e Capellini, 2011). Os estímulos escolhidos para essas tarefas devem seguir uma ordem de apresentação facilitadora para o paciente, utilizando-se inicialmente palavras reais, rimas simples, sons continuantes e sons em posição inicial e final. Somente em um segundo momento de estimulação deve-se introduzir pseudopalavras, rimas complexas, sons em posição medial e fonemas plosivos (Goldsworthy, 1996).

Para finalizar, gostaríamos de realçar a importância do papel do fonoaudiólogo em escolas e clínicas especializadas atuando em ações desde a prevenção até a intervenção dos transtornos de linguagem escrita. Concordamos com Catts (1991) quando destaca que os fonoaudiólogos têm a formação e a experiência clínica para desenvolver e implementar programas de estimulação da consciência fonológica, assim como têm a responsabilidade de assegurar que as crianças de risco para subsequente distúrbio de leitura e escrita recebam intervenção apropriada na época certa.

A seguir apresentamos algumas sugestões de atividades de habilidades metalinguísticas, como a consciência fonológica.

1. **Manipulação deliberada de palavras em sentenças**
- Identificação de palavras faltando. Por exemplo: " O _____ está miando porque quer leitinho."
- Completar com palavras as sentenças lidas pelo adulto. Por exemplo: "Vou à feira comprar _____." "Cheguei tarde porque estava _____."
- Contar palavras ouvidas. Por exemplo: "Eu gosto de comer sanduíche" – cinco palavras.
- Rearranjar palavras para formar sentenças. Por exemplo: "Vou falar umas palavras misturadas, vamos pôr em ordem e ver que sentença elas formam: *gosto, sanduíche, de, eu, comer*." Resposta: "Eu gosto de comer sanduíche."
- Inverter palavras compostas. Por exemplo: "roupa-guarda", "moleque-de-pé", "costas-guarda" etc.

2. **Manipulação deliberada de sílabas em palavras**
- Contar sílabas de palavras. Por exemplo: "Vou falar uma palavra, você vai me dizer quantos pedaços (ou sílabas) ela tem: *cavalo*". Resposta: três sílabas.
- Linguagens secretas. Por exemplo: língua do pê: "*Pe*-eu *pe*-me *pe*-cha-*pe*-mo *pe*-Te-*pe*-Tê. *Pe*-e *pe*-vo-*pe*-cê?" Ensine ao seu paciente a sistemática da língua do pê, ou seja, a colocar a sílaba *pê* antes de cada sílaba. No início, os pacientes apenas conseguem entender o terapeuta falando a língua do pê, mas ainda não conseguem produzi-la. Nessa fase, pode-se fazer atividades de identificação de figuras. Espalhe algumas figuras de "O Que é Isso?" sobre a mesa e diga o nome delas na língua do pê; o paciente deve identificar as palavras que o terapeuta está falando e pegar as figuras correspondentes. Quando ele também já estiver conseguindo falar, vocês podem trocar turnos, elaborar frases nessa língua etc.
- Excluir sílabas.

- Identificar sílabas comuns em palavras. Por exemplo: "*Mala* e *cola*, qual pedaço é igual?"
- Identificar sílabas diferentes em palavras. Por exemplo: "*Fivela* e *favela*, qual pedaço é diferente?"
- Adicionar sílabas. Por exemplo: "*Pare* mais *de* que palavra forma?" Resposta: parede. "Se a gente colocar a sílaba *va* antes de *lente*, que palavra forma?" Resposta: valente. Utilize as mesmas palavras do arquivo disponível no site do livro.
- Substituir sílabas. Por exemplo: "Se a gente tirar a sílaba *va* de *valeta* e puser *ma*, que palavra forma?" Resposta: maleta.
- Inverter sílabas de palavras dissílabas e trissílabas. Por exemplo: [la-có], *cola*; [ta-rê-ca], *careta*; [nha-ti-pór], *portinha*.

3. **Atividades de escuta para aumentar a consciência do fonema**
- Ouvir histórias que enfatizem fonemas específicos e identificá-los.
- Identificar palavras que iniciem com determinado fonema. Exemplo: "Vou falar uma série de palavras. Quando eu falar uma que inicie com /s/, você joga a bola para baixo: *cola, mela, sola, chuta, soco* etc."
- Identificar palavras que possuam determinado fonema. Exemplo: "Vou falar umas palavras. Quando alguma delas tiver o som do erre forte, você joga a bola vermelha; quando tiver o som do erre fraco, a azul."
- Identificar fonemas específicos em letras de música. Uma boa fonte de letras e músicas de diversos gostos musicais é o site <www.vagalume.com.br>, onde se pode também imprimir a letra da música faltando palavras para o paciente preencher ouvindo a música.

4. **Manipulação de fonemas nas sílabas**
- Identificação de rimas.
- Produzir rimas a partir de uma palavra dada. Por exemplo: "Vamos falar tudo o que a gente lembra que rima com *pente*?"
- Produzir rimas com frases de final aberto.
- Produzir rimas a partir de dada rima. Por exemplo: "Vamos falar tudo o que lembrarmos que rima com -oso, -eza, -eiro, -eira etc.?"
- Síntese de fonemas em palavras familiares. Por exemplo: "Vogais /a – i/." Resposta: ai. "Fricativos e vogais /ch – u – v – a/." Resposta: chuva. "Nasais e vogais /m-e-u/." Resposta: meu. "Plosivos e vogais /p – a – t – o/." Resposta: pato.

- Fornecer o fonema inicial ou final omitido pelo terapeuta. Por exemplo: "Eu vou falar umas palavras sem o som do começo e você vai me dizer que som é, está bem? __asa, __esa, __avio, __orco etc." "Eu vou falar umas palavras sem o som do final, você vai me dizer que som é, ok? Lápi__, tóra__, pire__, aventa__ etc."
- Parear o fonema inicial ou final de pseudopalavras dadas. Por exemplo: "Vou falar três palavras que não existem, você vai me dizer qual delas começa com o som /m/ – *misa, chume, rula*." Resposta: misa. "Vou falar três palavras que não existem, você vai me dizer qual delas termina com /s/ – *sir, asu, tus*." Resposta: tus.
- Segmentar o fonema inicial ou final de palavra real ou pseudopalavra fornecida. Por exemplo: "Com qual som começa a palavra *salada*?" Resposta: /s/. "Com qual som começa esta palavra que não existe: *vomada*? Resposta: /v/. "Com qual som termina a palavra *férias*?" Resposta: /s/. "Com qual som termina esta palavra que não existe: *trucis*?" Resposta: /s/.
- Identificar sons comuns em palavras. Por exemplo: "*Xarope* e *chinelo*, qual som é igual?" Resposta: /ʃ/. "*Humor* e *falar*, qual som é igual?" Resposta: /r/. "*Mexido* e *caixola*, qual som é igual?" Resposta: /ʃ/.
- Identificar fonemas diferentes em palavras. Por exemplo: "*Quis, diz*: quais sons são diferentes?" Resposta: /k/ e /d/. "*Atrai, atrás*: quais sons são diferentes?" Resposta: /i/ e /s/. "*Ferido, fedido*: quais sons são diferentes?" Resposta: /r/ e /d/.
- Excluir e incluir fonemas nas posições inicial, final e medial de palavras. (Exemplos disponíveis para download no site do livro.)
- Contar os fonemas de uma palavra real ou pseudopalavra. Por exemplo: "Quantos sons tem a palavra *carroça*?" Resposta: seis sons. "Quantos sons tem a palavra que não existe *faluma*?" Resposta: seis sons.
- Inverter os fonemas das palavras. Por exemplo: "Vou falar os sons de uma palavra de trás para a frente e você vai tentar descobrir que palavra é: /a/, /i/, /a/, /s/." Resposta: saia.

5. **Materiais disponíveis para estimulação de consciência fonológica**
- **Aranha Arranha**. Jogo de tabuleiro frente-verso da coleção Thot da Gearte, desenvolvido para estimular o processamento fonológico, com conteúdo organizado em ordem crescente de dificuldade, sem-

pre que possível obedecendo aos critérios de extensão da palavra, palavras com ortografia regular antes de palavras irregulares, identificação e manipulação de sílabas antes de fonemas, identificação e manipulação de sílabas e fonemas primeiro na posição inicial, depois na final e, por último, na medial. Pode-se também jogar com crianças não alfabetizadas. Muitas das atividades descritas anteriormente para estimular a consciência fonológica constam nesse jogo.

- **Pedro no Parque de Diversões**. É um *software* desenvolvido por Santos et al. (2008), em parceria com a CTS Informática. Em sua elaboração, as autoras se preocuparam em organizar hierarquicamente as habilidades fonológicas de acordo com a sequência proposta no instrumento de avaliação CONFIAS (Moojen et al., 2003), bem como em formular as tarefas variando o tipo de unidade a ser estimulada, o contexto onde as sílabas estão inseridas, a posição que a unidade silábica ocupa na palavra e na pseudopalavra (inicial, medial, final), a quantidade e o tipo de operações cognitivas exigidas (sintetizar, contar, comparar e identificar, segmentar, incluir, excluir, substituir e transpor) e a presença ou ausência de apoio visual e auditivo. É um material bem elaborado, com especial cuidado com os estímulos fonológicos.
- Encontram-se diversas atividades para estimulação da consciência fonológica no site desenvolvido pelas fonoaudiólogas Diana Faria e Ingrid Gielow: <www.afinandoocerebro.com.br>.

6. **Atividades para associar a estimulação da consciência fonológica com a automatização do processamento ortográfico**
- Após trabalhar seguindo a sistemática de oponentes mínimos, explicada no Capítulo 3, ver exemplos de atividades para associar tarefas de consciência fonológica e processamento ortográfico no site do livro.

CONSIDERAÇÕES FINAIS

Procuramos, neste capítulo, fornecer os subsídios teóricos e práticos para o planejamento de uma intervenção baseada em abordagem equilibrada de linguagem na terapia das dificuldades e transtornos de linguagem escrita, cuja proposta enfatiza a natureza interdependente das habilidades de ouvir, falar, ler e escrever.

Neste capítulo, abordamos a habilidade de ouvir e processar os constituintes linguísticos no nível dos fonemas, ou seja, o processamento fonológico, que é básico para o domínio do princípio alfabético da escrita, responsável pela decodificação, fluência e compreensão da leitura, além da associação grafema-fonema e a produção escrita.

Gostaríamos de ressaltar que o sucesso da terapia depende da qualidade da relação paciente-terapeuta e do discernimento deste na escolha das estratégias mais adequadas para cada indivíduo, sempre embasadas em evidências científicas.

REFERÊNCIAS

ADAMS, M.J. *Beginning to read: Thinking and learning about print*. Cambridge, Massachusetts: MIT Press, 1991.

ALBANO, E.C. *O gesto e suas bordas: esboço de fonologia articulatória do português brasileiro*. Campinas: Mercado das Letras, 2001.

BRADY, S.; FOWLER, A.; STONE, B.; WINBURY, N. Training phonological awareness: a study with Inner-City Kindergarten children. *Annals of Dyslexia*, vol. 44, p. 26-59, 1994.

BUS, A.G.; van IJZENDOORN, M.H. Phonological awareness and early reading: A meta-analysis of experimental training studies. *Journal of Educational Psychology*, vol. 91, p. 403-414, 1999.

CAPELLINI, S.A.; OLIVEIRA, A.M.; PINHEIRO, F.H. Eficácia do programa de remediação metafonológica e de leitura para escolares com dificuldades de aprendizagem. *Rev. Soc Bras. Fonoaudiol.*, vol. 16, n. 2, p. 189-197, 2011.

CATTS, H.W. Facilitating phonological awareness: Role of speech-language pathologist. *Language, Speech, and Hearing Services in Schools*, vol. 22, p. 196-303, 1991.

CTS INFORMÁTICA. Disponível em: <www.ctsinformatica.com.br>.

FADINI, C.C.; CAPELLINI, A.S. Eficácia do treinamento de habilidades fonológicas em crianças de risco para dislexia. *Rev. CEFAC*, vol. 13, n. 5, p. 856-865, 2011.

FARIA, D.E GIELOW, I. *Afinando o Cérebro*. Disponível em: <www.afinandooce-rebro.com.br>.

FUKUDA, M.T.M.; CAPELLINI, A.S. Treinamento de habilidades fonológicas e correspondência grafema-fonema em crianças de risco para dislexia. *Rev. CE-FAC*, 2011, vol. 13, n. 2, p. 227-235, 2011.

GOLDSWORTHY, C.L. *Developmental Reading Disabilities: A Language Based Ttreatment Approach*. San Diego: Singular Publishing Group, 1996.

HATCHER, P.; HULME, C.; ELLIS, A. Ameliorating early reading failure by integrating the teaching of reading and phonological skills: the phonological linkage hypothesis. *Child Development*, vol. 65, p. 41-57, 1994.

HOFFMAN, P.R. Spelling, phonology, and the speech-language pathologist: A whole language perspective. *Language, Speech, and Hearing Services in Schools*, vol. 21, p. 238-243, 1990.

JUEL, C.; GRIFFITH, P.L.; GOUGH, P.B. Acquisition of literacy: A longitudinal study of children in first and second grade. *Journal of Educational Psychology*, vol. 78, p. 243-255, 1986.

KAMHI, A.G.; CATTS, H.W. *Language and Reading Disabilities*. Third Edition. Boston: The Allyn & Bacon Communication Sciences and Disorders Series, 2012. 303p.

LINDAMOOD, P.; BELL, N. Achieving competence in language and literacy by training in phonemic awareness. Concept Imagery and Comparator Function. In: HULME, C.; SNOWLING, M. (Eds.). *Dyslexia: Biology, Cognition and Inter-vention*. San Diego: Singular Publishing Group, 1997; p. 212-234.

MOOJEN, S.; LAMPRECHT, R.; SANTOS, R.M.; FREITAS, G.M.; BRODACZ, R.; SIQUEIRA, M.; et al. *Consciência fonológica instrumento de avaliação sequencial – Kit (CONFIAS)*. São Paulo: Ed. Casa do Psicólogo, 2003.

THOT DA GEARTE. Disponível em: <www.geartefono.com.br>.

VAGALUME. Disponível em: <www.vagalume.com.br>.

CAPÍTULO 9
Estimulação do processamento ortográfico e da elaboração escrita[1]

Maria Thereza Mazorra dos Santos
Ana Luiza Gomes Pinto Navas

INTRODUÇÃO

Leitores proficientes são capazes de ler palavras a uma velocidade bastante rápida, chegando a trezentas palavras por minuto, ou cinco palavras por segundo. Esse fato gerou, na literatura, grande controvérsia quanto à natureza do reconhecimento automático das palavras.

Havia forte tendência, nas primeiras teorias cognitivas, de descrever o processamento da informação como uma série de estágios discretos, cada um realizando uma transformação específica nos *inputs* e enviando-os recodificados para o estágio subsequente. Essa concepção foi denominada modelo *bottom-up*, ou ascendente, já que as sequências de processamento da informação partiam de unidades menores para níveis mais elevados de decodificação.

Como esse modelo de leitura não conseguia explicar de que forma os níveis mais altos de processamento podiam afetar os níveis inferiores – a influência do contexto semântico e sintático no reconhecimento das palavras, por exemplo –, propôs-se outro diametralmente oposto. Trata-se do modelo *top-down*, ou descendente, em que os processos de nível superior interagem e dirigem o fluxo de informação até os níveis inferiores de processamento.

---

1 Todas as atividades apresentadas neste capítulo estão disponíveis no site do livro: <**www.manoleeducacao.com.br/transtornosdelinguagemescrita**>.

O grupo partidário desse modelo preconizava que o leitor não processava as letras das palavras individualmente durante a leitura de um texto, mas as palavras de um modo global, com base em previsões semânticas e sintáticas fornecidas pelo texto e pela experiência prévia do leitor (Smith, 1971; Goodman, 1976).

Esse modelo, por sua vez, também não conseguia explicar a leitura fluente, pois parecia improvável que as hipóteses baseadas em complexas análises sintáticas e semânticas pudessem ser realizadas em questão de milissegundos, que é o tempo gasto para o reconhecimento de uma palavra. Além disso, pesquisas subsequentes comprovaram que o leitor fluente, por causa de sua habilidade superior de decodificação, quase não usa previsões conscientes para facilitar o reconhecimento da palavra, sendo justamente os leitores fracos os que fazem mais uso do contexto para compensar suas dificuldades de decodificação da palavra escrita (Mitchell e Green, 1978; Stanovich e West, 1979).

Um terceiro grupo de modelos interativos postula, então, que o processamento da informação é realizado, em paralelo e simultaneamente, por diversas fontes de conhecimento, como o conhecimento fonológico, ortográfico, semântico ou sintático. Dessa forma, cada nível de processamento não é mero provedor de dados para os níveis mais altos, mas, ao contrário, sintetiza o estímulo baseado em suas próprias análises e pelas imposições, tanto de níveis superiores como de níveis inferiores de processamento. Além disso, nesse modelo, um processamento de nível mais inferior não precisa ser completado para dar início a um processamento de nível superior (Stanovich, 2000).

De acordo com o modelo interativo, os autores defendem o ponto de vista de que, independentemente da dificuldade ortográfica do texto, da previsão sintática ou semântica do que está sendo lido, o leitor processará visualmente cada letra de cada palavra, ao mesmo tempo em que a subvocaliza de modo automático e involuntário (Adams, 1991; 1994; Just e Carpenter, 1987).

Ainda de acordo com este último ponto de vista, com o qual concordamos, o leitor proficiente não parece nem percebe que presta atenção aos detalhes visuais das letras que lê. De fato, ele lê as palavras da mesma forma que o ouvinte as ouve, isto é, automaticamente e sem nenhum esforço, de maneira que lhe sobrem recursos mentais para construir e refletir sobre o conteúdo e o significado da mensagem.

Assim como qualquer atividade humana, ler e escrever requerem tempo e prática para se tornarem processos automáticos, de tal modo fluentes e precisos que não seja mais necessário que se preste atenção consciente aos processos de decodificação e codificação em si, permitindo que o indivíduo se concentre em outros níveis de pensamento. Apesar de as atividades de andar, dirigir ou amarrar os sapatos envolverem uma série de pequenas etapas complexas e coordenadas, quando as executamos não podemos ter consciência delas porque, se assim fosse, não poderíamos realizá-las com fluência e velocidade, o mesmo acontecendo com a leitura e a escrita.

ESTIMULAÇÃO DO PROCESSAMENTO ORTOGRÁFICO

Como vimos, é muito importante o reconhecimento automático das palavras escritas para uma boa velocidade e compreensão do que se lê. Isso significa que a criança precisa adquirir e dominar o código gráfico da língua para ter boa leitura ou leitura proficiente. E esse processamento ortográfico da linguagem escrita depende da experiência de ler palavras, fazendo associações das letras com os sons que elas representam, além de associações morfossintáticas e semânticas (Ziegler e Goswami, 2005).

Para os indivíduos com dificuldade de leitura e escrita em geral, o processamento ortográfico é um obstáculo a ser transposto, porque há muitas trocas, omissões e/ou inversões de letras na escrita e na leitura pouco fluente.

Sabendo o quanto a compreensão da leitura depende do domínio do código gráfico, já não cabe mais a dúvida se é ou não papel do fonoaudiólogo trabalhar com as dificuldades ortográficas de seus pacientes. A questão agora é como fazê-lo, pois o terapeuta precisa inserir essa estimulação no contexto da terapia fonoaudiológica, com pressupostos teóricos do nosso domínio de conhecimento, para não repetir as estratégias pedagógicas que a escola utiliza. Os métodos dos professores podem ser adequados para a maioria das crianças, mas para aquelas com distúrbios de leitura e escrita não são totalmente eficazes.

Com base nessa necessidade, procuramos desenvolver, na prática clínica, uma metodologia que não repetisse as práticas escolares e que retirasse a ênfase da estimulação na memorização visual das palavras escritas, acreditando que a dificuldade apresentada por essas crianças de adquirir o código gráfico está mais relacionada com uma dificuldade de processamento fonológico.

De acordo com Liberman et al. (1989), os distúrbios de leitura e escrita estão relacionados com a dificuldade apresentada por algumas crianças em compreender o relacionamento entre as letras e os sons que elas representam ou, mais especificamente, o domínio do princípio alfabético da escrita.

Como vimos anteriormente, a leitura e a escrita requerem consciência da estrutura fonológica interna das palavras da língua, muito mais explícita que a linguagem oral, porque em um sistema alfabético de escrita os fonemas são representados por letras ou grupos de letras. Isso, no entanto, não é uma representação linear da fala, ou seja, algumas vezes, para um som há várias representações gráficas, assim como o contrário também é possível, uma única letra representando mais de um som. Por essa razão, dificuldades com o princípio alfabético estão relacionadas aos mecanismos que existem para se lidar com os sons da fala. Então, se uma criança tem dificuldade para identificar os fonemas das palavras, ela terá dificuldade para relacionar esses sons com as letras na palavra.

Vários estudos reforçam, ainda, a importância da consciência fonológica para a aquisição da escrita, pois o uso de cada letra depende do ambiente no qual ela se encontra dentro da palavra, de modo que o aprendiz domina as regras ortográficas pela análise fonológica consciente desses ambientes (Nunes et al., 1992; Furnes e Samuelsson, 2011).

A sistemática que vamos descrever, para estimulação do processamento ortográfico, portanto, parte da estimulação da consciência fonológica e da associação grafema-fonema, levando o leitor a refletir sobre os ambientes das letras nas palavras, auxiliado pelo apoio da pronúncia da palavra escrita, pois estudos que avaliaram os métodos de intervenção com leitores fracos indicaram que os mais eficazes são aqueles que envolvem uma combinação simultânea de estimulação visual (ortografia) e auditiva (fonologia) da palavra (Snowling, 1996).

Como vimos em capítulos anteriores, outra fonte de conhecimento usada pelas crianças para guiar seu aprendizado da ortografia é a relação morfológica entre as palavras. Estudos em diferentes idiomas, como inglês, português e francês (Nunes et al., 1997; Queiroga et al., 2006; Sénéchal et al., 2006), atestam que as crianças inicialmente escrevem os morfemas utilizando-se de uma estratégia fonética, mas, à medida que sua consciência morfológica aumenta, incrementam sensivelmente sua competência ortográfica. Nunes et al. (2003) indicam, inclusive, treinamento específico em consciência morfológica para melhorar o desempenho dos alunos em ortografia.

CONSIDERAÇÕES GERAIS SOBRE A SISTEMÁTICA PARA A ESTIMULAÇÃO DA ORTOGRAFIA

Para compreender a sistemática dessa abordagem de estimulação da ortografia, é essencial que se entenda o significado do conceito de *oponente mínimo*. Essa ideia se originou do conceito de pares mínimos da fonética, que os fonoaudiólogos usam para estimular as crianças com alterações fonológicas relacionadas aos pares de fonemas surdos e sonoros: /f/ e /v/, /p/ e /b/, /t/ e /d/, /k/ e /g/, /s/ e /z/, /ʃ/ e /ʒ/, utilizando a propriocepção da vibração de prega vocal e a discriminação auditiva (fonológica).

A proposta de trabalho com as dificuldades ortográficas do português é, então, retirar a ênfase do trabalho na memorização visual, dando pistas proprioceptivas, auditivas, visuais e linguísticas para o paciente inferir as regras ortográficas, quando elas existirem, por meio de considerações tanto fonológicas como lexicais.

Considerações fonológicas se referem aos sons das palavras, isto é, o paciente deve aprender a analisar os sons das palavras e suas relações.

Considerações lexicais dizem respeito ao tipo ou às categorias das palavras, significando, portanto, que o paciente deve aprender a analisar as palavras de acordo com a categoria a que elas pertencem.

Para que o paciente possa realizar considerações lexicais é fundamental que um trabalho de linguagem oral seja associado na terapia, garantindo que ele seja capaz de fazer análise gramatical das palavras, isto é, saiba identificar o que são substantivos, adjetivos, verbos etc. Acredita-se que o desenvolvimento da ortografia depende também de consciência morfossintática, quando o aprendiz começa a perceber a regularidade ortográfica dos morfemas (Nunes et al., 1997; Devonshire et al., 2013).

Baseando-se na experiência de ler e escutar grupos de palavras com os oponentes-alvo mínimos, o paciente analisa a ambiência daquelas determinadas letras na palavra e a relação com os sons que elas representam, sob a orientação do terapeuta, que vai realçando as regularidades da ortografia da língua e mostrando-lhe que a escrita não é tão arbitrária quanto ele supõe. Dessa forma, vão construindo uma rede de unidades de reconhecimento visual de letras ou sequência de letras do português, partindo, portanto, das mais regulares para as mais irregulares.

É fundamental que tal processo seja desenvolvido em pequenos passos, a fim de diminuir o nível de frustração do paciente que não consegue, por exemplo, saber quando usar <s> <ss> <ç>; <io> <iu> em finais de palavras; <el> <eu> etc. Desse modo, o paciente vai gradativamente compreendendo o jogo da ortografia e, sem se sentir pressionado em decorar como se escrevem as palavras, passa a memorizá-las mais facilmente, o que é desejável, já que, em alguns casos, a ortografia depende única e exclusivamente da memória visual, pois as explicações etimológicas se perderam no tempo e não fazem mais sentido nos dias atuais.

É também importante que as palavras utilizadas em determinada situação sejam colocadas em algum contexto linguístico, oral ou escrito, para que a terapia não se resuma a um trabalho mecânico de leitura de listas de palavras. Pelo contrário, o objetivo é que essas palavras sejam o conteúdo de estimulação da linguagem em geral, tanto oral como escrita porque, quando o paciente é solicitado a gerar sentenças contendo a palavra-estímulo ou a decidir se uma lacuna pode ou não ser preenchida com ela, ele estará processando essa informação em nível mais profundo, sintático-semântico, e, portanto, melhorando as condições para memorizá-la (Casby, 1992). Vale ressaltar que, no momento da elaboração de frases utilizando as palavras trabalhadas, o terapeuta deve sempre assumir um papel de *scaffolding*, ou tutela, ajudando-o com pistas fonológicas ou semânticas, perguntas ou contextos, não lhe dando as palavras simplesmente como lição para formar sentenças. É necessário promover o autoquestionamento para a elaboração escrita e, para isso, o terapeuta precisa estar ao lado em uma elaboração conjunta.

Separamos grupos de palavras que refletem algumas das dificuldades ortográficas do português, os quais devem ser apresentados para o paciente ler, ou mesmo escutar, analisando em que contexto da palavra determinado grafema ou sequência de grafemas aparece e que som ele ou eles têm naquela situação. A proposta é apresentá-los, sempre que possível, em pares de oponentes mínimos.

Os grupos de palavras serão descritos a seguir, mas não estão organizados em uma sequência lógica de apresentação ou de facilidade de aprendizagem. O terapeuta deve selecionar o grupo a ser trabalhado de acordo com o nível de dificuldade e as necessidades de seu paciente. Sugerimos, porém, iniciar a estimulação por grupos que utilizem considerações fonológicas, pois são mais fáceis de ser percebidas, em virtude do apoio fonoarticulatório, que aquelas feitas por meio de considerações lexicais, que dependem de maior domínio morfossintático-semântico, devendo ser estimulado concomitantemente na linguagem oral.

Cabe ressaltar, ainda, que esses grupos de oponentes mínimos foram selecionados com base na experiência clínica; não pretendem ser uma análise linguística do português brasileiro, tampouco se baseiam em livros de gramática da língua portuguesa. Foram surgindo à medida que foi necessário estimular, de uma forma diferente, os pacientes com dificuldades de processamento ortográfico. Mesmo quando se explica que tipo de consideração deve ser feita com o paciente, isso não significa que seja uma regra que o terapeuta deve fornecer ao paciente; ao contrário, são observações do que é mais frequente. O terapeuta só deve tornar evidente e explícita a regularidade da escrita de acordo com o contexto fonológico ou lexical.

DESCRIÇÃO DE ATIVIDADES PRÁTICAS DE ESTIMULAÇÃO E RESPECTIVOS EXEMPLOS

Oposições em finais de palavras

Atividade 1: <ol> – <ou> Por exemplo: **sol**, anz**ol**, lenç**ol**; v**ou**, s**ou**, d**ou**.

🖰 Imprima as cartelas das palavras no site do livro, dobre a folha ao meio e recorte.

Utilizando os "carimbos das boquinhas", da Pró-Fono, para pista visual, escolher os que representam a vogal <o> aberta e a vogal <o> fechada. Fazer uma atividade de discriminação auditiva com palavras que tenham essa oposição mínima, como, por exemplo: *ovo, ódio, olho, roda, homem, hora, avô, avó, dominó, coco* etc. Chamar a atenção do paciente para a abertura maior ou menor da boca.

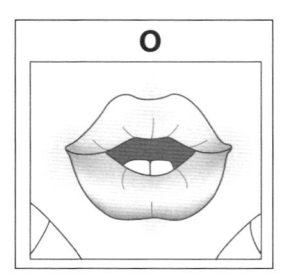

Figura 9.1. Atividade 1. Boquinha "ó"; boquinha "ô".

Quando o paciente tiver discriminado bem esse traço, apresentar as palavras para leitura. Depois de ler cada palavra, deverá colocar a cartela embaixo do carimbo da vogal aberta ou da vogal fechada. Estimule-o a considerar os aspectos fonológicos desse par de oponentes mínimos, isto é, quando a vogal é aberta será seguida de <l>, quando a vogal é fechada será seguida de <u>.

Em seguida, utilizar as cartelas para a leitura das palavras misturadas em atividades de leitura e escrita, como, por exemplo: com uma bolinha de tênis em cada mão, o paciente deverá jogar a da mão direita quando ler as palavras que terminam com <ol> e a da mão esquerda quando ler as palavras que terminam com <ou>. Ao acabar, pedir para falar três palavras com cada final que acabou de ler. Em seguida, escrever quatro palavras e utilizá-las para formar duas sentenças, ou seja, duas palavras para cada frase. Assim, se ele se lembrou de *anzol, vazou, espanhol, apanhou, cachecol* e *colocou,* e escreveu *anzol, apanhou, cachecol* e *colocou,* poderá escrever sentenças como "Mariana apanhou uma gripe porque estava sem cachecol" ou "Carlos não conseguiu pescar nenhum peixe porque colocou a isca errada no anzol".

Exceção: a palavra <gol>, que deverá ser apresentada apenas quando essa troca já estiver automatizada, mas com a justificativa de que é uma palavra que veio do inglês. Como o futebol foi um esporte inventado pelos ingleses, antigamente todos os termos relacionados com ele eram anglicismos. Muitos já foram adaptados para o português (*corner*/escanteio; *back*/zagueiro), mas gol pemaneceu, e vem de *goal,* que significa "objetivo" em inglês, e gol é o objetivo do futebol.

Atenção: a palavra <gol> está junto com as palavras para impressão, mas não deve ser usada na primeira parte da estratégia!

Atividade 2: <el> – <eu> Por exemplo: m**el**, past**el**, carret**el**; m**eu**, d**eu**, com**eu**.

✎ Imprima as cartelas das palavras no site do livro, dobre a folha ao meio e recorte.

Utilizando os "carimbos das boquinhas", da Pró-Fono, para pista visual, escolha os que representam a vogal <e> aberta e a vogal <e> fechada (Figura 9.2). Fazer uma atividade de discriminação auditiva com palavras que tenham essa oposição mínima, como, por exemplo: *Eva, ema, era, medo, eu, essa, esse, chalé, você, meia* etc. Chamar a atenção do paciente para a abertura maior ou menor da boca.

Quando ele tiver discriminado bem esse traço, apresentar as palavras para leitura. Depois de ler cada palavra, deverá colocar a cartela embaixo do carimbo da vogal aberta ou da vogal fechada. Estimular o paciente a considerar os aspectos fonológicos desse par de oponentes mínimos, isto é, quando a vogal é aberta será seguida de <l>, quando a vogal é fechada será seguida de <u>.

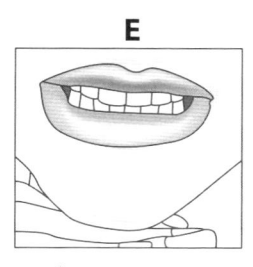

Figura 9.2. Atividade 2. Boquinha <e>

Em seguida, misturar novamente as cartelas com os dois tipos de finais de palavras. O paciente deverá ler as palavras jogando uma bolinha de tênis com uma mão e pegando com a outra, mas jogando sempre na sílaba tônica. Se ele tiver dificuldade com a tonicidade das palavras, primeiramente estimular essa habilidade, como é explicado no final deste capítulo, e voltar a esta atividade ou usar outra estratégia. Ao terminar, fazer um monte e solicitar que ele sorteie duas palavras, uma com cada final, para formar sentenças. Assim, se ele sorteou *pastel* e *vendeu*, poderá escrever sentenças como "Priscila adora comer pastel na feira toda semana" ou "Meu pai vendeu o carro dele porque estava muito velho".

Exceção: quando as palavras terminarem com ditongo aberto acentuado, deverão ser trabalhadas em um segundo momento de terapia, quando a troca <-el> e <-eu> estiver automatizada. Por exemplo: *céu, véu, réu, mundaréu, escarcéu* etc.

Atenção: as palavras com ditongo aberto acentuado estão juntas nas cartelas para impressão, mas não devem ser usadas na primeira parte da estratégia.

Atividade 3: <io> – <iu> Por exemplo: nav**io**, pav**io**, sad**io**; part**iu**, ca**iu**, fug**iu**.

🖰 Imprima as cartelas das palavras no site do livro, dobre a folha ao meio e corte.

Essas são duas terminações para as quais a estimulação fonológica não é necessária, pois as palavras são pronunciadas da mesma maneira, portanto devem ser estimuladas por meio de consideração lexical. Assim, em um primeiro momento deve-se estimular os conceitos de verbo, substantivo e adjetivo, como veremos no Capítulo 10.

Antes de apresentar as palavras para o paciente ler, faça uma pergunta instigante do tipo: "Se *navio* e *fugiu* têm o som final igual, mas são escritas de modos diferentes, como a gente sabe como se escreve uma e outra? Vamos tentar descobrir?" O paciente deverá ler as palavras e separar as que terminam em <-iu> e <-io>. Quando terminar, pergunta-se se descobriu, se não, o terapeuta deve levá-lo a perceber que as palavras que representam uma ação terminam em <-iu>, referindo-se à 3ª pessoa do singular do pretérito perfeito dos verbos terminados em <-ir>; as outras terminam em <-io>.

Depois que ele compreender a diferença, coloque uma corda comprida no chão, fique em uma ponta com as cartelas na mão, e o paciente deverá andar sobre a corda como um equilibrista, um pé na frente do outro, lendo uma palavra em cada passo, ida e volta de costas, para continuar lendo e trabalhar mais o equilíbrio. Quando acabar, deverá dizer duas palavras com final <-iu> e duas com <-io>. Escrever uma de cada na lousa ou em um papel e, em seguida, formar uma frase com elas. Por exemplo: o paciente lembrou de *partiu* e *caiu*, *navio* e *pavio*; escreveu na lousa as palavras *partiu* e *navio*, e a frase "O navio partiu cheio de passageiros".

Observação: Quem precisa saber que as palavras que terminam em <-iu> se referem à 3ª pessoa do singular do pretérito perfeito dos verbos terminados em <-ir> é o terapeuta. Para o paciente basta saber se é uma ação ou não. A fixação se dará com o uso dessas palavras em contexto.

Atividade 4: <il> - <iu> Por exemplo: til, fun**il**, m**il**; part**iu**, ca**iu**, fug**iu**.

🖑 Imprima as cartelas das palavras no site do livro, dobre a folha ao meio e recorte.

Essas são duas terminações para as quais a estimulação fonológica não é necessária, pois as palavras são pronunciadas da mesma maneira, portanto devem ser estimuladas por meio de consideração lexical.

Assim, em um primeiro momento deve-se estimular os conceitos de verbo, substantivo e adjetivo, como veremos no Capítulo 10.

Antes de apresentar as palavras para o paciente ler, faça uma pergunta instigante do tipo: "Se *funil* e *fugiu* têm o som do final igual, mas são escritas de modos diferentes, como a gente sabe como se escreve uma e outra? Vamos tentar descobrir?" O paciente deverá ler as palavras e separar as que terminam em <-iu> e <-il>. Quando terminar, pergunta-se se descobriu, se não, o terapeuta deve levá-lo a perceber que as palavras que representam ação terminam em <-iu>, referindo-se à 3ª pessoa do singular do pretérito perfeito dos verbos terminados em <-ir>; as outras terminam em <-il>.

Depois que o paciente compreender a diferença, coloque uma corda comprida no chão, fique em uma ponta com as cartelas na mão enquanto o paciente, ao lado da corda, deverá andar pulando com os dois pés de um lado para outro, lendo uma palavra em cada pulo, até chegar ao final da corda e voltar de costas, para continuar lendo e também trabalhar mais o equilíbrio. Quando acabar, deverá dizer três palavras com final <-iu> e três com <-il>. Escrever duas com cada final na lousa ou em um papel e, em seguida, formar duas frases com elas. Por exemplo: o paciente lembrou de *partiu, caiu, fugiu, canil, mil* e *funil*. Escreveu na lousa as palavras: *fugiu, caiu, canil* e *mil*, e as frases "Caiu uma nota de mil reais do seu bolso" e "Fugiu um cachorro enorme do canil do meu vizinho".

Observação: Quem precisa saber que as palavras que terminam em <-iu> se referem à 3ª pessoa do singular do pretérito perfeito dos verbos terminados em <-ir> é o terapeuta. Para o paciente basta saber se é uma ação ou não. A fixação se dará com o uso dessas palavras em contexto.

Atividade 5: <-il> <-io> Por exemplo: fuz**il**, fun**il**, sen**il**; nav**io**, pav**io**, vaz**io**.

Utilize as palavras impressas nas duas atividades anteriores.

Essas são duas terminações para as quais a estimulação fonológica não é necessária, pois as palavras são pronunciadas da mesma maneira, portanto devem ser estimuladas por meio de consideração lexical. Assim, em um primeiro momento deve-se estimular os conceitos de verbo, substantivo e adjetivo, como veremos no Capítulo 10.

Antes de apresentar as palavras para o paciente ler, faça uma pergunta instigante do tipo: "Se *funil* e *navio* têm o som do final igual, mas são escritas de modos diferentes, como a gente sabe quando se escreve com <il> ou com <io>? Vamos tentar descobrir?" O paciente deverá ler as palavras e separar as que terminam em <-io> e <-il>. Quando terminar, pegunta-se se descobriu. Então, contar que não é possível saber, a não ser que se pense no plural de cada palavra, ou seja, as que terminam em <-il> fazem o plural em <-is> (por exemplo: *pernil, pernis*) e as que terminam em <-io> fazem o plural em <-ios> (por exemplo: *navio, navios*).

Depois que o paciente compreender a diferença, fique de frente para ele com as cartelas na mão, e ele deverá pular a corda com os dois pés juntos, lendo uma palavra em cada pulo. Quando acabar, deverá lembrar de sete palavras quaisquer e escrever três na lousa ou em um papel.

Em outro momento pode-se misturar as três terminações <-io>, <-il> e <-iu> e fazer diversas atividades de fixação e automatização, com leitura de todas as palavras misturadas, recordação de palavras, formação de sentenças etc. Para verificar a automatização dessas oponências, desenhe três colunas numa folha, uma para cada final. O terapeuta dita uma palavra e o paciente escreve a palavra ou coloca uma ficha na coluna correspondente. Se a opção for colocar a ficha, depois da tarefa solicite o *recall* de pelo menos uma palavra de cada final para ele escrever nas colunas ou, em outro momento, faça a mesma atividade escrevendo. Lembre-se de que a fixação da ortografia depende da escrita!

Atividade 6. <al> – <au> Por exemplo: aven**tal**, ani**mal**, carna**val**; **grau**, deg**rau** ming**au**.

○ Imprima as cartelas das palavras no site do livro, dobre a folha ao meio e recorte.

Essas são duas terminações para as quais a estimulação fonológica não é necessária, pois as palavras são pronunciadas da mesma maneira, portanto devem ser estimuladas por meio de consideração lexical.

Assim, em um primeiro momento deve-se estimular os conceitos de verbo, substantivo e adjetivo, como veremos no Capítulo 10.

Antes de apresentar as palavras para o paciente ler, faça uma pergunta instigante do tipo: "Se *avental* e *degrau* têm o som do final igual, mas se escrevem de modos diferentes, como a gente sabe como se escreve uma e outra? Vamos tentar descobrir?" O paciente deverá ler as palavras e separar as que terminam em <-au> e <-al>. Quando terminar, pergunta-se se descobriu. Então, contar que não é possível saber, a não ser que se pense no plural de cada palavra, ou seja, as que terminam em <-al> fazem o plural em <-ais> (por exemplo: *avental*, *aventais*) e as que terminam em <-au> fazem o plural em <-aus> (por exemplo: *pau*, *paus*).

Depois que o paciente compreender a diferença, fique de frente para ele com as cartelas na mão, e ele deverá pular a corda com um pé na frente de cada vez, ou seja, alternando os pés, lendo uma palavra em cada pulo. Quando acabar, deverá lembrar de sete palavras quaisquer e escrever três na lousa ou em um papel. Depois utilizar essas palavras para fazer três sentenças, ainda pulando a corda, cada palavra da sentença em cada pulo. Essa atividade é muito boa para crianças que aglutinam as palavras na escrita.

> **Atividade 7. <isse> <ice>** Por exemplo: velh**ice**, burr**ice**, caduqu**ice** e fug**isse**, part**isse** e ment**isse**.

🖱 Imprima as cartelas das palavras no site do livro, dobre a folha ao meio e recorte.

Essas são duas terminações para as quais a estimulação fonológica não é necessária, pois as palavras são pronunciadas da mesma maneira, portanto devem ser estimuladas por meio de consideração lexical. Assim, em um primeiro momento devem-se estimular os conceitos de verbo, substantivo e adjetivo, como veremos no Capítulo 10.

Antes de apresentar as palavras para o paciente ler, faça uma pergunta instigante do tipo: "Se *fugisse* e *velhice* têm o som do final igual, mas se escrevem de modos diferentes, como a gente sabe como se escreve uma e outra? Vamos tentar descobrir?" O paciente deverá ler as palavras e separar as que terminam em <-isse> e <-ice>. Quando terminar, pergunta-se se descobriu, se não, o terapeuta deve levá-lo a perceber que as palavras terminadas em <-isse> são verbos e se referem às 1ª e 3ª pessoas do singular do imperfeito do subjuntivo dos verbos terminados em <-ir>, e as palavras terminadas em <ice> são substantivos.

Depois que o paciente compreender a diferença, fique de frente para ele segurando as fichas com as palavras. O paciente, em pé ou sentado, deverá ler novamente cada palavra, jogando para cima com uma mão e pegando com a outra uma bexiga com um pouco de água, até acabarem todas as palavras. Depois dessa atividade, em uma folha, o paciente e o terapeuta, trocando turnos, escreverão, no mínimo, cinco sentenças iniciando com "Se eu….", "Se ela…", "Se ele…" etc. e completando com uma frase que tenha uma palavra com <-ice> lida.

Por exemplo:

1º turno:

O paciente inicia com: "Se eu fugisse da escola…"

O terapeuta completa: "Seria uma burrice, pois você seria o maior prejudicado."

2º turno

O terapeuta inicia com: "Se aquela mulher não mentisse a idade…"

O paciente completa: "Ninguém ia perceber sua caduquice."

E assim sucessivamente.

Observação: Quem precisa saber que as palavras que terminam em <-isse> se referem à 1ª e 3ª pessoa do singular do imperfeito do subjuntivo dos verbos terminados em <-ir> é o terapeuta. Para o paciente basta saber se é uma ação ou não. A fixação se dará com o uso dessas palavras em contexto.

Atividade 8. **<eira> – <eiro>** Por exemplo: pad**eiro**, coqu**eiro**, bomb**eiro**, mad**eira**, cad**eira** e fogu**eira**.

🖰 Imprima as cartelas das palavras no site do livro, dobre a folha ao meio e recorte.

Antes da leitura das palavras, explicar ao paciente que, quando a gente começa a escrever, precisa se apoiar na fala, mas, quando vamos crescendo, para escrever melhor precisamos deixar de escrever como falamos. Para isso precisamos lembrar que alguns sons, que normalmente não falamos na linguagem coloquial, precisam aparecer na escrita. Esse é o caso do <i>: costumamos dizer para os pacientes que ele está escondido na fala, mas precisa aparecer na escrita.

Uma boa forma de fixar a ortografia dessas duas terminações é fazer a leitura das palavras jogando bola na sílaba tônica, que será sempre a sílaba que tem as letras <ei>. Caso o paciente tenha dificuldade com a tonicidade das palavras, usar essa estratégia apenas depois de ter trabalhado a percepção de sílaba tônica, como explicaremos adiante neste capítulo. Depois da atividade, propor: "Quantas palavras, das que você leu, consegue lembrar em um minuto?" Cronometre e conte.

Outra atividade é propor ao paciente que leia apenas as vogais de umas quinze palavras. Depois que ler essas palavras, solicite que ele fale sete palavras que leu e, em seguida, escreva quatro. Use duas para formar uma sentença. É interessante verificar que, mesmo falando apenas as vogais, ele se lembrará das palavras que leu.

Atividade 9. **<oso> – <osa>** Por exemplo: gost**oso**-gost**osa**, poder**oso**-poder**osa**, carinh**oso**-carinh**osa**.

✎ Imprima as cartelas das palavras no site do livro, dobre a folha ao meio e não recorte.

Como nos casos anteriores, esse grupo, na verdade, não se trata de um oponente mínimo, mas gera muita dúvida por causa da letra <s> com som /z/. Sugerimos, então, iniciar a estimulação desses morfemas em atividades de linguagem oral pela evocação de adjetivos derivados de substantivos. Por exemplo: quando o bolo tem gosto bom, ele é _____ (gostoso). Em seguida, lendo esses adjetivos, pode-se destacar o morfema <oso> com uma cor diferente, realçando a regularidade da ortografia, sempre com <s> e não com <z>. Pode-se, também, trabalhar com o plural para o paciente perceber que a vogal <o>, fechada em <oso>, é aberta em <osos>. Por exemplo: *poder, poder***oso**, *podero-*

sos. Em outra fase da estimulação, deve-se trabalhar com o gênero feminino e estimular o morfema <osa>, da mesma forma.

Coloque uma corda grande no chão e fique em uma de suas pontas, com as cartelas viradas para o paciente ler enquanto anda, cruzando os pés por cima da corda, ou seja, cada pé deverá estar em um lado da corda até chegar ao final dela, ida e volta de costas para continuar lendo e trabalhar mais o equilíbrio. Quando acabar, o paciente deve dizer sete palavras que acabou de ler. Ele deve sortear duas palavras para fazer frases em conjunto com o terapeuta.

Separe dois montes aleatórios com essas palavras, um para o paciente e outro para o terapeuta. Cada um vai ler uma palavra, e o outro deverá dizer a palavra complementar a ela. Por exemplo: se o paciente ler <saboroso>, o terapeuta deverá dizer <sabor>. Se o terapeuta, na sua vez, ler <poder>, o paciente deverá dizer <poderoso>, e assim sucessivamente até acabarem as palavras. Quando isso acontecer, pedir que o paciente se lembre de duas palavras que leu e de duas que falou. Depois escrevê-las.

> **Atividade 10.** **<eza>** – **<esa>** Por exemplo: belo, bel**eza**; rico, riqu**eza**; pobre, pobr**eza**; português, portugu**esa**; freguês, fregu**esa**; marquês, marqu**esa**; francês, franc**esa**.

🖑 Imprima as cartelas das palavras no site do livro, dobre a folha ao meio e não recorte.

Como os anteriores, esse grupo, na verdade, não é um oponente mínimo, mas gera muita dúvida por causa da letra <s> com som /z/. Sugerimos iniciar separadamente a estimulação desses morfemas em atividades de linguagem oral. Primeiro, pela evocação de substantivos derivados de adjetivos. Por exemplo: quem é rico vive em muita ri_____ (riqueza). Em seguida, lendo esses substantivos pode-se realçar o morfema <eza > com uma cor diferente, realçando a regularidade da ortografia, sempre com <z>, e estimulando o paciente a perceber essa sequência de letras como uma unidade de reconhecimento visual.

Em uma segunda fase, estimular o gênero feminino dos substantivos terminados em <ês> e dos títulos de nobreza. Aqui também se pode realçar o morfema <esa> com uma cor diferente, ressaltando a regularidade da ortografia, sempre com <s>, e estimulando o paciente a ler essa sequência de letras como uma unidade de reconhecimento visual.

Somente depois que os dois passos anteriores estiverem fixados devemos misturar as palavras com os dois morfemas, em atividades de fixação escrita em jogos, palavras cruzadas, soletração, adivinhação de palavras etc.

Escolha uma das atividades anteriores ou utilize a pista de corrida para ortografia, que também estará no site do livro para impressão.

> **Atividade 11.** **<e> – <i>, <o> – <u> e <am> – <ão>** Por exemplo: caqui, leite, caju, sapato, caminhão, caminham.

Antes de apresentar esses três grupos de palavras, devemos estimular o paciente a perceber auditivamente a tonicidade das palavras, base para a aquisição da ortografia correspondente, pois na fala o /e/ pós-tônico é reduzido e, por isso, pronunciado como /i/, o mesmo acontecendo com o /o/ pós-tônico, que é pronunciado como /u/. Um processo semelhante ocorre na pronúncia do <am> e do <ão>, o que gera a confusão na representação gráfica. As palavras não acentuadas que terminam em <i>, <u> e <ão> são oxítonas; as terminadas em <e>, <o> e <am> são paroxítonas. Isso não significa que os três grupos devam ser trabalhados ao mesmo tempo.

A tonicidade deve ser estimulada antes, também de acordo com proposta descrita detalhadamente no final deste capítulo; depois cada grupo deve ser trabalhado separadamente.

> **Atividade 12.** **<-ão> e <-am>**

⍓ Imprima as cartelas das palavras no site do livro, dobre a folha ao meio e recorte.

Comece explicando ao paciente que as palavras <caminhão> e <caminham> terminam com o mesmo som, mas se escrevem de modo diferente. Vamos tentar descobrir como saber?

Como você já trabalhou bastante a percepção da sílaba tônica com o paciente, faça agora atividades de discriminação auditiva com essas palavras ressaltando quais terão a sílaba forte na última sílaba (oxítonas) e quais terão na penúltima (paroxítonas), e vá entregando as palavras para ele classificar embaixo de cada coluna. Logo ele perceberá que as que terminam com <ão> são oxítonas, e as que terminam com <am> (pronuncia-se ão) são paroxítonas, mas o terapeuta nem precisa usar esses termos, o importante é o paciente perceber auditivamente a diferença de tonicidade dessas palavras – que umas são fortes no final e outras não. Além disso, quando repetir essa estratégia para <e> e <i> e <o> e <u>, ele generalizará com facilidade. Agora precisará de muitas atividades de escrita para fixação e automatização.

Atividade 13. Imprima as palavras com o final **<-e> e <-i>** no site do livro, dobre a folha ao meio e recorte.

Atividade 14. Imprima as palavras com o final **<-o> e <-u>** no site do livro, dobre a folha ao meio e recorte.

Encoste no centro de uma parede com as cartelas na mão, com o paciente à sua frente. Ele deverá ler cada palavra e, na sílaba tônica, jogar a bola na parede alternando os lados. Essa tarefa envolve atenção também. Depois que acabarem as palavras, deverá falar três palavras com cada final. O terapeuta escolhe duas para o paciente escrever uma sentença na lousa ou no papel.

Oposições dentro da palavra

Atividade 15. **<lh> – <nh> – <ch>** Por exemplo: fo**lh**a, toa**lh**a, ca**ch**or-ro, **ch**uva, so**nh**o, u**nh**a.

🖑 Imprima as cartelas das palavras no site do livro, dobre a folha ao meio e recorte.

Baseando-se na propriocepção do ponto e do modo de articulação de cada um deles, com apoio dos "carimbos das boquinhas" da Pró-Fono, estimular o traço de nasalidade para o <nh>, a língua elevada para o <lh> e os lábios arredondados para o <ch> (Figura 9.3); em seguida, fazer discriminação auditiva, incentivando o paciente a usar sua própria articulação na frente do espelho para a realização dessa tarefa. Depois passar para a leitura das palavras contendo esses dígrafos, que podem estar realçados em uma cor diferente do resto da palavra.

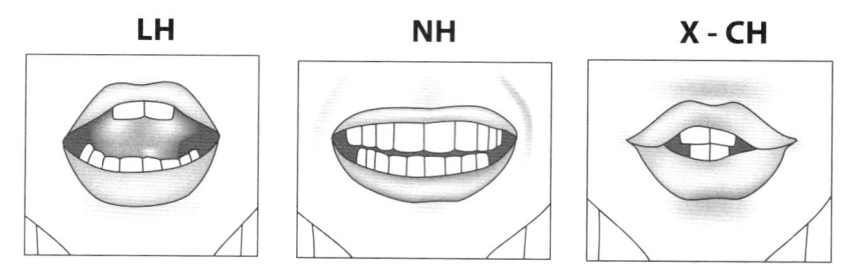

Figura 9.3. Atividade 15. Boquinhas <lh>, <nh> e <ch>.

Uma forma de estimular essas palavras é utilizar a leitura rápida, como *flashcards*, como estratégia para desenvolver o léxico visual do paciente. Para essa tarefa é necessário escurecer a sala de terapia o máximo possível; deve ficar bem escuro. O terapeuta e o paciente sentam-se um em frente ao outro. O terapeuta deve ficar perto do interruptor da luz, acender rapidamente a luz antes de cada palavra a ser lida e apagá-la em seguida, repetindo o processo antes de cada palavra. Nesse intervalo, o paciente deve decodificar a palavra que lhe é apresentada. Caso não consiga, acende-se a luz novamente e deixa-se a palavra um pouco mais de tempo antes de apagar a luz novamente. Depois que acabarem as palavras, pode-se solicitar que ele escreva quatro palavras que leu ou fale sete que leu. A evocação e a recordação são sempre importantes.

Atividade 16. <m> – <n> Por exemplo: tampa, bombeiro; senta, lindo, sanfona, cansado e onça.

🖰 Imprima as cartelas das palavras no site do livro, dobre a folha ao meio e recorte.

Esse grupo diz respeito à troca de <m> antes de <p> e <b>. Deve-se iniciar a estimulação pela oposição do ponto e modo de articulação de /m/ e /n/, fixando bem a diferença visual e auditiva entre eles. Em seguida, estimula-se a propriocepção de /m/, /p/ e /b/, todos bilabiais, por isso o som nasal antes de <p> e <b> deve ser representado por <m>. Depois, estimula-se o ponto de articulação de /n/, que é linguoalveolar; o grafema <n> representará o som nasal antes de todos os outros fonemas. Devemos utilizar o apoio articulatório, auditivo e visual para ajudar o paciente a perceber e compreender melhor esse par de oponentes mínimos.

Os indivíduos com dificuldade de leitura e escrita, muitas vezes, não só têm dúvidas de quando usar um ou outro grafema como também os omitem de modo não sistemático. Nesses casos, é importante verificar se o paciente possui algum distúrbio respiratório, como rinite alérgica crônica, que pode lhe dar uma característica de voz desnasalisada, que interfere na consciência fonológica desses fonemas nasais. Deve-se introduzir, então, um trabalho multissensorial e vocal, como vibrador no nariz e exercícios de mastigação com boca fechada, emitindo o /m/ (*humming*), a fim de melhorar esses aspectos descritos; deve-se também estimular tarefas de separação e inversão de sílabas, de modo que auxilie o paciente a perceber a existência desse som nasal intercalado na palavra. Por exemplo: ba-sam, *samba*; ro-dei-pan, *pandeiro*. Separar sílabas jogando bola em cada sílaba: con-fu-são, cam--ba-lho-ta etc.

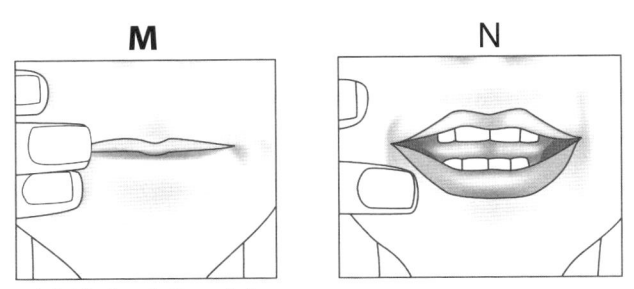

Figura 9.4 Atividade 16. Boquinhas <m> e <n>.

Fazer a leitura rápida no claro. Avisa-se ao paciente que a leitura deve ser muito rápida e que, se ele não conseguir ler alguma palavra, não haverá problema, você falará a palavra e seguirá adiante. O terapeuta e o paciente sentam-se um em frente ao outro. Solicita-se, então, que ele leia as palavras o mais rapidamente possível; se ele não conseguir, o terapeuta fala a palavra e segue adiante. Repete-se a sequência duas vezes. Depois que acabarem as palavras pode-se solicitar que ele escreva quatro palavras que leu ou fale sete que leu. Utilize as palavras trabalhadas para elaboração de frases ou sentenças em outras atividades orais ou escritas.

Atividade 17. **<ce – ci>** / **<que – qui>** Por exemplo: **ce**do, **ci**nema; **que**ro, **qui**eto.

✎ Imprima as cartelas das palavras no site do livro, dobre a folha ao meio e recorte.

Iniciar a estimulação reforçando a discriminação auditiva entre /s/ e /k/. Em seguida, fazer a associação grafema-fonema, com apoio dos "carimbos das boquinhas", da Pró-Fono, para fixação da ortografia. Se necessário, pode-se trabalhar esse grupo em mais etapas, iniciando com uma oposição de <ce> – <que> e, depois, <ci> – <qui>. Reunir as duas somente em um terceiro momento.

Quando o paciente já estiver mais habilidoso com a leitura rápida, faça a leitura rápida silenciosa no escuro, com ele lendo de duas em duas palavras. Ele deve falar as palavras somente depois que ler a segunda, ou seja, deve manter na memória operacional as palavras que leu. Quando acabarem as palavras, deverá falar seis palavras que lembrar dentre as que leu e escrever três. Utilize as palavras trabalhadas para elaboração de frases ou sentenças em outras atividades orais ou escritas.

Atividade 18. **<ge – gi>** / **<gue – gui>** Por exemplo: **ge**lo, **gi**rafa; **guer**ra, **gui**ndaste.

✍ Imprima as cartelas das palavras no site do livro, dobre a folha ao meio e recorte.

Iniciar a estimulação reforçando a discriminação auditiva entre /ʒ/ e /g/. Em seguida, fazer a associação grafema-fonema, com apoio dos "carimbos das boquinhas", da Pró-Fono, para fixação da ortografia. Se necessário, pode-se trabalhar esse grupo em mais etapas, iniciando com uma oposição de <ge> – <gue> e, depois, <gi> – <gui>. Reunir as duas somente em um terceiro momento.

Quando o paciente já estiver mais habilidoso com a leitura rápida, faça a leitura rápida silenciosa no escuro com ele lendo de três em três palavras. O paciente deve falar as palavras somente depois que ler a terceira, ou seja, deve manter na memória operacional as palavras que leu. Quando acabarem as palavras, deverá falar seis palavras das que lembra que leu e escrever três. Utilize as palavras trabalhadas para jogar com a pista de ortografia (Anexo 2, disponível no site do livro).

Atividade 19. <G - Gu> / <j> Por exemplo: **ga**to, **go**rro, **gu**la; **ja**to, **jo**rro, **ju**ta.

✍ Imprima as cartelas das palavras no site do livro, dobre a folha ao meio e recorte.

Iniciar a estimulação reforçando a discriminação auditiva entre /ʒ/ e /g/. Em seguida, fazer a associação grafema-fonema, com apoio dos "carimbos das boquinhas", da Pró-Fono, para fixação da ortografia.

Em seguida, o paciente vai ler cada palavra e jogar uma bola grande na parede com as duas mãos, sem deixar cair no chão. Quando

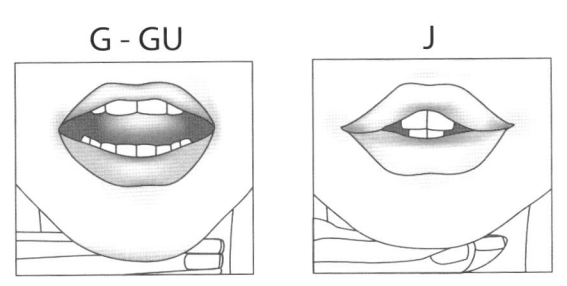

Figura 9.5 Atividade 19. Boquinhas <g - GU> e <j>.

terminar, deverá dizer três palavras com <g> e três com <j>, escrever uma com cada letra na lousa ou em um papel e elaborar uma frase.

Atividade 20. **< je, ji >** Por exemplo: **jipe, sujeira.**

Atividade 21. **<h> inicial** Por exemplo: **hotel, hospital.**

Atividade 22. **<z> final com som de /s/** Por exemplo: feliz, paz.

🖰 Imprima as cartelas das palavras no site do livro, dobre as folhas ao meio e recorte.

Essas palavras têm que ser decoradas, não há outro jeito. Então, vamos ler e reler diversas vezes e fazer muitas atividades juntos! Repetindo todas as atividades já descritas, usar a pista de corrida de ortografia etc.

Atividade 23. **<ç>, <s> entre vogais, <s> inicial , <sc>, < ss>, < s> depois de consoante, <x>**

🖰 Imprima as cartelas das palavras no site do livro, dobre a folha ao meio e recorte.

Essas são algumas das representações gráficas do som /s/. Como já explicamos, a sistemática é apresentá-las em oposições mínimas e em pequenos passos para que, aos poucos, o paciente possa inferir as regras de ortografia e, quando não houver regra, memorizar as palavras mais facilmente.

Sugerimos, então, iniciar com discriminação auditiva dos fonemas /s/ e /z/ e apoio articulatório com os "carimbos das boquinhas", da Pró-Fono. Depois, opor da forma exposta adiante e, quando for importante, chamar a atenção para o ambiente da letra. Por exemplo, o <s> medial com som de /z/ não está só no meio da palavra, mas precisamente entre duas vogais. Isso é importante porque, mais tarde, teremos o <s> medial depois de consoante, que tem som de /s/.

Atividade 24. <s> inicial em oposição ao <s> entre vogais, isto é, /s/ e /z/. Por exemplo: sapo, rosa.

Nessa primeira oposição ressaltamos o papel das vogais, que chamamos de "superpoderosas" porque, quando estão juntas, têm o poder de mudar o som de algumas letras, como do <s>. Então, fazemos muitas atividades de consciência fonológica, para o paciente refletir se determinado som está entre vogais ou não. Nesse caso, as representações do fonema /s/ (por exemplo, pensa, caça, massa, sala, cedo etc.), para, depois, ele perceber que a letra <s> terá som de /z/ quando estiver entre duas vogais.

Atividade 25. <s> entre vogais em oposição a <ss>, isto é, /z/ e /s/. Por exemplo: casa, massa.

Atividade 26. <s> inicial em oposição a <ss>, mesmo som em diferentes posições na palavra. Por exemplo: salada, passeio.

Atividade 27. <s> medial com som /z/, em oposição a <s> medial com som de /s/. Por exemplo: lousa, pensamento.

Atividade 28. <s> inicial em oposição a <ç>, que é medial sempre. Por exemplo: sino, caça.

Atividade 29. <ce – ci> em oposição a <ç>, que só se usa com as vogais <a>, <o> e <u> e nunca com <i> e <e>. Por exemplo: cebola, onça.

Atividade 30. <sc> – consideração lexical sobre os verbos na**sc**er, cre**sc**er, de**sc**er, a**sc**ender, flore**sc**er.

Pode-se contar uma história para o paciente e, ao mesmo tempo, fazer um desenho dessa história, para criar uma imagem que vai ajudá-lo a memorizar as palavras-chave. Alguns pacientes são muito bons desenhistas e terão prazer em fazer o desenho da história (Figura 9.6). Por exemplo: "Um adolescente não gostava de disciplina, por isso só queria ficar na piscina da casa dele, que também tinha um enorme jardim cheio de plantas, onde as sementes nasciam, cresciam, floresciam, morriam e desciam para a terra, e nasciam, cresciam, floresciam, morriam e desciam para a terra, e por isso o jardim era muito bonito sempre!"

Depois, em uma atividade de descobrir as famílias das palavras por derivação, chegar até as outras palavras derivadas das primeiras. Por exemplo: *nascer, nascimento*; *crescer, crescente*; *descer, descida*; *florescer, florescimento*; *piscina, piscineiro*; *disciplina, indisciplina*; *adolescente, adolescência* etc.; isso tornará a memorização muito mais fácil.

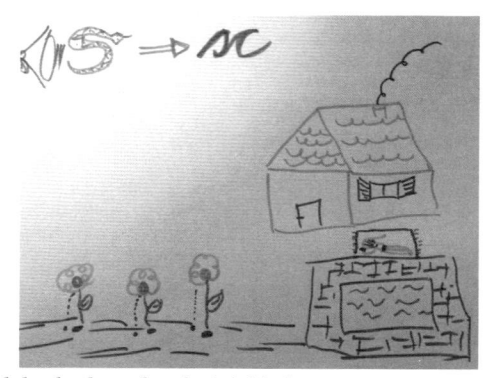

Figura 9.6 Modelo de desenho da Atividade 30.

Atividade 31. <x>, de máximo, próximo, auxílio e as palavras suas derivadas, além de algumas conjugações do verbo trazer, como trouxe, trouxer, trouxéssemos.

Atividade 32. <x> de explosão, exportação, exterior. Fazemos com os pacientes uma associação com a ideia de o tudo que vai para fora (Moojen, 2009).

Exceções: texto, textual, sexta, sexto e *têxtil.* Cuidado, porque essas palavras estão juntas com as outras para imprimir, mas trabalhe com elas apenas depois que as primeiras estiverem bem automatizadas.

Todas as atividades propostas anteriormente podem ser utilizadas para a estimulação dessas oponências das representações do som /s/, sempre com muitas atividades motoras associadas, para ficar mais dinâmico e divertido. Depois de trabalhar algumas oponências, sentindo que o paciente já está mais seguro, para sua fixação proponha a ele que escreva cinco palavras com tal som errado e depois explique por que está errado e como deveria ser escrito corretamente. Essa é uma estratégia proposta por Morais (2003).

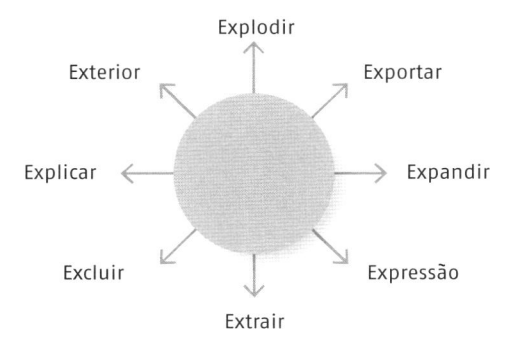

Figura 9.7 Gráfico que se pode criar com o paciente para fixar a ideia do prefixo <ex> como o conceito de coisas que vão "para fora".

Atividade 33. <r> inicial, **<r>** entre vogais, **<rr>**, **<r>** após consoante.

🖑 Imprima as cartelas das palavras no site do livro, dobre a folha ao meio e recorte.

Iniciar estimulando, por meio de propriocepção, o ponto de articulação do fonema /x/, de ca**rr**o, e do fonema brando /R/, de ca**r**o. Em seguida, enfatizar a discriminação auditiva. Apresentar as palavras na seguinte sequência de oposição:

- <r> inicial em oposição a <r> medial entre vogais. Por exemplo: *rato, caro*.

Nessa primeira oposição ressaltamos o papel das vogais, que chamamos de "superpoderosas" porque, quando estão juntas, têm o poder de mudar o som de algumas letras, como do <r>. Então, fazemos muitas atividades de consciência fonológica para o paciente refletir se determinado som está entre vogais ou não. Nesse caso, as representações do som /R/ (por exemplo: *carro, rato, roupa, caro, serra, tenro* etc.). Depois ele deve perceber que, quando a letra <r> estiver entre duas vogais, terá som de <r> mais fraco ou <r> brando.

- <r> inicial em oposição a <rr>; mesmo som em posições diferentes na palavra. Por exemplo: *roupa, carreta*.
- <rr> em oposição a <r> medial entre vogais; mesma posição, mas som diferente. Por exemplo: *arroz, parede*.
- <r> medial entre vogais em oposição a <r> medial após consoante; mesma posição, sons diferentes. Por exemplo: *coruja, honra*.

Observação: nesse caso, é possível misturar todos os oponentes mínimos, pois o paciente, ao adquirir as regras, não terá chance de confundir a ortografia. Utilize a pista de ortografia disponível no site do livro para imprimir.

Atividade 34. inversão de <r>. Por exemplo: prato, parto; trota, torta e vice-versa.

🖰 Imprima as cartelas das palavras no site do livro, dobre a folha ao meio e recorte.

É comum observarmos esse tipo de inversão na escrita de nossos pacientes, por isso é necessário trabalhar a habilidade de inversão em tarefas de consciência fonológica para prevenir esse tipo de troca de letra na escrita.

Portanto, inicialmente, deve-se trabalhar muito com a consciência fonológica, em tarefas de exclusão e inclusão de sílabas e fonemas, além de inversão de sílabas e fonemas em geral; em seguida, realizar essas tarefas com palavras específicas que contêm o grafema <r> nas posições de grupo consonantal e arquifonema.

Trabalhar separadamente com o grupo consonantal <r>. Por exemplo: *trinta, tinta*; *prato, pato*; *frita, fita* etc. Depois proceder do mesmo modo com palavras que contêm o arquifonema /r/. Por exemplo: *barba, baba*; *porte, pote* etc.

Finalmente, reunir palavras com o grupo consonantal <r> e com o arquifonema /r/ em tarefas de leitura e fixação escrita.

Atividade 35. **<z> inicial, <z> entre vogais, <ex> seguido de vogal, <us> seguido de vogal.**

🖰 Imprima as cartelas das palavras no site do livro, dobre a folha ao meio e recorte.

Nesse grupo estão algumas representações do som /z/. Reforçar a discriminação auditiva do par /s/ e /z/; depois, apresentar as palavras nos seguintes pares de oponentes mínimos:

Atividade 36. **<z> inicial em oposição a <s> medial entre vogais.** Por exemplo: zero, asa.

Atividade 37. <ex> seguido de vogal no início da palavra. Por exemplo: exímio, exame, exercício, exigir.

Atividade 38. **<us> seguido de vogal, em oposição a <ex>, seguido de vogal.** Por exemplo: **us**ado, **us**ual, **us**urpar; **ex**ame, **ex**agero, **ex**ército.

Observação: Quando a vogal <e> antecede o som /z/ no início da palavra, ele é grafado com <x>; quando o som /z/ é precedido por /u/ no início da palavra, ele é grafado com <s>, como em *usado, usina, usurpar*.

Utilize a pista de ortografia no site do livro para imprimir.

Atividade 39. **ditongo <x>.** Por exemplo: **cai**xa, **bai**xo, **fai**xa, **dei**xa.

🖑 Imprima as cartelas das palavras no site do livro, dobre a folha ao meio e recorte.

Antes da leitura das palavras, faça atividades de consciência fonológica para o paciente perceber a presença do ditongo antes do som /ʃ/ na palavra. Outra atividade interessante para marcar a presença do ditongo na palavra é a separação de sílabas enquanto o paciente joga uma bolinha no chão em cada sílaba. Em seguida, ele deverá ler as palavras impressas onde está destacado o ditongo que precede o som /ʃ/, jogando uma bolinha com uma mão e pegando com a outra, sempre na sílaba tônica. Quando o som /ʃ/ é precedido por um ditongo, seu grafema correspondente é <x>.

Sorteie palavras lidas para elaborar sentenças em conjunto com o paciente; um começa a frase e o outro termina, e assim sucessivamente. É importante que o paciente presencie o terapeuta elaborando sentenças com palavras sorteadas, pois verá como a atividade de escrita nem sempre é fácil nem para o terapeuta.

Atividade 40. **<en> <x> em oposição a <an> <in> <un> <ch>.** Por exemplo: **en**xada, **en**xame, **en**xágua; m**an**cha, c**on**cha, l**in**char, f**un**cho.

🖑 Imprima as cartelas das palavras no site do livro, dobre a folha ao meio e recorte.

Da mesma forma que a atividade anterior, antes da leitura das palavras faça atividades de consciência fonológica para o paciente perceber a presença das vogais nasais precedendo o som /ʃ/ na palavra. Em seguida, proponha uma tarefa desafiante como: "O som /ʃ/, a gente pode escrever com <x> ou <ch>, certo? Vou mostrar umas palavras que têm as duas formas e um segredinho para saber quando é de um jeito e quando é de outro. Vamos tentar decobrir?" Enquanto o paciente lê, pode ir separando as palavras que são com <x> e as que são com <ch>, e, quando terminar, você pode perguntar se ele descobriu ou o que ele encontrou. Ajude-o com perguntas ou mostrando-lhe as regularidades até ele perceber que, quando o som /ʃ/ vem logo após a sílaba <en>, é grafado como <x>, e após <an>, <in>, <on>, <un>, escreve-se com <ch>.

Utilizar a pista de ortografia no site do livro.

Exceções: "Encher" e seus derivados, por exemplo: *enchente, enchimento* etc. Essas palavras estão juntas para a impressão, mas devem ser trabalhadas apenas quando essa oponência já estiver automatizada.

> **Atividade 41. <x> seguido da sílaba <me>.** Por exemplo: **me**xido, **me**xerica, **me**xicano.

🖰 Imprima as cartelas das palavras no site do livro, dobre a folha ao meio e recorte.

Explique ao seu paciente que essa é uma regularidade da língua, que sempre que ele ouvir ou quiser escrever o som /X/ depois da sílaba <me> deve usar a letra <x>.

Utilize as palavras impressas nas cartelas para leitura rápida, tanto no escuro como no claro. Elabore frases com o paciente.

> **Atividade 42. <x> com som de /ks/.** Por exemplo: tóxico, fixo, táxi.

🖰 Imprima as cartelas das palavras no site do livro, dobre a folha ao meio e recorte.

Explique ao seu paciente que essa é uma regularidade da língua, ou seja, **sempre** que ele ouvir ou falar o som /ks/ e tiver que escrever a letra é <x>, não precisa ficar em dúvida! Faça muitas atividades de identificação do som /ks/ com o seu paciente. Com uma bolinha em cada mão, quando você falar uma palavra que tenha o som /ks/ ele joga a bola da mão direita para baixo; quando você falar uma palavra que não tiver esse som, joga a bola da mão esquerda para baixo. Essa atividade trabalha atenção e lateralidade.

Atividade 43. <x> palavras que têm que decorar. Por exemplo: lixo, luxo, xale.

Atividade 44. <ch> palavras que têm que decorar. Por exemplo: ma**ch**ado, **ch**uva, a**ch**a.

Atividade 45. <l> – <lh> Por exemplo: bo**l**a, bo**l**inha; fi**lh**o, fi**lh**inho.

🖑 Imprima as cartelas das palavras no site do livro, dobre a folha ao meio e recorte.

Para aquele paciente que tem dificuldade com <li> e <lhi> sugerimos, inicialmente, reforçar o grau normal e o grau diminutivo das palavras passíveis de confusão, para, por último, misturá-las. Assim, quando ele ficar em dúvida, vai aprendendo a se reportar ao grau normal; se a palavra for com <l>, o diminutivo será com <l>; se for com <lh>, o diminutivo será com <lh>.

TROCAS DE NATUREZA AUDITIVA

A estimulação das trocas de natureza auditiva deve ser realizada em associação com tarefas de processamento auditivo, como discriminação de ruídos ambientais, atenção dirigida e sustentada, figura-fundo e memória. Essas tarefas podem, a princípio, utilizar sons ambientais ou instrumentais, mas logo em seguida devem ser realizadas com sons de fala, como sentenças, palavras e fonemas, juntamente com tarefas de consciência fonológica.

Fazer a associação grafema-fonema com apoio dos "carimbos das bocas", da Pró-Fono, adicionando uma marca de sonoridade – que pode ser um zigue e zague horizontal com a cor vermelha em cima do grafema e da boquinha – e uma marca da falta de sonoridade – que pode ser um traço reto horizontal verde, também em cima do grafema e da boca carimbada correspondente.

Inicia-se a discriminação de pares mínimos pelos de mais fácil percepção visual ou auditiva, com apoio proprioceptivo da vibração laríngea com estetoscópio. Caso se utilize o computador, devem-se colocar os fones nas orelhas do paciente, e o terapeuta deve falar ao microfone, melhorando dessa forma a relação do sinal-ruído e dando mais condições de discriminação ao paciente.

- /f/ e /v/: fricativos (continuantes) e anteriores; como esses sons são os menos intensos da língua portuguesa, deve-se iniciar com outro par de fricativos, caso o paciente apresente muita dificuldade para percebê-los.
- /p/ e /b/: mais anteriores.
- /t/ e /d/: anteriores.
- /ʃ/ e /ʒ/: fricativos; enfatizar a sonoridade e não o aspecto visual de <x>, <ch>, <j> e <g>.
- /s/ e /z/: fricativos; enfatizar a sonoridade e não a ortografia.
- /k/ e /g/: propriocepção mais difícil, além da dificuldade visual.

A estimulação das trocas auditivas não deve se limitar à discriminação auditiva do traço de sonoridade, pois von Fritsch (1996) observou que as crianças que apresentam tais trocas têm representações fonológicas menos nitidamente definidas. Esse fato as torna mais vulneráveis à degradação do sinal de fala e, consequentemente, menos consistentes na identificação e discriminação de pares fonológicos contrastantes, mas foneticamente semelhantes. Segundo a autora, essa degradação do sinal se dá sobretudo pela influência do ambiente linguístico do som na palavra. Estimular o paciente a perceber e manipular o ambiente linguístico em associação com o traço de sonoridade é, portanto, fundamental para o sucesso da terapia.

Ainda segundo von Fritsch (1996), parece que os ambientes linguísticos que mais influenciam o traço de sonoridade são a presença de som nasal, ou nasalização, ou de traço oposto na mesma palavra. Por exemplo, *tambor* por <tampor>; *cavalo* por <gavalo>; *ditado* por <didado>. Para estimular a ambiência da presença do traço de nasalidade, a autora sugere um trabalho com listas de pares mínimos, em que ora se mantém a ambiência e se manipula a sonoridade, ora se mantém a sonoridade e se manipula a ambiência, da seguinte forma:

Na vizinhança de uma consoante nasal, mantendo a ambiência e alternando a sonoridade: fender, vender; fendido, vendido.

Na vizinhança de uma consoante nasal, mantendo a sonoridade e manipulando a ambiência: funga, fuga; vinda, vida.

Ressalta a autora, porém, que na vizinhança do traço oposto, na mesma palavra, é muito difícil conseguir uma lista de pares mínimos, sugerindo, então, que se estimule a conscientização do paciente para a neutralização que pode ocorrer nesses casos, propondo-se a ele uma atividade oral de trocar propositalmente todas as consoantes da palavra por sons surdos e depois por sonoros. Por exemplo: "Vamos falar a palavra *deitado* com todas as consoantes sonoras"; agora, ao contrário, "Vamos falar a palavra *deitado* com todas as consoantes surdas".

ESTIMULAÇÃO DA TONICIDADE DAS PALAVRAS

Já mencionamos, anteriormente, que a percepção auditiva da tonicidade das palavras é a base para a aquisição de regras de acentuação, assim como para a ortografia correta de palavras terminadas em <ão> e <am>, <e> e <i>, <o> e <u>.

Os pacientes que têm dificuldade em perceber a sílaba tônica das palavras não percebem suas melodias ou, mais especificamente, seus traços suprassegmentais. Muitas vezes, eles sabem que há um acento em determinada palavra, mas não sabem em que lugar deve ser colocado nem qual é o acento, pois estão recorrendo à memória visual global da palavra.

Observou-se, na experiência clínica, que os pacientes estavam muito acostumados a buscar a sílaba tônica (acento lexical) falando-a mais lentamente e mais alto que as outras, isto é, "chamando a sílaba tônica". Na maioria das vezes, essa prática gerava uma alteração total no ritmo da palavra, que os impedia de encontrar a sílaba tônica correta, já que todas elas ficavam muito semelhantes.

Passou-se, então, a iniciar essa estimulação com sons contínuos, como apitos e assobios associados a dois símbolos: um símbolo para som *fraco e curto*, que corresponde a uma sílaba átona, e um som *forte e longo*, que corresponde a uma sílaba tônica.

Nessa sistemática, devem-se utilizar sons contínuos, mas não só; deve-se usar também sons mais breves, como palmas ou batidas com um lápis na mesa. Desse modo, o paciente desenvolve a habilidade de perceber sons fortes/longos ou curtos/fracos, mesmo quando o som não é contínuo, o que corresponderia à percepção de fonemas plosivos e fricativos.

É importante ressaltar que, desde o início da estimulação com sons instrumentais, usam-se apenas sequências possíveis na língua portuguesa. Na nossa língua, independentemente do número de sílabas da palavra, a sílaba tônica, marcada pelo acento lexical, só é possível em três posições: na última sílaba (oxítona), na penúltima sílaba (paroxítona) e na antepenúltima sílaba (proparoxítona). São esses padrões acentuais que desejamos que o paciente internalize.

Utiliza-se simbologia específica para representar as sílabas, como, por exemplo: • para som fraco e curto e —— para som forte e longo podemos estimular várias sequências possíveis, as quais o paciente deve não só discriminar auditivamente, mas também produzir e reproduzir com instrumentos musicais, como teclado ou flautinha, apito ou palmas.

Após uma série de atividades com sequências desses sons – quando o paciente poderá ouvir, identificar e produzir as sequências –, passa-se para uma etapa com pseudopalavras. Nessa fase, o paciente ouve a pseudopalavra e tenta identificar a sílaba mais forte e mais longa, reproduzindo a sequência ouvida. Usa-se pseudopalavra para o paciente prestar atenção apenas no traço suprassegmental da tonicidade. Como nunca ouviu essa palavra anteriormente e ela não tem significado, o paciente conseguirá prestar atenção ao que se pede, o que muitas vezes é difícil com palavras conhecidas.

Relacionamos a seguir exemplos de pseudopalavras com a sílaba mais forte e longa que se deseja estimular em negrito. É importante passar por essa fase, para continuar levando o paciente a perceber os aspectos suprassegmentais da palavra sem a influência do seu significado:

ba**da**	• —	bede**gue**	•• —	vazaja	— ••
debe	— •	**be**degue	— ••	mana**nha**	•• —
pata**ca**	•• —	bede**gue**	• — •	cata**pa**	• — •
piti**qui**	• — •	vaza**ja**	• — •	coto**po**	•• —
potoco	— ••	vaza**ja**	•• —	sacha**fa**	•• —

Depois da fase de identificação da sílaba tônica em pseudopalavras, colocamos essa sequência de pseudopalavras com as "tônicas" sublinhadas ou circuladas para que leia jogando uma bolinha de tênis na mais forte, alternando a bolinha de mão. O objetivo é fixar o ritmo da tonicidade possível na nossa língua.

Por último, passa-se a trabalhar com palavras reais, sem deixar o paciente usar o artifício aprendido na escola de "cantar" a sílaba tônica; pelo contrário, nessa fase ele já deverá ser capaz de identificá-la, mesmo falando normalmente, apenas tentando perceber qual é a mais longa e mais forte que as outras. No início, fechar os olhos ao ouvir a palavra pode ajudar nessa tarefa.

É também nessa etapa que devemos trabalhar com o paciente as palavras terminadas em <am> e <ão>, <e> e <i>, <o> e <u>, como já descrito anteriormente neste capítulo.

Quando o paciente já estiver seguro quanto à identificação da sílaba tônica, pode-se estimular a acentuação, apresentando a ele palavras acentuadas para ler e ouvir, levando-o a perceber que o acento está sempre na sílaba tônica. O que para nós parece óbvio, para nosso paciente não é, por isso sempre devemos direcioná-lo a perceber as regularidades desejadas, como, por exemplo, que todas as proparoxítonas são acentuadas, que todas as paroxítonas terminadas em ditongo ou em <L> também, assim como todas as oxítonas terminadas em <a>, <e> e <o>.

Nesse momento imprima as cartelas de acentuação no site do livro:

- Proparoxítonas.
- Paroxítonas.
- Oxítonas.

CONCLUSÃO

Essa abordagem terapêutica vem sendo usada, há alguns anos, com bastante êxito na clínica fonoaudiológica, pois retira a ênfase do trabalho com trocas de letras na memorização visual das palavras escritas, estimulando o paciente a refletir sobre a escrita, tomando como base suas próprias hipóteses e o apoio fornecido pelo processamento fonológico, morfológico e sintático na leitura. Dessa maneira, a criança adquire a ortografia de modo mais fácil, já que essa sistemática ressalta, inicialmente, as regularidades da ortografia do português para, aos poucos, preparar a criança para lidar com as exceções e as irregularidades da língua.

É importante ressaltar que todas as atividades descritas são apenas sugestões e podem ser utilizadas com todas as oposições propostas, conforme os critérios e cuidados de que cada paciente necessita. Temos certeza de que cada terapeuta terá muitas outras atividades com as quais poderá utilizar o material que está disponível para impressão.

ESTIMULAÇÃO DA ELABORAÇÃO ESCRITA

Como vimos no Capítulo 3, a escrita é uma forma de comunicação com raízes na infância, mas sua curva de aprendizado pode durar toda a vida. Scott (1999) ressalta que, durante toda a escolaridade, escrever e ler estão extremamente interconectados: os mais novos são solicitados a ler o que escreveram; os mais velhos leem para encontrar sobre o que escrever e escrevem para demonstrar que entenderam o que foi lido.

A escrita serve, desse modo, a uma variedade de objetivos cognitivos e de comunicação. Por essa razão, ela se dá em diversas formas linguísticas, de acordo com esses objetivos, exigindo do escritor a coordenação de complexos processos mentais superiores, como alto nível de abstração, elaboração e reflexão consciente, além de autorregulação. Escrever implica, então, ter sobre o que escrever, que, por sua vez depende tanto do conhecimento linguístico como do conhecimento de mundo.

Uma noção muito importante a ser desenvolvida no processo de escrita é a de que alguma coisa é escrita para ser lida por um leitor em potencial. Esse conceito de leitor em potencial se refere a quem vai ler o texto: o próprio escritor, somente uma pessoa, um grupo conhecido de pessoas, um grupo desconhecido de pessoas etc. O importante é que o escritor maduro tenha a noção de que alguém vai ler seu material. Assim, à medida que escreve e relê seu texto, ele pode se colocar no lugar desse futuro leitor, tentar entender o texto ou analisá-lo desse ponto de vista, para então ajustá-lo e modificá-lo a fim de torná-lo mais claro e de compreensão mais fácil.

As pessoas com TLE podem ter complicações em todas as fases do processo de escrita. Os textos produzidos por elas são mais curtos e com estrutura pouco organizada. Além disso, apresentam dificuldade em aprender novas formas de expressar significados utilizando diferentes modalidades de escrita. Erros ortográficos, de pontuação e de convenções de escrita são frequentes. Elas são incapazes de controlar as estratégias de monitoramento consciente e de regulação do processo, necessárias para uma escrita mais adequada (Scott, 1999).

Segundo Graham et al. (2005), muitas têm, além disso, dificuldades com o próprio ato motor da escrita, que interfere na sua elaboração mental, pois há uma ruptura da fluência do processo de escrita mesmo antes de começar. Esse autor ressalta que tais dificuldades motoras podem levar os escritores a esquecer intenções e significados já desenvolvidos, gerando uma ruptura do planejamento e resultando em uma escrita menos coerente e complexa. Afirma que a escrita laboriosa e demorada reduz o tempo necessário para que o escritor encontre expressões que se encaixem melhor em suas intenções; assim, como não consegue manter seus pensamentos, perdem-se as ideias e os planos, o que afeta sua persistência, motivação e autoconfiança para escrever. Além disso, o engajamento no processo de escrita é determinante na qualidade e extensão da produção escrita, e está relacionado com a pragmática (Befi-Lopes e Santos, 2015).

De acordo com Troia (2009), os problemas de escrita apresentados pelos alunos com transtornos de linguagem escrita se devem, em parte, à sua dificuldade em executar e regular os processos que subjazem à composição proficiente, especialmente ao planejamento e à revisão. Para o autor, uma forma de abordar os déficits de desempenho e de motivação desses alunos é ajudá-los a adquirirem comportamentos de autorregulação. O autor cita quatro componentes que devem ser estimulados para desenvolver a autorregulação na escrita: estabelecimentos de objetivos, autoconversa ou "conversa interna", autoavaliação e autorreforço.

Pesquisas demonstraram que o estabelecimento de objetivos tem impacto positivo no desempenho da produção escrita de alunos com dificuldades de escrita (De La Paz, 2007; Page-Voth e Graham, 1999). A *autoconversa*, por meio de repetições de instruções, questionamentos, afirmações e estímulos para si mesmo, ajuda a dirigir a atenção para informações relevantes, organizar os pensamentos e planejar ações, além de controlar a ansiedade, a frustração e a impulsividade. A *autoavaliação* ajuda os alunos a estabelecerem objetivos tangíveis, de acordo com os dados concretos coletados durante esse processo, a obterem informações relacionadas aos padrões a serem alcançados ou a seus objetivos pessoais. Por fim, o *autorreforço* pode ser declarado quando o aluno atinge determinado nível de desempenho enquanto autoavalia seu trabalho, aumentando a eficácia da sua autoavaliação na escrita (Troia, 2009).

A estimulação da elaboração escrita será realizada, então, levando em consideração todas essas questões abordadas, mas as estratégias que serão propostas a seguir estão relacionadas aleatoriamente, devendo ser utilizadas de acordo com as necessidades e as condições de cada paciente.

Estratégias para estimulação da escrita

▶ *Elaboração conjunta de frases com apoio de figuras.* Sorteie figuras do material "O Que é Isso?", da coleção Thot da Gearte, de duas em duas, para formar uma sentença. É importante que o próprio paciente faça o sorteio, para não parecer que você escolheu as figuras difíceis. Geralmente, a primeira reação dele é dizer que as figuras não têm nada a ver uma com a outra, por isso ajude-o com perguntas relacionadas às figuras a resgatar de seu conhecimento prévio uma sentença possível e com sentido. Por exemplo, se ele sorteou "táxi" e "vestido", pergunte: "Quem dirige o táxi?" Resposta possível: o motorista. "Será que ele tem namorada? Será que ela usa vestido?" Às vezes bastam essas peguntas para ele já formar uma sentença do tipo: "O motorista do táxi comprou um vestido novo para a namorada dele." Se não, continue com outras perguntas até que ele consiga formar uma sentença. Depois de escrita a sentença, troque turno com o seu paciente e sorteie suas palavras, peça que ele o ajude também com perguntas, pois esse exercício é tão importante quanto elaborar a própria sentença, e assim sucessivamente.

▶ *Elaboração conjunta de frases utilizando as palavras trabalhadas no processamento ortográfico.* Como já ressaltamos nas atividades descritas na estimulação do processamento ortográfico, as palavras trabalhadas devem ser aproveitadas para elaboração escrita de frases, mesmo porque, sempre que se coloca em contexto, a fixação da ortografia é mais eficaz.

▶ *Perguntas e respostas.* Sugerimos jogar o jogo "Quem? Como? Por quê?", da coleção Thot da Gearte, escrevendo as perguntas e respostas, pois como vimos a habilidade de fazer autoquestionamentos é muito importante para a elaboração da linguagem escrita. É interessante que cada um responda à pergunta do outro, para formalizar a escrita de perguntas e respostas, principalmente a organização de respostas completas, além da forma correta de escrever "porque" junto na resposta e "por que" separado na pergunta.

▶ *Elaboração conjunta de frases interrogativas com apoio de figuras mais o dado do jogo "Quem? Como? Por quê?".* Sorteie figuras do material "O Que é Isso?", da coleção Thot da Gearte, de duas em duas, para formar uma sentença, e jogue o dado de perguntas. É importante que o próprio paciente faça o sorteio para não parecer que você escolheu as figuras difíceis. Geralmente, a primeira reação dele é dizer que as figuras não têm nada a ver uma com a outra, por isso ajude-o com perguntas relacionadas às figuras a resgatar de seu conhecimento prévio uma sentença possível e com sentido. Por exemplo: se ele sorteou as figuras "varrer" e "tigre", e no dado caiu a pergunta "Quando?", pergunte: "Onde o tigre mora no zoológico?" Resposta: na jaula. "Como será que limpam a jaula dele?" "Quem limpa a jaula dele?" Às vezes bastam essas peguntas para ele já formar uma sentença do tipo: "Quando o moço varreu a jaula do tigre?" Se não, continue com outras perguntas até que ele consiga formar uma sentença. Depois de escrita a sentença, troque turno com o seu paciente e sorteie suas palavras, peça que ele o ajude também com perguntas, pois esse exercício é tão importante quanto elaborar a própria sentença, e assim sucessivamente.

▶ *Elaboração conjunta de história com apoio de figuras.* Sorteie seis figuras do material "O Que é Isso?", da coleção Thot da Gearte. Cada um cria um pedaço da história usando uma figura sorteada por vez para dar continuidade ao que já foi escrito anteriormente. É importante que o texto tenha sentido e não seja apenas uma justaposição de frases sem coerência, apenas escrevendo as figuras sorteadas. Muitas vezes, tais figuras parecem não ter nada a ver com as outras, e a primeira reação do paciente é dizer que é impossível continuar. Por isso, é importante o papel do terapeuta nesse processo, estimulando-o a tentar encontrar relações entre os significados das figuras e ajudando-o a dar sentido ao texto. Essa estratégia de rever o texto é muito importante porque, em geral, os pacientes têm a fantasia de que os adultos escrevem tudo certo e rápido, sem ter que reler, apagar, corrigir ou reescrever. Essa é uma oportunidade de eles realmente perceberem como a boa escrita precisa dessas habilidades. Esses aspectos devem ser explicitados para o paciente, devendo-se estimulá-lo a reler o texto escrito antes de continuar; a reescrever, quando necessário; a tentar se colocar no papel do leitor e a ver se seu texto está compreensível, se ele colocou no papel tudo como pensou, se as convenções da escrita, como parágrafo e letra maiúscula, por exemplo, estão adequadas. Exemplo no site do livro.

► *Elaboração conjunta de história com apoio das palavras trabalhadas na estimulação do processamento ortográfico.* Repetir a mesma estratégia anterior utilizando as palavras do processamento ortográfico.

► *Brainstorming.* Pode-se escolher um tema qualquer, como, por exemplo, praia, fazenda, animais selvagens, montanha, viagem, pescaria, *shopping* etc. O paciente vai falando todas as palavras relacionadas com o tema escolhido, ao mesmo tempo em que joga uma bola no chão com uma mão e pega com a outra, a cada palavra dita. O terapeuta pode ir escrevendo as palavras em um papel ou em uma lousa, e elas depois podem ser utilizadas na elaboração conjunta de uma história. Outra versão dessa estratégia é o próprio paciente, em um segundo momento, escrever as palavras que evocou, pois assim também já será trabalhado o resgate das palavras da memória operacional.

► *Caixa escura de estimulação tátil.* Estimula-se a criança a tocar as formas de objetos em esponja ou objetos reais que serão colocados na caixa escura. Depois solicita-se que a criança encontre somente pelo tato os objetos pedidos. Pode-se pedir o objeto diretamente ou pela função, pela categoria semântica, por pistas fonológicas do tipo "começa com <pa>" ou por qualquer aspecto relevante que ajude o paciente a evocar a palavra e tentar encontrá-la pelo tato. Depois, a criança pode ser solicitada a escrever os nomes dos objetos encontrados. Outra forma é o paciente localizar a figura com a mão contrária da que usa para escrever, e com a outra escrever o nome dos objetos à medida que os encontra. Devem-se utilizar essas palavras também para formar frases ou pequenas histórias.

▶ *Livros sem texto.* São ótimos para início de terapia, podendo também ser associados com a estratégia de elaboração conjunta entre o paciente e o terapeuta. Exemplos no Anexo 4 (disponível no site do livro: <www.manoleeducacao.com.br/transtornosdelinguagemescrita>).

▶ *Inspiration e Kidspiration.* Tratam-se de softwares produzidos pela empresa norte-americana Inspiration Software Inc. utilizados essencialmente nos processos de planejamento e organização da escrita. Permitem elaboração de diagramas de causa e efeito, redes de ideias conectadas, mapas de conceitos e de histórias, *brainstorming,* mapas mentais e organização de informações. Há também a versão para iPad, Inspiration Maps, e Kidspiration Maps, para alunos mais novos. Os organizadores gráficos têm sido ferramenta muito útil na terapia fonoaudiológica porque, por meio deles, se registram as ideias que o paciente teve nos processos de planejamento e organização da escrita, facilitando as limitações de memória operacional e a posterior geração do texto, que pode ser feita no próprio computador ou iPad, ou no papel.

▶ *Strip Designer.* É um aplicativo para iPad para criar histórias em quadrinhos ou planfletos. Permite importar fotos de sua galeria, desenhos e vídeos. Pode-se desenhar nos quadrinhos também. Há inúmeras possibilidades de *templates* de páginas de quadrinhos. Podem-se inserir balõezinhos com textos, assim como textos fora dos balõezinhos. É útil com crianças que ainda escrevem pouco. Pode-se imprimir, compartilhar por *e-mail*, Instagram, Dropbox e Twitter. Compartilhar atualmente é a palavra-chave! É de fácil utilização, mas mesmo assim há diversos tutoriais desse aplicativo no YouTube. Exemplo de um projeto de produção escrita usando o Inspiration e o Strip Designer pode ser visto no site do livro.

▶ *Storybird.* É uma rede de compartilhamento de produções escritas de escritores e leitores de língua inglesa. Tem a vantagem de ser gratuito para se cadastrar e usar, e há inúmeros temas disponíveis sobre o que escrever e, ao fazê-lo, diversas ilustrações relacionadas, de excelente qualidade, aparecem para se escolher e colocar em um livro virtual. Pode-se escrever um livro de vários capítulos, páginas, ou apenas uma, como uma poesia. Pode-se convidar colaboradores, por *e-mail*, para escrever a história em conjunto. As desvantagens é que apenas as produções em inglês podem ser compartilhadas na rede, e não se pode imprimir o livro virtual, pois é uma rede de compartilhamento, mas isso não tem sido impedimento em terapia, porque os pacientes podem aproveitar da mesma forma a experiência de produção escrita e criação de pequenos livros nesse site.

▶ *Toontastic.* É um aplicativo para *tablets* para a criação de desenhos animados, no qual se pode colocar os personagens, gravar as vozes e movimentos. O mais interessante é que o aplicativo estimula a criação da história com os elementos da narrativa: espaço do acontecimento e personagens, conflito, desafio, clímax e resolução. Toda a criação da história e do desenho animado é um exercício anterior à escrita, que pode ser feita em um segundo momento.

▶ *Smartphones.* Hoje em dia, alguns pacientes têm seu próprio celular, que passa a ser extensão deles mesmos. Incentive-os a utilizar os recursos disponíveis em aplicativos para escrita, como bloco de notas, no qual é possível escrever até pequenas histórias, poesias e músicas, que podem depois ser compartilhadas por *e-mail*, WhatsApp, Skype etc. Há exemplos no site do livro.

▶ *Book Creator.* É um aplicativo para criar livros digitais. É uma página em branco na qual você pode inserir fotos, vídeos, texto e som ou desenhar e escrever com a caneta digital. Pode-se configurar a fonte que se quer usar, a cor do fundo da página etc. Depois de escrito, o livro pode ser compartilhado, dependendo das aplicações instaladas no iPad, pelo Dropbox e Google Drive, e abrir no iBooks.

As últimas estratégias se referem a atividades que utilizam recursos de informática e tecnológicos. De fato, o trabalho com computador e *tablets* reforçou a dinâmica interativa da leitura e escrita, o que tem sido muito útil na intervenção dos transtornos dessa área. Os pacientes sentem grande atração pela tecnologia e, geralmente, já têm alguma experiência em informática. Por isso, apesar das dificuldades de autoestima em relação à escrita, causadas pelo acúmulo de frustrações, sentem-se mais seguros e identificados quando há o uso desses recursos na terapia, o que facilita a interação com o terapeuta, a aceitação do processo terapêutico e o engajamento no processo de escrita.

A correção e a revisão da produção escrita tornam-se, igualmente, muito mais simples e menos traumáticas com as facilidades de edição que os processadores de texto propiciam. Ver a palavra correta ou uma frase mais bem organizada aparecer na tela, sem o grande esforço e a revolta por ter de apagar com borracha e reescrever à mão, passou a ser altamente reforçador, tanto no que se refere ao processamento ortográfico como ao interesse pela escrita.

CONSIDERAÇÕES FINAIS

Neste capítulo delineamos as bases teóricas e práticas para a estimulação do processamento ortográfico, pois sabe-se que a extensão da produção escrita está relacionada com o domínio da ortografia, ou seja, o indivíduo escreverá menos se tiver muitas dúvidas de como se escrevem as palavras (Santos, 2007; Befi-Lopes e Santos, 2015). Além disso, todo o trabalho de processamento ortográfico descrito visa reforçar as associações entre grafemas e fonemas da língua, fundamentais para a automatização da leitura de palavras e, consequentemente, melhor fluência e compreensão de leitura de textos.

Ressaltamos que o processo de estimulação da escrita é apresentado em etapas separadas apenas didaticamente, pois o processo terapêutico deverá ser integrado para melhor aproveitamento pelo paciente.

REFERÊNCIAS

ADAMS, M.J. *Beginning to read: Thinking and learning about print.* Cambridge, Massachusetts: MIT Press, 1991.

ADAMS, M.J. Learning to reading: modelling the reader versus modelling the learner. In: C. HULME, C.; SNOWLING, M. (Eds.). *Reading development and dyslexia*. San Diego: Singular Publishing Group, 1994; p. 3-17.

BEFI-LOPES, D.M.; SANTOS, M.T.M. Plano Terapêutico Fonoaudiológico para estimulação da Elaboração escrita. In: *PTFs Vol. 2 Pró-Fono* (Org.), Barueri: Pró--Fono, 2015.

CASBY, M. An intervention approach for naming problems in children. *American Journal of Speech-Language Pathology*, vol. 1, p. 35-42, 1992.

De LA PAZ, S. Managing cognitive demands for writing: Comparing the effects of instructional components in strategy instruction. *Reading & Writing Quarterly*, vol. 23, n. 3, p. 249-266, 2007.

DEVONSHIRE, V.; MORRIS, P.; FLUCK, M. Spelling and reading development: The effect of teaching children multiple levels of representation in their orthography. *Learning and Instruction*, vol. 25, p. 85-94, 2013.

FURNES, B.; SAMUELSSON, S. Phonological awareness and rapid automatized naming predicting early development in reading and spelling: Results from a cross-linguistic longitudinal study. *Learning and Individual Differences*, vol. 21, n. 1, p 85-95, 2011.

GEARTE. Disponível em: <www.gearte.com.br>.

GOODMAN, K.S. Reading: A psycholinguistic guessing game. In: H. SINGER, H.; Ruddell, R. (Eds.). *Theoretical models and processes of reading*. Newark: International Reading Association, 1976, p. 497-508.

GRAHAM, S.; HARRIS, K.R.; MASON, L. Improving the writing performance, knowledge, and self-efficacy of struggling young writers: The effects of self-regulated strategy development. *Contemporary Educational Psychology*, vol. 30, n. 2, p. 207-241, 2005.

INSPIRATION SOFTWARE INC. Disponível em: <www.inspiration.com/Inspiration>.

JUST, M.A.; CARPENTER, P.A. *The psychology of reading and comprehension*. Boston: Allyn & Bacon, 1987.

LIBERMAN, I.Y.; SHANKWEILER, D.; LIBERMAN, A.M. The alphabetic principle and learning to read. In: D. Shankweiler, D.; Liberman, I.Y. (Eds.). *Phonology and reading disability: Solving the reading puzzle*. Ann Arbor: The University of Michigan Press, 1989, p. 1-34.

MITCHELL, D.C.; GREEN, D.W. The effects of context and content on immediate processing reading. *Quarterly Journal of Experimental Child Psychology*, vol. 30, p. 609-636, 1978.

MOOJEN, S.M.P. *A escrita ortográfica na escola e na clínica: teoria, avaliação e tratamento.* São Paulo: Ed. Casa do Psicólogo, 238 p.

MORAIS, A.G. *Ortografia: ensinar e aprender.* São Paulo: Ática, 2003, 128 p.

NUNES, T.; BRYANT, P.; BINDMAN, M. Spelling and grammar – the necsed move. In: PERFETTI, C.; RIEBEN, L.; FAYOL, M. (Eds.). *Learning to spell: reasearch, theory, and practice across languages.* London: Lawrence Erlbaum Associates, 1997, p. 151-170.

NUNES, T.; BRYANT, P.; OLSSON, J. Learning morphological and phonological spelling rules: An intervention study. *Scientific Studies in Reading,* vol. 7, p. 289-307, 2003.

NUNES, T.; BUARQUE, L.; BRYANT, P. *Dificuldades na aprendizagem da leitura: teoria e prática.* São Paulo: Cortez Editora, 1992.

PAGE-VOTH, V.; GRAHAM, S. Effects of goal setting and strategy use on the writing performance and self-efficacy of students with writing and learning problems. *Journal of Educational Psychology,* vol. 91, n. 2, p. 230-240, 1999.

PRO-FONO PRODUTOS ESPECIALIZADOS PARA FONOAUDIOLOGIA LTDA. Disponível em: <www.profono.com.br>.

QUEIROGA, B.; LINS, M.; PEREIRA, M. Conhecimento morfossintático e ortografia em crianças do ensino fundamental. *Psicologia: Teoria e Pesquisa,* vol. 22, n. 1, p. 95-99, 2006.

SANTOS, M.T.M. *Vocabulário, consciência fonológica e nomeação rápida: contribuições para a ortografia e elaboração escrita.* São Paulo, 2007. Tese (Doutorado). Universidade de São Paulo. Disponível em: <www.teses.usp.br/index.php?option=-com_jumi&fileid=12&Itemid=77&lang=pt-br&filtro=mazorra>.

SCOTT, C.M. Learning to write. In: CATTS, H.W.; KAMHI, A.G. (Eds.). *Language and reading disabilities.* Boston: Allyn & Bacon, 1999.

SÉNÉCHAL, M.; BASQUE, M.T.; LECLAIRE, T. Morphological knowledge as revealed in children's spelling accuracy and reports of spelling strategies. *Journal of Experimental Child Psychology,* vol. 95, p. 231-254, 2006.

SMITH, F. *Understanding reading.* New York: Holt, Rinehart & Winston, 1971.

SNOWLING, M.J. Contemporary approaches to the teaching of reading. *Journal of Child Psychology and Psychiatry and Allied Disciplines,* vol. 37, n. 2, p. 139-148, 1996.

STANOVICH, K.E. Progress in Understanding Reading: Scientific Foundations and New Frontiers. New York: The Guilford Press, 2000.

STANOVICH, K.E.; WEST, R.F. Mechanisms of sentence context effects in reading: Automatic activation and conscious attention. *Memory and Cognition*, vol. 7, p. 77-85, 1979.

STORYBIRD. Disponível em: <www.storybird.com>

TOONTASTIC. Disponível em: <www.launchpadtoys.com>.

TROIA, G.A. Tactics to help students use writing to express their comprehension of content area texts. *Perspectives on Language and Literacy*, vol. 35, n. 3, p. 35, 2009.

Von FRITSCH, A.B. *Uma visão linguística das trocas na escrita ligadas à sonorização/dessonorização em crianças alfabetizadas.* São Paulo, 1996. Tese (Mestrado). Departamento de Linguística da Faculdade de Filosofia, Letras e Ciências Humanas da Universidade de São Paulo.

ZIEGLER, J.C.; GOSWAMI, U. Reading acquisition, developmental dyslexia, and skilled reading across languages: a psycholinguistic grain size theory. *Psychol Bull*, vol. 131, p. 3-29, 2005.

CAPÍTULO 10

Estimulação do processamento semântico-contextual

Maria Thereza Mazorra dos Santos
Ana Luiza Gomes Pinto Navas

Para expressar ou compreender a linguagem, oral e escrita, é necessário que ocorra a construção das representações dos conhecimentos estrutural, proposicional e situacional da informação, assim como a relação entre eles.

O *conhecimento estrutural* da linguagem inclui a ordem das palavras, os morfemas gramaticais e as funções das palavras. Os indivíduos utilizam-se, geralmente, de pistas sintáticas e morfológicas para depreender o significado de palavras desconhecidas. Os morfemas nos dão informações sobre a classe das palavras, o gênero, o número e o tempo. Por exemplo, os verbos são marcados pelos morfemas <-ar>, <-er>, <-ir>, <-or>, <-mos>, <-ssemos>, <-rei>, <-ria> etc. Os substantivos são marcados pelos artigos definidos <o>, <a>, <os> e <as> ou pelos indefinidos <um>, <uns>, <uma> e <umas>, além do plural <-s>.

Segundo Carroll (1972), por meio das construções gramaticais podemos aprender, recordar e manipular conceitos mais complexos e formular passos em um processo de inferência no âmbito da linguagem, que são a base para o raciocínio, para o pensamento mediado pela linguagem.

O *conhecimento proposicional* se refere às proposições semânticas que o indivíduo vai construindo à medida que escuta ou lê uma mensagem e cujas asserções podem ser verdadeiras ou falsas. De acordo com Kamhi e Catts (2012), uma proposição é uma ideia unitária, que consiste em um atributo e nos argumentos a ele relacionados. Por exemplo, o atributo *dar* requer três argumentos: um agente que dá, um objeto a ser dado e um receptor para o objeto dado. Sabe-se, desde os estudos de Kintsch e van Dijk (1978), que os indivíduos não retêm os aspectos estruturais do discurso, mas as proposições mais bem conectadas com outras proposições e as que têm relação com o tema central.

Além do conhecimento sintático do indivíduo, o conhecimento de mundo – ou *conhecimento situacional* – desempenha papel crucial na compreensão da linguagem, podendo ser dividido em conhecimento de domínios de conteúdos específicos e conhecimento das relações interpessoais. O conhecimento de domínios de conteúdos específicos envolve assuntos acadêmicos (como história e geografia), conhecimento procedimental (como consertar um carro, fazer café, dar o laço no sapato etc.) e, por fim, o conhecimento de esquemas e roteiros de eventos familiares, como uma ida ao restaurante, uma viagem de avião, andar na cidade de ônibus etc. O conhecimento das relações interpessoais diz respeito ao conhecimento das necessidades humanas, motivações, atitudes, emoções, comportamentos e relacionamentos.

Além das representações de informação estrutural, proposicional e situacional, e das relações entre elas, deve-se desenvolver a capacidade de fazer inferências sobre o significado e decidir quais informações devem ser processadas (Kamhi e Catts, 2012). Dessa forma, a compreensão é uma competência metacognitiva, já que exige o nosso envolvimento ativo para suprir as informações que não estão contidas explicitamente na mensagem, que ocorre por meio da construção de representações e proposições coerentes, da ativação do conhecimento prévio, da formulação de inferências e do gerenciamento da memória operacional.

Quanto maior o entendimento da linguagem pela criança e quanto melhor o seu conhecimento sobre o mundo, mais fácil deverá ser a tarefa de aprender a ler e escrever (Ellis, 1995). Escrever implica ter sobre o que escrever, que depende da linguagem da criança e da sua experiência de mundo.

Crianças e adolescentes com dificuldades de leitura e escrita não demonstram muito interesse pela linguagem. O mundo das palavras não as atrai. Em geral, sua expressão oral pode ser pouco organizada; seus relatos podem ter construção frasal pobre, faltando-lhes muitas vezes coerência e coesão. Como delineado no Capítulo 6, além de dificuldades de domínio fonológico, essas crianças podem apresentar outros distúrbios de linguagem, que incluem déficits da representação lexical e de integração sintático-semântica (Bishop e Adams, 1990;

Kamhi e Catts, 2012; Scarborough, 1991; Waltzman e Cairns, 2000). Desse modo, em consequência de seu déficit no processamento fonológico, apresentam dificuldades de vocabulário, nomeação, acesso ou evocação lexical, que, em última instância, dependem das representações fonológicas.

A intervenção nos transtornos de leitura deve, então, incorporar uma abordagem de estimulação de linguagem, em que o papel do terapeuta é ajudar e orientar o paciente a *organizar o mundo das palavras, das ideias e das percepções*. Organizar o mundo das palavras implica trabalhar com substantivos, adjetivos, verbos e advérbios, pronomes, antônimos e sinônimos, feminino e masculino, singular e plural. Isso deve ser proposto sempre de modo lúdico, sem que se use essa terminologia com o paciente, pois não se trata de aula de português, mas de desenvolver a noção dessas categorias gramaticais, a noção de que os substantivos são os *nomes* de tudo o que existe, de que os adjetivos são as *qualidades*, de que os verbos são as *ações* etc.

Algumas sugestões de estratégias:

- Vamos falar o nome de todos os objetos que estão nesta sala, no seu quarto, na sua sala de aula.
- Você se lembra de dez itens que podem se comprados na feira? No mercado? Na banca de jornal?
- Vamos falar tudo o que se coloca na mala quando se viaja para a praia, para a montanha, para a fazenda, para uma pescaria etc.
- Atividades de categorização semântica: animais, frutas, meios de transporte, alimentos, laticínios, ferramentas, profissões, partes da casa, vestuário etc.; inicialmente com figuras, jogos com esses temas e, por fim, só oralmente.
- Categorização de palavras pelos seus sufixos: <-oso>, <-eza>, <-ela>, <-ente>, <-ável>, <-ível> etc.
- Categorização de palavras pelos seus prefixos: <in->, <en->, <ex->, <des-> etc.
- Vamos falar tudo que um carro pode ser: novo, velho, importado, nacional, batido, moderno etc. Uma casa: nova, ensolarada, escura, bagunçada, moderna, antiga, mal-assombrada, silenciosa etc.

- Vamos falar de coisas que se pode fazer dentro de casa, na escola, no clube, parado, dormindo. O que você fazia quando era pequeno? O que você vai fazer depois que sair daqui ou amanhã, ou nas férias?
- Dessa forma, deve-se ir trabalhando com os tempos verbais e seus morfemas característicos, isto é, futuro <-rei> de *serei*, <-ria> de *comeria*, passado <-i> de *perdi*, <-ia> de *fazia* etc.
- É muito importante que se trabalhe com os verbos, pois por meio deles o indivíduo se reporta ao tempo. Devemos, porém, ter cuidado de não desenvolver a ideia de que ação é só movimento, pois há inúmeras ações que realizamos praticamente parados, como pensar, respirar ou escutar.
- Você pode utilizar o material "O Que é Isso?", da coleção Thot da Gearte, que consiste em um conjunto de 72 cartelas, frente e verso, de figuras organizadas em campos semânticos: alimentos, animais, ações, lugares e meios de transporte, pessoas, peças de vestuário, ferramentas e utensílios. Com essas figuras poderá criar inúmeras estratégias para desenvolver a linguagem oral e escrita, como:

1. *Perguntas sim/não*: terapeuta e paciente alternando turnos vão tentando descobrir uma figura determinada pelo adversário, fazendo perguntas cujas respostas só podem ser "sim" ou "não". Por exemplo: várias figuras de categorias semânticas diferentes, viradas para cima, são espalhadas pela mesa, e o paciente escolhe uma. Pode-se pedir que ele escreva o nome em papel à parte, para não esquecer qual era. O terapeuta fará perguntas como: "É uma fruta? Tem quatro rodas? É um alimento?" O paciente só responde "sim" ou "não" e, dessa forma, a cada resposta se vão excluindo as figuras que não preenchem os critérios já descobertos, até que, por inferência, chega-se à figura escolhida.

2. *Associação de ideias*: terapeuta e paciente, alternando turnos, vão tentar descobrir a palavra do outro, sem poder fazer nenhum tipo de pergunta, descobrindo apenas por associação semântica. Podem falar apenas uma palavra por vez. Por exemplo: o

terapeuta tem uma cartela com a palavra ou a figura <caneta>. Ele inicia a atividade falando <escrever>, o paciente fala <lápis>, o terapeuta fala <tinta>, o paciente fala <caneta>. Terminou! Outra rodada. É importante ressaltar para o paciente que, nesse jogo, quanto mais rápido o adversário acertar a palavra-alvo, melhor, pois significa que as palavras que estão sendo ditas são bem precisas e relacionadas com a palavra-alvo.

3. *Categorização semântica*: espalhe algumas figuras pela mesa, escolha duas da mesma categoria, e o paciente deverá escolher uma entre as que sobraram na mesa para completar o grupo, depois deverá explicar o nome do grupo que formou. Alterne turnos com o paciente. Por exemplo: você escolhe sala e quarto, o paciente deverá escolher cozinha ou banheiro e dizer que formou o grupo de partes da casa. Em seguida, é a vez dele de escolher as duas figuras para o terapeuta completar e nomear o grupo, e assim sucessivamente. Pode-se fazer a mesma estratégia, mas escolhendo uma figura que não combina e também explicando por que não combina com as outras duas.

4. *Associação gramatical*: selecione dez figuras do campo semântico "ação" (nas cartelas, cada campo semântico tem um símbolo correspondente para a sua localização ser feita mais facilmente). Instrua o paciente que você vai lhe mostrar cada figura rapidamente, em modo *flashcard*, e ele deve dizer o nome de alguma coisa relacionada com aquela ação ou verbo. Por exemplo: "Se a figura for andar, você poderá falar pé, sapato etc." Repita a série umas três ou quatro vezes, sem que ele possa falar as mesmas palavras já associadas anteriormente para fortalecer as conexões lexicais. Depois de terminada a atividade, solicite que ele diga três palavras que falou e três figuras que viu, para resgatar as informações da memória. Você pode repetir a estratégia anterior selecionando substantivos, e ele deverá dizer adjetivos. Em outro momento, você poderá combinar as duas anteriores, escolhendo substantivos, e ele deverá dizer um adjetivo e uma ação relacionada àquele substantivo.

5. *Software Memomix* – da Gearte, desenvolvido pela CTS Informática – disponível para iOS, Android e Windows. É um jogo de memória de palavras, cujos pares são escritos de formas diferentes, além de ter outros pares escritos de formas semelhantes, como seus distratores, por isso incentiva o uso de decodificação fonológica. Estimula o vocabulário porque as palavras são organizadas nos seguintes campos semânticos: alimentos, animais e profissões; também se pode misturar os três. Pode-se, ainda, configurar o tempo de leitura das palavras e o grau de dificuldade do aparecimento das palavras.

Para facilitar o desenvolvimento do vocabulário, de seu armazenamento e posterior evocação, é importante que as palavras escolhidas no início da terapia sejam aquelas com referencial concreto e da vida diária do paciente. Segundo Nippold (1992), é importante que palavras novas sejam trabalhadas por meio de categorização e associações entre elas, que as diferenças sutis de significado também sejam estimuladas, como, por exemplo, entre *blusa* e *camisa* ou entre *canoa* e *barco* etc.

A dificuldade de memorização das palavras pode ser causada por atraso na formação de conceitos e na classificação semântica hierárquica, por refletir fraca análise dos traços semânticos distintivos. Por isso, apenas os jogos de memória não são suficientes para desenvolvê-la. É necessário estimular o paciente a identificar e elaborar traços distintivos significativos nas palavras, como função (para que serve), atributos perceptuais (macio, áspero, cheiroso etc.), possessão (de quem é, quem usa etc.), localização (onde vende, onde fica etc.), relações temporais (é de antigamente, usa-se todos os dias, quase não se vê etc.) e composição (é de madeira, de ferro etc.). Deve-se também estimulá-lo a identificar semelhanças e diferenças entre palavras relacionadas, por meio de atividades do tipo: "É um felino, mas não é o leão. É o _____."

Muitas vezes, é difícil determinar se a dificuldade do paciente é de armazenamento ou de evocação lexical. O fato é que ele não consegue eliciar o vocábulo desejado. Por essa razão, além de estimulá-lo a formar melhores redes de associação entre as palavras, devemos ajudá-lo a evocar os vocábulos o mais rapidamente possível, evitando as hesitações do tipo "vaca, pato, ãh...ãh...ãh... cavalo, ãh...carneiro, ãh...ãh..., não sei mais nenhum animal da fazenda...", que interferem em seu desempenho. Lembre-se do que já foi abordado no Capítulo 2, de que o desenvolvimento do vocabulário envolve não apenas o aumento no número de palavras, mas também o fortalecimento das conexões entre as palavras do vocabulário já adquirido (Oullette, 2006; Tannenbaum, et al., 2006). Sabemos que muitas pessoas com dificuldades de leitura e escrita têm problemas de evocação lexical, ou seja, o indivíduo conhece a palavra, já a usou adequadamente em outras ocasiões, mas é difícil evocá-la quando precisa, principalmente na elaboração escrita e compreensão de leitura (Oakhill e Cain, 2007), por isso é necessário estimular as conexões entre as palavras para que a evocação seja mais rápida e eficaz. Portanto, as atividades de estimulação de evocação lexical devem enfatizar o ouvir, o pensar e o falar. Utilizar o mínimo de pistas visuais, mas, caso o paciente não consiga evocar o item lexical, diga a palavra e volte a ela posteriormente; o importante é estimular a autoconfiança.

Durante essas atividades para evocação lexical, German (1992) sugere que se utilizem diferentes pistas:

- *Fonológicas*: começa com /p/; começa com [bo]; tem duas sílabas; rima com <-ela>; as sílabas invertidas são lo-me-ca; começa com [bi], termina com [de] e é trissílaba; os sons da palavra são /m/ /a/ /t/ /o/ etc.
- *Semânticas*, como, por exemplo, é um meio de transporte; serve para cortar lenha; compra-se na farmácia.
- *Ortográficas*: começa com a letra <s>; escreve-se com <ç>; tem <rr> etc.
- *Imaginárias*, pela revisualização do referente, como: "Feche os olhos e visualize uma viagem para a praia. O que tinha lá?".
- *Gestuais*, como bater a mão na boca meio aberta para eliciar o vocábulo "índio", movimento de correr no lugar para o verbo "correr" etc.

A seguir, indicam-se algumas estratégias para estimulação da evocação lexical:

- *Classificação de palavras*: nomes próprios ou nomes de brinquedos, ou de animais, esportes, flores, cores, países, times de futebol, personagens de desenho animado etc. em um minuto; troque turnos com o paciente cronometrando.

- *Nomear categoria*: "Vermelho, azul, branco e preto são_____." Resposta: cores.
- *Qual palavra não combina?*: "Sapato, bota, chinelo, meia." Resposta: meia.
- *Quais palavras combinam?*: "Relógio, cabelo, porco, pente." Resposta: cabelo e pente.
- *Associação de palavras*: "Piloto combina com _____." Resposta: avião, carro de corrida. "Cantor combina com _____." Resposta: música, microfone.
- *Semelhanças*: "Qual a semelhança entre uma cabra e uma ovelha?" Resposta: são pequenos ruminantes. "O que um avião e um helicóptero têm em comum?" Resposta: os dois voam.
- *Antônimos*: "O oposto de quente é _____." Resposta: frio. "Qual é o oposto de atrás?" Resposta: na frente.
- *Diferenças*: "Qual a diferença entre um pássaro e um avião?" Resposta: um é uma máquina e o outro é um animal. "Qual é a diferença entre um leão e um tigre?" Resposta: um tem juba e o outro tem listras.
- *Do Meio da Língua* é um jogo de tabuleiro da coleção Thot, da Gearte, que estimula a aquisição de vocabulário e o acesso lexical por meio da categorização de palavras por semelhança, por exemplo: "Qual a semelhança entre catapora, onça e joaninha?"; por diferenças, por exemplo: "Qual a diferença entre asa-delta e paraquedas?"; por antonímia, por exemplo: "Qual o contrário de áspero?"; por atributos essenciais, por exemplo: "Fale o nome de uma coisa vermelha e quente"; por mútiplos significados, por exemplo: "Dê dois significados para a palavra tronco."
- *Manuais Papaterra de habilidades cognitivas e de linguagem* (Limongi, 1999; 2000; 2001; 2004; 2007);
- *Aprendendo a compreender – atividades de linguagem e cognição – fácil* (Micheletti et al., 2002);
- *Aprendendo a compreender – atividades de linguagem e cognição – médio* (Marques et al., 2001).

É importante ressaltar que essas atividades de linguagem podem e devem ser associadas com outras de coordenação motora, quando possível, ou mesmo com jogos corporais, a fim de que se tornem mais dinâmicas e interessantes para o paciente.

Organizar o mundo das ideias e das percepções envolve um trabalho que estimule o paciente a refletir sobre:

- Do que você gosta de brincar, de comer? Do que você não gosta?
- O que você lembra que fazia quando era menor que não faz mais? O que lembra da viagem para...? O que você imagina que vai ver quando viajar para a selva? Para a Disney? Para o Pantanal?
- O que te dá alegria? Medo? Do que você tem saudade?
- O que você faria se fosse o presidente da república?
- O que você faria se ganhasse na loteria?

Estas últimas atividades estão relacionadas com a linguagem pragmática, que lida especificamente com a comunicação em contexto, refletindo, portanto, o uso social da linguagem.

A pragmática descreve a funcionalidade da linguagem e refere-se à forma como os falantes usam a linguagem oral para fazer solicitações, declarações e acordos de modo eficiente e polido, porque saber quem está falando para quem, quando, onde e com qual intenção determina o que deve ser dito em seguida e com qual estilo deve ser dito. Esses fatores também indicam como o que foi dito deve ser interpretado.

Ter competência comunicativa, portanto, envolve a capacidade de atingir objetivos pessoais por meio da expressão de intenções comunicativas e a interpretação correta das intenções dos interlocutores, porque a comunicação acontece dentro de algum contexto e é esse contexto que dá a ela o seu significado particular.

A relevância disso em relação à estimulação da linguagem é que os pacientes ou estudantes precisam aprender a modelar sua comunicação em qualquer contexto para que a mesma seja eficiente. Isso se dá pela análise do contexto, assim como pela análise da linguagem oral ou escrita utilizada pelos interlocutores. Para que isso seja alcançado, os indivíduos necessitam de uma prática de comunicação que os encoraje e facilite essa análise, para que se tornem capazes de interpretar corretamente a fala ou a escrita do outro.

Há muitas razões para estimular as funções pragmáticas da linguagem; negligenciar esse aspecto da linguagem pode ser danoso para o sucesso da comunicação dos indivíduos. Entre outras, podemos citar que a função pragmática da linguagem é essencial para o sucesso do desenvolvimento social; dá suporte ao uso pessoal e comunicativo da linguagem oral, escrita e de sinais; facilita a generalização de conteúdos trabalhados, que pode não ocorrer ou estar abaixo do esperado quando a intervenção ou estimulação enfoca apenas os aspectos estruturais da linguagem; pode prevenir problemas posteriores de desempenho educacional e provê oportunidades de desenvolvimento da autoconfiança e assertividade no processo comunicativo.

Para estimular a função pragmática da linguagem indicamos o material "Diga Lá", da coleção Thot, da Gearte, que é um jogo de tabuleiro frente-verso, com cartelas que estimulam as habilidades de manutenção de diálogo (*Mantenha o diálogo*), de argumentação (*Convença; O que você diria?*), em situações de pedido de desculpas, de despedidas, de apresentações, de solicitações, de solidariedade e empatia; *Diga como se...* (descrições de procedimentos e sequências de atividades da vida diária).

No *Manual Papaterra de habilidades de compreensão e expressão – amarelo* (Limongi, 2004), encontram-se muitas atividades para estimulação de linguagem pragmática, como em situação de solução de problemas da vida diária, causa e efeito, análise de situações por vantagens e desvantagens etc.

Como vimos no Capítulo 2, a competência morfossintático-semântica é um constritor tanto da compreensão e fluência da leitura como da habilidade de produção escrita, por isso deve ser explicitamente trabalhada na intervenção. A seguir, descrevemos algumas atividades para estimular a competência morfossintática:

- *Identificação e correção de absurdos em sentenças dadas.* Encontra-se essa atividade no material *Habilidades auditivas e consciência fonológica: teoria e prática* (Knobel e Nascimento, 2009).

- *Colocar sentenças na ordem direta com número crescente de palavras.* Exemplos: Banana – comi. Resposta: "Comi banana." Passarinho – um – vi. Resposta: "Vi um passarinho." Doce – um – quer – ela. Resposta: "Ela quer um doce." E assim sucessivamente (Befi-Lopes e Santos, 2015).
- *Colocar sentenças na ordem, com número crescente de palavras misturadas.* Por exemplo: muito – levantei – cedo. Resposta: "Levantei muito cedo." Esqueceu – a – trazer – lição – de – ela. Resposta: "Ela esqueceu de trazer a lição." E assim sucessivamente (Befi-Lopes e Santos, 2015).
- *Túnel Radical* – atividade do *software* Novas Aventuras do Pluck CD 1, da Communicar (Faria, 2011), pela qual a criança participa de um jogo com o personagem Pluck em um túnel onde vai recolhendo autofalantes; quando consegue o número determinado de autofalantes, de acordo com o nível em que está, ouve as palavras de cada autofalante, que correspondem a uma sentença misturada. O paciente deve colocar a sentença em ordem nos espaços correspondentes e continuar jogando. São séries de dez sentenças.
- *Reescrever sentenças em uma só mantendo o significado.* Utilizando os conectivos "que", "quando", "porque", "por isso", "mas", "porém" etc., muitos exemplos em *Aprendendo a compreender – atividades de linguagem e cognição – médio* (Marques et al., 2001).
- *Elaboração de sentenças interrogativas para estimular a habilidade de autoquestionamentos.* Por exemplo: elaborar perguntas a partir de uma resposta dada ou responder pergunta com outra pergunta do *Manual Papaterra de habilidades de linguagem – livros verde e amarelo* (Limongi, 2001; 2004).
- *Complementar sentenças cloze.* Encontram-se inúmeros exemplos nos *Manuais Papaterra de habilidades cognitivas e de linguagem* (Limongi, 1999; 2000; 2001; 2004; 2007) e de compreensão e expressão, e nos livros *Aprendendo a compreender – atividades de linguagem e cognição* (Marques et al., 2001; Micheletti et al., 2002), que você poderá fazer também oralmente trocando turnos com o seu paciente.
- No site Educar para Crescer encontram-se jogos de fixação para diversas categorias gramaticais, como plurais, feminino-masculino, superlativo etc.

Embora já tenhamos citado anteriormente o trabalho com múltiplos significados no jogo *Do Meio da Língua*, vale ressaltar a importância de se trabalhar com a linguagem figurada para a compreensão da leitura, devendo, portanto, ser estimulada em atividades de linguagem, com figuras de expressões idiomáticas, que podem ser encontradas em *Afinando o Cérebro* (Faria e Gielow) ou em atividades nos *Manuais Papaterra de linguagem e habilidades cognitivas* (Limongi, 1999; 2000; 2001; 2004; 2007) e fazer tanto oralmente como de modo escrito com o seu paciente.

CONSIDERAÇÕES FINAIS

Neste capítulo tentamos traçar as linhas mestras para a estimulação do processamento semântico-contextual, no sentido de dar subsídios ao fonoaudiólogo e ao estudante de fonoaudiologia quanto aos aspectos mais relevantes para a prevenção e/ou intervenção dos problemas de linguagem escrita em relação à linguagem oral e ao conhecimento de mundo, fundamentais para o suporte da decodificação e compreensão da leitura.

REFERÊNCIAS

BEFI-LOPES, B.M.; SANTOS, M.T.M. Plano terapêutico fonoaudiológico para estimulação da Elaboração escrita. In: *PTFs Vol.2 Pró-Fono* (Org.). Barueri: Pró-Fono, 2015.

BISHOP, D.; ADAMS, C. A prospective study of the relationship between specific language impairment, phonological disorders, and reading retardation. *Journal of Child Psychology and Psychiatry*, vol. 31, p. 1027-50, 1990.

CARROLL, J.B. *Psicologia da linguagem*. Rio de Janeiro: Zahar, 1972.

CATTS, H.W.; KAMHI, A.G. *Language and reading disabilities*. Boston: Allyn & Bacon, 1999.

EDUCAR PARA CRESCER. Disponível em: <www.educarparacrescer.abril.com.br/jogos>.

ELLIS, A.W. *Leitura, escrita e dislexia: uma análise cognitiva*. Porto Alegre: Artes Médicas, 1995.

FARIA, D.M. *As novas aventuras do Pluck CD 1: auditivo-visual*. Sorocaba: Communicar Soluções Criativas, 2011.

FARIA, D.M.; GIELOW, I. *Afinando o Cérebro*. Disponível em: <www.afinandoo-cerebro.com.br>.

GEARTE FONO. Disponível em: <www.geartefono.com.br>.

GERMAN, D.J. Word-finding intervention for children and adolescents. *Topics in Language Disorders*, vol. 13, p. 33-50, 1992.

KAMHI, A.G.; CATTS, H.W. *Language and Reading Disabilities*. 3.ed. Boston: The Allyn & Bacon Communication Sciences and Disorders Series, 2012. 303p.

KINTSCH, W.; VAN DIJK, T.A. Toward a model of text comprehension and production. *Psychological Review*, vol. 85, p. 363-394, 1978.

KNOBEL, K.A.B.; NASCIMENTO, L.C.R. *Habilidades Auditivas e Consciência Fonológica: da teoria à prática*. Barueri: Pró-Fono, 2009, 118 p.

LIMONGI, F.P. *Manual Papaterra – Livro Roxo*. São Paulo: Livro Pronto, 2007, 182 p.

_____. *Manual Papaterra de Habilidades de Compreensão e Expressão – Livro Amarelo*. São Paulo: Pancast, 2004, 233 p.

_____. *Manual Papaterra de Habilidades de Linguagem – Livro Verde*. São Paulo: Pancast, 2001. 200 p.

_____. *Manual Papaterra de Habilidades Cognitivas – Livro Azul*. São Paulo: Pancast, 2000, 180p.

_____. *Manual Papaterra de Habilidades Cognitivas – Livro Vermelho*. São Paulo: Pancast, 1999, 198p.

MARQUES, E.; PELLICCIOTTI, T.H.F.; BOMBONATO, Q.; MICHELETTI, C.S. *Aprendendo a Compreender – Atividades de Linguagem e Cognição – Médio*. São Paulo: Plexus, 2001, p. 222.

MICHELETTI, C.S.; MARQUES, E.; BOMBONATO, Q.; PELLICCIOTTI, T.H.F. *Aprendendo a Compreender – Atividades de Linguagem e Cognição – Fácil*. São Paulo: Plexus, 2002, p. 167.

NIPPOLD, M.A. The nature of normal and disordered word finding in children and adolescents. *Topics in Language Disorders*, vol. 13, p. 1-14, 1992.

OAKHILL, J.; CAIN, K. Introduction to Comprehension Development. In: CAIN, K.; OAKHILL, J. *Children's Comprehension Problems in Oral and Written Language: A Cognitive Perspective*. 2007. New York: The Gilford Press, 2007; p. 3-40.

OULLETTE, G.P. What's meaning got to do with it: The role of vocabulary in word reading and reading comprehension. *Journal of Educational Psychology*, vol. 98, n. 3, p. 554-566, 2006.

SCARBOROUGH, H.S. Early syntactic development of dyslexic children. *Annals of Dyslexia*, vol. 41, p. 207-220, 1991.

TANNENBAUM, K.R.; TORGENSEN, J.K.; WAGNER, R.K. Relationships between word knowledge and reading comprehension in third-grade children. *Scientific Science of Reading*, vol. 10, p. 381-98, 2006.

WALTZMAN, D.E.; CAIRNS, H.S. Grammatical knowledge of third grade good and poor readers. *Applied Psycholinguistics*, vol. 21, p. 263-284, 2000.

CAPÍTULO 11

Estimulação da leitura: decodificação e compreensão[1]

Maria Thereza Mazorra dos Santos
Ana Luiza Gomes Pinto Navas

INTRODUÇÃO

Como vimos em capítulos anteriores, as dificuldades de leitura podem ser decorrentes de vários fatores subjacentes, desde falhas na decodificação de palavras, de processamento de linguagem (vocabulário, morfossintaxe) até aspectos inerentes à compreensão em si, como a capacidade de fazer inferências, atenção e memória (Chang e Ávila, 2014). Crianças com dificuldade de processamento fonológico não raro demonstram um interesse menor em atividades de leitura, pois, como têm dificuldades no reconhecimento da palavra, os textos que lhes são apresentados se tornam difíceis, laboriosos e cansativos.

Segundo Stanovich (2000), a combinação entre a falta de prática em ler, a decodificação laboriosa e a vivência de textos difíceis resultam em experiências pouco gratificantes em relação à leitura. Isso leva a uma baixa autoestima e pouco envolvimento desses indivíduos com o ato de ler, comprometendo a compreensão e desencadeando uma série de consequências negativas, pois a leitura contribui para o desenvolvimento de competências linguísticas e cognitivas, tais como vocabulário, conhecimentos gerais e morfossintático, os quais, por sua vez, serão um fator diferencial de desempenho acadêmico subsequente.

Sabe-se que a estimulação por meio da leitura de histórias para a criança é parte essencial do sucesso do desenvolvimento da linguagem (Mason, 1992), já que é pela exposição aos livros que a criança começa

---

1 Sempre que encontrar o símbolo do *mouse* (🖱) você poderá acessar o site do livro (<**www.manoleeducacao.com.br/transtornosdelinguagemescrita**>) e imprimir os textos descritos na estratégia.

a entender as convenções da letra impressa e até de como a fala é representada na escrita. Além disso, permite internalizar as diferenças estruturais entre a linguagem escrita e a linguagem oral.

Embora haja crianças pouco expostas à leitura de histórias que não apresentam graves consequências na aprendizagem da leitura e da escrita, no caso daquelas com problemas de processamento fonológico essa falta de estimulação pode ser um fator agravante na aquisição e no desenvolvimento de sua linguagem escrita, como foi delineado no Capítulo 2.

Portanto, o trabalho para promover o desenvolvimento da linguagem escrita pode ser feito em programas de promoção de leitura em sala de aula, como prevenção das dificuldades de leitura e nos casos em que o transtorno estiver configurado sob forma de intervenção terapêutica.

A seguir são descritas atividades para promover a estimulação do desenvolvimento da leitura, tanto de palavras isoladas como leitura de textos.

ESTIMULAÇÃO PARA O RECONHECIMENTO VISUAL DE PALAVRAS

A decodificação de palavras é uma etapa essencial para alcançar a competência em compreensão de leitura. Falhas na decodificação ou prejuízo de tempo para decodificar causam um impacto negativo na compreensão de textos.

Como já mencionado em capítulos anteriores, o reconhecimento de palavras depende da estimulação do processamento fonológico, ortográfico e semântico que de forma integrada garantem a automaticidade deste processo. Portanto, além de considerar todas as estratégias e atividades mencionadas em outros capítulos, principalmente as descritas no capítulo de processamento ortográfico, que estimula justamente a decodificação automática das palavras por meio do fortalecimento das associações grafema-fonema, seguem algumas outras específicas para a leitura de palavras:

- Apresentar palavras isoladas grafadas com diferentes fontes para rápido reconhecimento em *flashcards* ou Power Point.

- *Software Memomix* – da Gearte desenvolvido pela CTS Informática – disponível para iOS, Android e Windows. É um jogo de memória de palavras, cujos pares são escritos de formas, fontes e separações de sílabas diferentes, além de terem outros pares escritos de formas semelhantes como seus distratores, estimulando o processamento ortográfico e a decodifição visual. Pode-se configurar o tempo de leitura das palavras e o grau de dificuldade do seu aparecimento.
- *Software FonoSpeak* – da CTS Informática (Braun, 2000) – embora seja um material desenvolvido para aquisição, fixação e automatização fonêmica, tem atividades de leitura de palavras na tela bastante atrativas para crianças e adolescentes. É possível configurar a porcentagem de aparecimento de palavras que o estudante vai ler durante o jogo, e o terapeuta controla se ele leu corretamento ou não. Pode-se configurar, também, quais palavras serão lidas, escolhendo-se os fonemas a serem estimulados.
- *Escrita Correta* – atividade encontrada em *Afinando o Cérebro*. No nível 1, aparece uma figura e em seguida aparece um *flash* de palavra escrita relacionada com a figura; na tela seguinte o paciente tem de decidir se a palavra que apareceu rapidamente estava escrita de modo correto ou não. No nível 2, as palavras que aparecem em modo *flash* estão relacionadas semanticamente com a figura, e ele tem de decidir se estavam escritas corretamente ou não.
- Estimulação de leitura com reconhecimento de pseudopalavras em *flashcards* ou na tela do Power Point.
- *Casa da Árvore* – atividade do software *Pedro no Acampamento* da CTS Informática (Santos et al., 2010) – que estimula, entre outras habilidades, a identificação rápida de palavras e a exclusão de pseudoplavras similares.
- *Ataque dos Meteoros* – atividade do software *Novas Aventuras do Pluck CD 2*, da Communicar (Faria e Macedo, 2011) – que envolve a identificação rápida de pseudopalavras no nível 1. Nos outros três níveis o jogador deverá identificar rapidamente a palavra solicitada entre as diversas formas escritas, como: É uma fruta, e aparecem nomes de frutas escritas de diversas formas, inclusive erradas, e uma certa, a qual ele deve escolher.

ESTIMULAÇÃO DA FLUÊNCIA DA LEITURA

Como vimos no Capítulo 2, o objetivo principal da leitura é a compreensão do texto, mas para isso é necessário que o seu processo se torne fluente. A fluência de leitura não está apenas relacionada com velocidade, mas à capacidade de utilizar de forma integrada todos os conhecimentos sobre a palavra: sua ortografia, fonologia, significado, função gramatical e etc., rápido o suficiente para se ter tempo de pensar e compreender (Wolf, 2008). Há vários estudos que evidenciam a relação entre fluência de leitura, decodificação e compreensão, de forma que a fluência de leitura oral e o bom desenvolvimento da consciência fonológica têm sido fatores fundamentais para o sucesso do desempenho de leitores (Vellutino et al., 2007; Mousinho et al., 2009; Navas et al., 2009). Portanto, são leitores fluentes aqueles que leem um texto com taxa de leitura suficiente, precisão e variação de prosódia adequada para o contexto.

Por outro lado, os fatores que prejudicam a fluência da leitura são as dificuldades de decodificação, o desconhecimento do texto, limitações de vocabulário e dificuldades de processamento morfossintático. Assim, a intervenção deve envolver a estimulação integrada do processamento ortográfico para melhorar a acurácia e rapidez do reconhecimento de palavras, o incremento do vocabulário e das competências morfossintáticas para aprimorar a capacidade de fazer inferências, como já abordamos no capítulo de estimulação do processamento semântico-contextual, e a expressão da prosódia adequada durante a leitura.

Como amplamente discutido no Capítulo 1, a nomeação rápida é avaliada registrando-se o tempo gasto pelo indivíduo para nomear o mais rapidamente possível uma série de estímulos visuais familiares como, por exemplo, figuras, letras, dígitos alfanuméricos ou cores. O tempo de resposta para essa nomeação, quando acima do esperado, tem sido associado a dificuldades de leitura e escrita (Wolf e Bowers, 1999). As autoras ressaltam ainda que os indivíduos com baixo desempenho em tarefas tanto de consciência fonológica como de nomeação rápida teriam um duplo-déficit, e, portanto, encontrariam mais dificuldades na aprendizagem da leitura e escrita.

- *Nomeação automática rápida* – para aumentar a fluência de leitura deve-se estimular os pacientes com diversos tipos de pranchas (disponíveis no site deste livro), cuja orientação será: "Você vai falar o nome desses estímulos o mais rapidamente que puder no sentido da direita para esquerda e de cima para baixo até acabar a página". Cronometre e registre a melhora dos pacientes com o treino[2].
- *Leitura conjunta* – o terapeuta e o paciente fazem leitura oral conjunta com apoio visual de pequena lanterna para aumentar gradativamente a velocidade de leitura.
- *Leitura de versos gravados com ritmo* – grave versos com ritmo de metrônomo, ou qualquer marcador de ritmo disponível na internet, e depois coloque seu paciente para ler acompanhando esta gravação[3].
- *Leitura em coro* – o leitor fluente lê um trecho do texto e em seguida o leitor não fluente lê o mesmo trecho, tentando manter a mesma prosódia e velocidade.
- *Leitura com gravação* – dar um texto para o estudante ou paciente ler e avisar que vai gravar. Depois da leitura, ouvir e analisar juntos a gravação, tentando identificar os problemas de decodificação, de fluência, entonação etc. Reler e regravar. Comparar as leituras.

LEITURA COMPARTILHADA

Desde o início do processo de intervenção, o estudante leitor deve estar envolvido em atividades de leitura compartilhada. Se ele tiver muita aversão à leitura, a princípio só irá ouvir histórias. Mesmo assim, o terapeuta, agindo como um interlocutor ativo e integral – e por meio de referências constantes a respeito da história e das características gráficas do texto –, deve encorajá-lo a gradativamente aumentar sua interação com a linguagem escrita. Ezell e Justice (2000) ressaltaram

---

2 No site *Afinando o Cérebro* (disponível em: <www.afinandoocerebro.com.br>) há uma atividade de nomeação seriada rápida de objetos, cores, formas, números e letras, na qual os erros e o tempo já são computados.

3 É possível encontrar esse tipo de verso pronto – "A água é ouro" – no livro *Escutação* (Gielow e Damásio, 2008).

que, quando os adultos fazem referências ao texto durante a leitura compartilhada, eles criam oportunidades de aumento do conhecimento das convenções da escrita e desenvolvimento da linguagem.

As referências ao texto podem ser verbais ou não verbais, dependendo da idade e das necessidades de cada paciente. As *referências verbais* podem ser perguntas, comentários ou solicitações a respeito da narrativa, das palavras impressas ou da ilustração do texto. Para estimulá-las, podem-se fazer perguntas com final aberto para a criança completar, encorajar predições sobre a história, relacionar a história com seus interesses e sua experiência: "O que você acha que esta palavra diz? Esta palavra quer dizer ...? Você pode me mostrar uma palavra com <b> neste trecho?" (Outras sugestões são descritas com mais detalhes, posteriormente, neste capítulo.) As *referências não verbais* podem ser, por exemplo, ações como apontar para alguma letra ou palavra ou acompanhar com o dedo durante a leitura de alguma parte do texto, que podem ser utilizadas com as referências verbais.

Deve-se ter o cuidado, no entanto, de não usar excessivamente tais estratégias de referência ao texto, de modo que não interfira no prazer da leitura compartilhada, pois o importante é que a abordagem seja interativa, ajudando o leitor a perceber que a leitura, além de informativa, deve ser um entretenimento. A escolha dos livros, portanto, deverá estar de acordo com os interesses do paciente. Assim, é preciso oferecer opções de livros de gêneros e níveis de linguagem variados, que estejam ao alcance de seu leitor para que ele os manuseie e, aos poucos, comece a fazer suas próprias escolhas. No Anexo 4 (disponível em: <www.manoleeducacao.com.br/transtornosdelinguagemescrita>) fornecemos algumas indicações de livros para estimulação de leitura.

Para um melhor aproveitamento dessa atividade, sugerimos que ela seja realizada em diversas situações, com o terapeuta e o paciente variando suas posições constantemente, isto é, não se sentando sempre nos mesmos lugares.

- *Fechamento*: à medida que o terapeuta lê a história, deverá formular perguntas de final aberto para que o paciente complete com uma palavra, de preferência com palavras mais frequentes no texto.

Exemplo: "Na fazenda Julinho levanta cedo, porque gosta de tomar leite na hora que é tirado da vaquinha Mimosa. Mas, naquela manhã, a vaquinha _____ não foi encontrada no curral..."

- *Atenção e memória para o significado*: o terapeuta formula uma pergunta antes de cada parágrafo a ser lido, que o paciente deverá responder depois de ouvir aquela parte. Aos poucos, deve-se diminuir o número de paradas, mas não o de perguntas, até que ele seja capaz de reter algumas perguntas sobre toda a história e só as responder quando a história terminar.

- *Atenção seletiva para palavras*: o terapeuta poderá solicitar que o paciente execute algum movimento – como levantar a mão, jogar uma bolinha no chão ou escrever – sempre que ouvir uma palavra determinada durante a leitura da história feita pelo terapeuta.

- *Atenção seletiva para fonemas*: pode-se usar a mesma estratégia acima descrita, devendo o paciente executar algum movimento ou escrever a palavra quando escutar a palavra com determinado fonema.

- *Atenção para as palavras e para o significado*: quando o paciente já estiver mais competente em dirigir a atenção para palavras e fonemas dentro do texto, deverá, além de prestar atenção às palavras solicitadas, concentrar-se no significado do texto. Isso pode ser estimulado por meio de perguntas formuladas antes da leitura.

- *Memória auditiva:* o terapeuta pode perguntar ao paciente se ele se lembra de algumas palavras que foram solicitadas nas atividades anteriores.

- *Compreensão da pontuação*: é importante explicitar para o paciente as diferenças de entonação, de acordo com a marca de pontuação dos textos, e levá-lo a discriminá-las e a compreender que estas podem promover diferenças de significado, principalmente quando estão relacionadas a sentimentos, a significados implícitos e ao duplo sentido.

- *Identificação de absurdos*: introduzir, no texto, absurdos semânticos ou sintáticos que o paciente deverá identificar e corrigir. Exemplo: "Estava chovendo, por isso Maria pegou seu guarda-roupa quando saiu de casa" ou "As crianças irão ontem brincar na casa da vovó".

- *Previsão de situações*: durante a leitura, o terapeuta deve fazer pausas e incentivar o paciente a dizer o que ele acha que vai acontecer a seguir. A resposta mais frequente é "Sei lá", mas o terapeuta pode fazer um resumo do que já foi lido e reforçar que não existe uma resposta certa. O paciente deve imaginar o que pode acontecer, e se a previsão for correta, ao final da história isso deve ser bastante reforçado.

- *História recontada*: recontar histórias é uma competência muito importante a ser estimulada. Pode-se iniciar com a formulação de perguntas com expressões interrogativas (Quem? Quando? Como? Onde? Por quê? Quanto?). Essas questões podem ser feitas após cada parágrafo; depois, pode-se solicitar que o paciente reconte cada parágrafo e, por fim, a história toda.

Estimulação da Compreensão da Leitura

A leitura é uma atividade que, para ser efetiva, requer do leitor duas habilidades distintas: o reconhecimento das palavras e a integração de seu significado para a compreensão do que está sendo lido. É bastante claro que dificuldades no reconhecimento das palavras comprometem a compreensão da leitura, pois o leitor precisará alocar mais recursos da memória de trabalho, prejudicando o acesso lexical e o processamento sintático necessários para a extração do significado do texto, que ocorre simultaneamente à decodificação.

Segundo Shankweiler et al. (1996), mesmo em leitores proficientes as diferenças individuais em relação à compreensão de texto refletem a eficiência do processamento fonológico no âmbito da palavra. No entanto, um adequado reconhecimento das palavras não é, por si só, suficiente para uma compreensão adequada do texto. Há leitores com boa decodificação, mas com falhas na compreensão de leitura. Tais crianças às vezes passam despercebidas dentro de uma sala de aula, quando a habilidade de leitura é avaliada pela sua capacidade em decodificar os símbolos gráficos, pois elas parecem que leem bem.

A compreensão da leitura é um processo construtivo e integrativo

Durante a leitura, a informação extraída da página impressa – tanto no que se refere à decodificação e ao reconhecimento da palavra como à compreensão do texto – é analisada e comparada com informações previamente armazenadas, isto é, depende das competências discursivas do leitor. Assim, para um entendimento aprofundado do texto, o leitor formula espontaneamente dois tipos de inferências: *inferências literais*, relacionando ideias dentro ou entre as sentenças e *inferências implícitas*, conectando ideias para completar informações que não estão explícitas, incorporando conhecimentos e experiências anteriores. As experiências implícitas, como vimos no Capítulo 2, podem ser *necessárias* – aquelas estabelecidas para conectar partes do texto e manter sua coerência como um todo –, ou *elaborativas* – aquelas que não são necessárias, mas enriquecem a representação do significado pelo leitor.

Esse processo é necessário para que um modelo de representação mental do texto seja construído. A compreensão exige, portanto, que o leitor vá além daquilo que está declarado explicitamente, a fim de que possa derivar uma representação abstrata do sentido pretendido naquela passagem lida. Durante esse processo ele também deve monitorar e avaliar sua compreensão mediante uma série de estratégias metacognitivas, como identificar aspectos importantes da mensagem, alocar atenção para informações relevantes, reler palavras ou até mesmo períodos, para recuperar as relações de coesão e coerência do texto, devendo, ainda, fazer pausas interpretativas frequentes por meio de autoquestionamentos.

Exige-se do leitor, então, uma flexibilidade no ato de ler, por meio de um conhecimento sobre a estrutura do texto que está sendo lido, que em um modelo interativo de leitura será fornecida, de modo simultâneo e em paralelo, por diversas fontes, tais como o conhecimento fonológico, ortográfico, semântico ou sintático, a fim de que ele possa adequar suas estratégias de leitura de acordo com a natureza do texto, do vocabulário, da intenção, do seu conhecimento prévio. Assim, se o leitor conhecer de antemão a estrurura do texto, poesia, narrativa, crônica, argumentação e etc., mais facilmente compreenderá o seu significado, pois adequará essa sua competência discursiva para a compreensão do texto em questão.

Portanto, a compreensão de leitura é influenciada pelo domínio da decodificação, do vocabulário, das competências discursivas, das competências sintáticas e morfológicas, da memória operacional e do conhecimento de mundo, já amplamente dicutidos em capítulos anteriores, por isso vamos nos ater nas estratégias específicas de atuação ao nível do texto.

Alguns estudos têm comprovado (Cain e Oakhill, 2007; Nation et al., 2010) que a dificuldade de compreensão apresentada por muitas crianças, que não demonstram problemas de decodificação, os mal compreendedores, está mais relacionada à integração do significado das palavras durante a leitura, ao se processar uma palavra por vez, do que ao sentido geral do texto.

Oakhill (1984) investigou a relação entre a habilidade de compreensão de leitura de crianças com boa decodificação e sua capacidade de formular inferências literais e implícitas. Constatou que as crianças com dificuldades de compreensão são menos habilidosas em realizar inferências e em usar conhecimento geral relevante durante a leitura, o que as impede de construírem uma representação integrada do significado do texto, que, por sua vez, impossibilita a compreensão.

Outras pesquisas têm igualmente indicado que crianças com dificuldades de compreensão falham em monitorar sua leitura (Yuill et al., 1989), não empregando as estratégias metacognitivas de releitura, pausa e autoquestionamento. Como não percebem quando o entendimento do texto se perde, não sabem aplicar estratégias para retomar o seu curso. Os autores ressaltam, contudo, que a dificuldade em empregar tais estratégias pode ser mais uma consequência do que uma causa dos problemas de compreensão, já que a experiência repetida de ler textos que fazem pouco sentido as leva a adotarem um comportamento passivo e não estratégico em relação à leitura.

Para estimular a habilidade de autoquestionamento para uma leitura estratégica, sugerimos que utilizem o jogo "Quem? Como? Por quê?", da Coleção Thot, da Gearte, que tem um tabuleiro com duas pistas, com figuras de ações ou objetos de conhecimento geral, e um dado em cujas faces há as perguntas: Quem? Onde? Quando? Por quê? Como? e O quê?, e outro dado numérico. Jogam-se os dois dados como uma corrida. Em cada figura que se cai, deve-se fazer uma pegunta com o indicado no dado, e o adversário deve responder, até chegar ao final. Parece muito simples, mas é impressionante como muitas crianças não sabem fazer e responder perguntas. Como vão fazer autoquestionamentos, então? Elas precisam aprender com o modo de fazer perguntas do terapeuta a internalizar o padrão do que é fazer pausa interpretativa.

Paris (1991) definiu leitura estratégica como aquela que envolve dois componentes da metacognição, que são a consciência e o autocontrole. E, ainda, como estratégias de compreensão as ações que o leitor realiza **antes**, **durante** e **depois** da leitura, a fim de elaborar e refletir sobre o sentido que ele constrói enquanto lê.

Ao sugerir atividades que estimulem a aquisição de estratégias para a compreensão de leitura, seguiremos essas três fases: antes, durante e após a leitura. No entanto, gostaríamos de salientar que tais estratégias estão separadas apenas didaticamente, o que não significa que devam ser realizadas em sequência, uma como pré-requisito da outra. Pelo contrário, podem ser empregadas simultaneamente, de acordo com as possibilidades e as necessidades de cada paciente. Devem acontecer, sempre que possível, em turnos alternados entre o terapeuta e o paciente, pois ele vai aprendendo à medida que imita os comportamentos do profissional. Além disso, as tarefas se tornam assim mais dinâmicas e menos cansativas para ambos, permitindo desta forma que outras variáveis surjam no decorrer do trabalho, as quais devem ser imediatamente aproveitadas naquela situação de terapia.

Antes da Leitura

- *Introdução da história ou do livro*: para motivar e encorajar a participação do estudante na leitura, é importante que o terapeuta faça uma introdução sobre o tema a ser lido, relacionando-o com o conhecimento prévio do paciente. Deve comentar sobre personagens, expandir os comentários do paciente para assim facilitar a lembrança de suas experiências anteriores, acrescentar novas informações, aumentar a acessibilidade do texto mediante explicações do vocabulário e de possíveis conceitos presentes.
- *Leitura direcionada*: objetivando aumentar o foco do paciente na tarefa e também estimular a habilidade de inferência, o terapeuta deve incentivar o paciente a manipular o livro, olhar as figuras, o tipo de letra etc., devendo, ainda, tentar elaborar uma hipótese inicial sobre a história que vai ser lida e depois analisar com ele se

esta hipótese se confirmou ou não, quais foram as contradições que surgiram etc. Em outra situação, o terapeuta pode formular uma série de perguntas referentes à história, que primeiramente o paciente lê ou escuta para, em seguida, fazer sua leitura, já sabendo em quais aspectos relevantes deve prestar mais atenção. Se ele tem uma dificuldade muito grande, pode-se também formular uma pergunta antes de cada parágrafo, que ele vai respondendo à medida que lê cada um deles, de modo que construa gradativamente uma compreensão mais integrada do texto.

- *Leitura direcionada por autoquestionamento*: o paciente e o terapeuta, trocando turnos, deverão formular questões um ao outro, utilizando expressões interrogativas: Quem? Quando? Onde? Qual? O quê? Como? Por quê? Quanto?. Utilize o dado com estas perguntas do jogo "Quem? Como? Por quê?" da Coleção Thot, da Gearte. Tais questões devem estar adequadas à ideia central de cada parágrafo do texto. Em uma segunda variante, essas interrogações poderão ser sorteadas para cada parágrafo, e a resposta deverá estar naquele trecho. Outra possibilidade é usar a mesma estratégia formulando perguntas cujas respostas só podem ser "sim" ou "não".

Exemplo

Após a leitura do seguinte parágrafo: "O maior fabricante de abotoaduras de punho fechou a indústria depois de convencer-se de que é infinitamente reduzido o número de camisas de mangas compridas à disposição da humanidade. E, mais, que os exemplares deste gênero, ainda existentes, são providos de botões, dispensando abotoaduras." (*Abotoaduras*, Carlos Drummond de Andrade)

Questões

Primeira estratégia: Por que o fabricante fechou a fábrica de abotoaduras?
Segunda estratégia, se for sorteada a expressão interrogativa "Quando?": Quando o fabricante fechou a fábrica de abotoaduras?
Terceira estratégia: O fabricante de abotoaduras fechou sua fábrica porque quase ninguém mais usava camisa de manga comprida?

- *Estrutura do texto*: desde o início é importante instrumentalizar o paciente a identificar que tipo de texto ele vai ler, e quais palavras-chave facilitam essa identificação (Wettsby, 2012).
  - ° Narrativo: conta uma história – palavras-chave: uma vez, certa vez, num tempo distante etc.
  - ° Poesia: estrofes – rimas.
  - ° Descritivo: o texto me diz como é alguma coisa?
  - ° Instrucional ou sequencial: o texto me diz como fazer algo? Descreve alguma ordenação? – palavras-chave: primeiro, em seguida, então, segundo, terceiro, seguindo esses passos, finalmente.
  - ° Causa e efeito: o texto explica por que alguma coisa acontece? – palavras-chave: porque, desde que, por essa razão, por isso, a fim de, logo, resultados, consequentemente, então...
  - ° Problema e solução: o texto apresenta um problema e sua solução? – palavras-chave: um problema é ... a solução é...
  - ° Comparação e contraste: o texto apresenta as semelhancas e diferenças entre duas coisas? – palavras-chave: diferente, o mesmo, mas, ao contrário de, por outro lado, porém, ainda, em vez de...
  - ° Enumeração: o texto apresenta uma lista relacionada ao tópico? – palavras-chave: um exemplo é, outro, próximo, finalmente...

- *Tipos de estrutura de textos expositivos:*
  - ° Descrição: *"Descreva a floresta amazônica."*
  - ° Enumeração: *"Liste os itens necessários para a experiência..."*
  - ° Explicação: *"Explique como se formam os raios."*
  - ° Instrucional: *"Como se constrói uma pilha?"*
  - ° Comparação: *"Compare a monarquia e a república."*
  - ° Argumentação ou Persuasão: *"Tome posição a respeito da utilização de sacolas plásticas nos supermercados."*

Durante a Leitura

- *Compreensão dirigida*: o terapeuta fornece ao paciente um texto no qual, após cada parágrafo, há uma pergunta referente àquela parte, que ele deverá responder escrevendo ou apenas falando. Inicialmente, as perguntas poderão ser sobre quem são os personagens e o que está acontecendo, isto é, deverão ter caráter mais explícito. Em seguida, poderão ser formuladas questões de caráter mais implícito, como, por exemplo, sobre as intenções dos personagens, os sentimentos ou as consequências das ações. Sempre que possível, deve-se colocar questões para o paciente emitir sua opinião: O que você achou da atitude...? O que você faria se...? Já aconteceu com você? Como foi?... etc.

- *Textos cloze*: são textos com lacunas que o paciente deverá preencher com apenas uma palavra. Vários autores recomendam a utilização desse tipo de texto para avaliar a compreensão de leitura, porque nesta tarefa o leitor constrói e reconstrói o texto continuamente, apoiando informações novas às já conhecidas, utilizando estratégias de predição, inferência, releitura e leitura adiante, buscando pistas significativas que recuperem a coesão e a coerência textual (Cook et al., 1984; Bitar, 1989). Na terapia, esse instrumento também tem se mostrado muito útil, pois permite uma grande variedade de formatos: 1) além de espaços em branco, pode-se listar no fim da página um banco de palavras a serem utilizadas nas lacunas ou, ainda, embaixo de cada lacuna pode-se colocar duas palavras possíveis para o paciente escolher a que melhor se encaixa naquele espaço; 2) uma palavra específica ou palavras variadas podem ser omitidas no texto, por isso esse tipo de atividade pode ser associada à fixação ortográfica, ao uso de pronomes, à conjugação verbal ou à fixação de palavras acentuadas, permitindo, desse modo, o uso com fins instrucionais mediante discussão e elaboração das escolhas possíveis.

- *Inconsistência interna*: o objetivo é apresentar textos com informações que contradigam as informações anteriormente apresentadas no texto, para despertar a atenção aos detalhes e automonitoramento da leitura. Depois de encontrar a inconsistência interna e terminar a leitura do texto, usar o dado do jogo "Quem? Como? Por quê?" para em conjunto com o paciente fazerem perguntas sobre o texto e completarem a atividade de compreensão do texto.

- *Consistência externa*: o objetivo é apresentar textos que contenham informações que contradigam o conhecimento geral, para estimular o automonitoramento e a atenção aos detalhes das informações contidas no texto. Deve-se iniciar por uma conversa com o paciente para eliciar seu conhecimento prévio sobre o tema do texto a ser lido. Depois de localizada a falha do texto, continuar a leitura e utilizar o dado do jogo "Quem? Como? Por quê?" para fazer diversas perguntas sobre o texto em trocas de turnos entre o paciente e o terapeuta para complementar a compreensão da leitura, ou mesmo uma atividade de compreensão dirigida, como descrito anteriormente.

- *Vocabulário*: com o objetivo de estimular a flexibilidade na leitura, devem-se utilizar textos alguns níveis acima da faixa etária do paciente, encorajando-o a perguntar pelo significado de palavras novas. Deve-se explicar a ele a intenção da tarefa, para que ele não se sinta frustrado e desmotivado. Essas palavras, por sua vez, devem ser devolvidas ao paciente dentro de um contexto, a fim de que ele tente inferir o seu significado. Exemplo: se ele pergunta o que é esdrúxulo, você pode dizer: "Aquele carro com rodas vermelhas, capota roxa e vidros pretos é esdrúxulo. Você acha que esdrúxulo é esquisito ou interessante?". Ou, simplesmente: "O que você acha que é esdrúxulo?".

- *Paráfrases*: muitos pacientes precisam ser ensinados a parafrasear os textos que estão lendo, como uma estratégia de automonitoramento da compreensão. Ele deve ler em silêncio, tentando prestar atenção no significado das palavras, e se perguntar: "Qual é a ideia principal deste parágrafo?". Em seguida, deve tentar colocá-lo em suas próprias palavras.

- *Previsão das situações:* deve-se encorajar o paciente a fazer paradas estratégicas, checar o que já foi lido, para assim ajudá-lo a prever o que vai acontecer na sequência do texto. Após a leitura, ele confirmará sua hipótese inicial ou, se contradições aparecerem, poderá modificá-la.

- *Histórias recontadas*: as histórias são organizadas, geralmente, em uma sequência lógica, que o paciente também precisa aprender a perceber para adquirir a habilidade de recontá-las. À medida que lê o texto, o paciente deve elaborar perguntas utilizando expressões interrogativas: Quem? O quê? Quando? Onde? Isso o ajudará a compreender o contexto da história. Para identificar o problema, deve-se perguntar: "Qual o problema a ser resolvido?". A ordem dos fatos pode ser identificada, perguntando-se: "O que foi feito a fim de solucionar o problema?". E por fim: "O que aconteceu no final?". Desse modo, o paciente vai adquirindo a habilidade de fazer pausas interpretativas e vai percebendo que, com um comportamento ativo em relação à leitura, compreenderá o significado da mensagem, sendo capaz, então, de recontar as histórias mais facilmente.

- *Palavras intrusas*: apresente textos com palavras que não têm nada a ver com o contexto para ver se ele as identifica, mas também associe esta estratégia a outras de compreensão como pausas interpretativas por autoquestionamento com o dado de perguntas ou recontando cada parágrafo.

- *Expressões idiomáticas, provérbios e piadas*: são os grandes desafios de compreensão que os pacientes com distúrbio de leitura e escrita enfrentam, por envolverem muitas figuras de linguagem, significados implícitos e ambíguos, que eles tendem a interpretar literalmente por não terem consciência de que uma interpretação figurativa é esperada (Lutzer, 1988). É de fundamental importância que o terapeuta ensine o paciente a interpretar tais textos, mostrando-lhe que uma interpretação não literal é esperada. Para tanto, deve utilizar a literatura disponível no Anexo 4[4], e ser orientado a analisar os significados ambíguos, a fazer contraste entre a interpretação literal e a figurativa, a localizar os absurdos e as semelhanças dessas situações cômicas, utilizando as expressões idiomáticas sempre em contexto para melhor memorização de seu significado. O *software Pedro no Acampamento*, da CTS Informática (Santos et al., 2010), tem uma atividade muito interessante e divertida, Trilha da Mata, que trabalha a leitura e compreensão de expressões idiomáticas.

Após a leitura

As estratégias após a leitura devem enfatizar a conexão entre a leitura e a escrita como parte de um mesmo contínuo de linguagem. Durante todo o processo de terapia, o paciente vai aprendendo a analisar o texto por meio das estratégias acima descritas, localizando a ideia cen-

---

4 Disponível em <www.manoleeducacao.com.br/transtornosdelinguagemescrita>

tral, a ordem de acontecimentos dos fatos, buscando os significados implícitos etc. Desse modo, ele poderá desenvolver a habilidade de síntese e interferir no texto, imprimindo sua marca pessoal na produção escrita.

Sugerimos abaixo algumas atividades a serem realizadas após a leitura:

- Escrever outro final para uma história lida.
- Reescrever a história, mudando a profissão, o sexo ou o papel dos personagens.
- Escrever uma sequência para uma história lida.
- Reescrever uma história, mudando a localização no tempo e no espaço, o que geralmente requer mudanças também em alguns detalhes e personagens. Exemplo: reescrever a história de Romeu e Julieta localizando-os na era espacial.
- Reescrever uma história escrita em português mais antigo, adaptando-a uma linguagem mais moderna.

CONSIDERAÇÕES FINAIS

Em suma, seja para a prevenção de distúrbios de linguagem oral e/ou escrita, seja para a estimulação em processo terapêutico, a leitura de histórias deve estar sempre presente. Ler e ouvir histórias devem ser atividades frequentes em todos os contextos da criança, inserindo, assim, um hábito que não é apenas extremamente útil, mas que acima de tudo deve ser divertido, para durar para a vida toda.

REFERÊNCIAS

BITAR, M.L. *Eficiência dos instrumentos de avaliação em leitura*. São Paulo, 1989. Dissertação (Mestrado). Pontifícia Universidade Católica de São Paulo.

BRAUN, C. *FonoSpeak*. Pato Branco: CTS Informática, 2000.

CAIN, K.; OAKHILL, J. *Children's Comprehension Problems in Oral and Written Language: A Cognitive Perspective*. New York: Guilford Press, 2007; 302 p.

CHANG, E.M.; ÁVILA, C.R.B. Reading comprehension on the last grades of cicles I and II of elementary school. *CoDAS*, vol. 26, n. 4, p. 276-285, 2014.

COOK, C.; BREGAR, W.; FOOTE, D. A preliminary investigation of the use of the cloze procedure as a measure of program understanding. *Information Processing & Management*, vol. 20, n. 1-2, p. 199-208, 1984.

EZELL, H.K.; JUSTICE, L.M. Increasing the print focus of adult-child shared book reading through observational learning. *American Journal of Speech-Language Pathology*, vol. 9, p. 36-47, 2000.

FARIA, D.M.; MACEDO, E.C. *As novas aventuras do Pluck CD 2: visual auditivo.* Sorocaba: Communicar Soluções Criativas, 2011.

GIELOW, I.; DAMÁSIO, J.R. *Escutação: treino auditivo para a vida.* Barueri: Thot Cognição e Linguagem, 2008; p. 99.

LUTZER, V.D. Comprehension of proverbs by average children and children with learning disbilities. *Journal of Learning Disabilities*, vol. 23, p. 104-108, 1988.

MASON, J.M. Reading stories to preliterate children: a proposed connection to reading. In: GOUGH, P.; EHRI, L.C.; TREIMAN, R. (Eds.). *Reading Acquisition.* Hillsdale: Lawrence Erlbaum Associates, 1992; p. 215-241.

MOUSINHO, R.; LEAL, J.; PINHEIRO, L. Compreensão, velocidade, fluência e precisão de leitura no segundo ano do ensino fundamental. *Rev. Psicopedag.*, vol. 26, n. 79, p. 48-54, 2009.

NATION, K.; COCKSEY, J.; TAYLOR, J.S.H.; BISHOP, D.V.M. A longitudinal investigation of early reading and language skills in children with poor reading comprehension. *Journal of Child Psychology and Psychiatry*, vol. 51, n. 9, p. 1031-1039, 2010.

NAVAS, A.L.G.P.; PINTO, J.C.B.R.; DELLISA, P.R.R. Avanços no conhecimento do processamento da fluência em leitura: da palavra ao texto. *Rev Soc Bras Fonoaudiol.*, vol. 14, n. 4. p. 553-559, 2009.

OAKHILL, J. Inferential and memory skills in children's comprehension of stories. *British Journal of Educational Psychology*, vol. 54, p. 31-39, 1984.

PARIS, S.G. Assessment and remediation of metacognitive aspects of children's reading comprehension. *Topics in Language Disorders*, vol. 12, p. 32-50, 1991.

SANTOS, R.M.; PRANDO, M.L.; FRISON, T.B.; CASARIN, F.S. Pedro no acampamento. Pato Branco: CTS Informática, 2010.

SHANKWEILER, D.; LUNDQUIST, E.; DREYER, L.; DICKINSON, C. Reading and spel-ling difficulties in high school students: Causes and consequences. *Reading and Writing*, vol. 8, p. 1-28, 1996.

STANOVICH, K.E. *Progress in Understanding Reading: Scientific Foundation and New Frontiers*. Nova York: The Guilford Press, 2000.

VELLUTINO, F.R.; TUNMER, W.E.; JACCARD, J.J.; CHEN, R. Components of reading ability: Multivariate evidence for a convergent skill model of reading development. *Scientific Studies of Reading*, p. 3-32, 2007.

WETSBY, C. Assessing and remediating text comprehension problems. In: KAMHI, A.G.; CATTS, H.W. Language and reading disabilities. The Allun & Baron, 2012; p. 163-224.

WOLF, M. *Proust and the squid – The story and science of reading brain*. New York: Harper Perennial, 2008.

WOLF, M.; BOWERS, P. The double-deficit hypothesis for the developmental dyslexias. *Journal of Educational Psychology*, vol. 91, p. 415-438, 1999.

YUILL, N.; OAKHILL, J.; PARKIN, A. Working memory, comprehension ability and the resolution os text anomaly. *British Journal of Psychology*, vol. 80, 351-361, 1989.

CAPÍTULO 12

Estimulação das habilidades complementares

Maria Thereza Mazorra dos Santos
Ana Luiza Gomes Pinto Navas

INTRODUÇÃO

Visto que uma das características das pessoas com dificuldade para aprender a ler e escrever é a diversidade de suas manifestações nesse processo, como vimos na Parte II, neste último capítulo não podíamos deixar de abordar a intervenção de algumas habilidades complementares, que podem estar prejudicadas e, dessa forma, se tornarem um fator agravante na árdua tarefa de domínio da linguagem escrita por esses indivíduos.

ESTIMULAÇÃO DO PROCESSAMENTO AUDITIVO

O processamento auditivo refere-se as funções das estruturas do sistema nervoso central e do córtex cerebral auditivo envolvidas nas habilidades de decodificação, de organização e de codificação da informação sensorial auditiva, que por sua vez dependem da capacidade biológica inata, da integridade dos sistemas orgânicos do indivíduo e da experiência acústica no meio ambiente (Pereira et al., 2002).

O grupo de trabalho em transtornos de processamento auditivo da ASHA (2005) definiu processamento auditivo como o processamento perceptual da informação auditiva no sistema nervoso central que inclui as seguintes habilidades ou capacidades: localização sonora, discriminação auditiva, padrões de reconhecimento auditivo, aspectos temporais de audição e desempenho auditivo com sinal acústico degradado. Esse grupo reconheceu que, embora habilidades como consciência fonológica, atenção e memória para a informação auditiva e compreensão auditiva estejam associadas à função auditiva central intacta, elas são habilidades de alta ordem cognitivo-comunicativas e/ou linguísticas, não devendo ser incluídas na definição de transtorno de processamento auditivo (Kamhi, 2011).

Depois de diagnosticado o transtorno de processamento auditivo por um audiologista, por meio dos testes padronizados em cabine acústica, o fonoaudiólogo deve incorporar o trabalho de estimulação do processamento auditivo à terapia de leitura e escrita.

Diversos materiais estão disponíveis no mercado para esse trabalho. Vale ressaltar, portanto, que um bom programa de estimulação de processamento auditivo não pode prescindir dos recursos tecnológicos, pois somente com esses recursos pode-se criar estratégias de escuta dicótica, com ruído competitivo ipsilateral ou de resolução temporal, por exemplo, necessárias para a estimulação das habilidades auditivas comprometidas.

Essa estimulação do processamento auditivo prepara o sistema auditivo para o trabalho subsequente e necessário de estimulação de linguagem, sobretudo para o nível fonológico.

SUGESTÕES DE MATERIAIS PARA ESTIMULAÇÃO DE PROCESSAMENTO AUDITIVO

Softwares

* *Escuta Ativa* – avaliação e treinamento auditivo neurocognitivo, CTS Informática (Alvarez et al., 2011). Inicialmente, o paciente é submetido a uma avaliação que definirá seu perfil a partir do qual serão oferecidas tarefas específicas de treinamento. As diferentes atividades têm a finalidade de aprimorar a percepção auditiva e propiciam treinamento auditivo estruturado; ao completá-lo, o paciente é reavaliado. Todo o progresso do paciente durante o treinamento é registrado, o que é muito produtivo, e a comparação entre as avaliações também. As habilidades auditivas estimuladas são: intera-

ção binaural, figura-fundo, resolução temporal, padronização temporal, discriminação, integração e separação binaural.

- *Pedro na Casa Mal-Assombrada* – CTS Informática (Santos et al., 2006). Esse *software* é indicado para crianças menores, para as quais é bastante atrativo. Estimula a memória auditiva, sem e com ruído competitivo, a discriminação auditiva, a segmentação silábica, a percepção de frequência e duração, de consciência fonológica, de padrões de prosódia, atenção auditiva sustentada e fechamento auditivo.
- *Pedro no Parque de Diversões* – CTS Informática (Santos et al., 2008). Apesar de ser um *software* para estimular a consciência fonológica, permite configurar o acréscimo de ruído competitivo (mascarante) na própria atividade do jogo, o que faz com que se atinjam dois objetivos ao mesmo tempo na terapia, ou seja: consciência fonológica e figura-fundo auditiva.
- *Novas Aventuras do Pluck CD 1 e 2* – Comunicare (Faria, 2011). Nos dois CDs há diversas atividades que estimulam habilidades de processamento auditivo, pois há a opção de realizá-las no modo leitura ou escuta, como, por exemplo, na tarefa "O Mago das Frases" ou "O Terrível Dr. Pergunta". Entre as que são apenas no modo escuta estão "O Monstro Está Solto", que estimula a atenção auditiva sustentada, e "Caça ao Tesouro", que envolve a memória auditiva e a orientação espacial. Em todas as atividades é possível configurar o ruído para estimular simultaneamente figura-fundo auditiva.
- *MemoMusic* – CTS Informática (Gielow, 2011). É composto por cinco jogos com desafios musicais que estimulam a memória auditiva, a discriminação, a identificação de sons e melodias, a ordenação e a resolução temporal, facilitando o desenvolvimento e o aprimoramento das habilidades auditivas. O desempenho de cada jogador pode ser acompanhado pelas estatísticas de tempo e de pontuação, permitindo a percepção da evolução e aumentando a motivação.

Sites

- *Afinando o Cérebro* – para utilizar o site é necessário fazer uma assinatura. A assinatura profissional possibilita o cadastro de pacientes ou alunos como usuários, permitindo que o cliente realize as atividades tanto com o profissional em terapia como em sua própria casa, com visualização da estatística de cada usuário cadastrado em seu plano. Cada jogo permite a comparação entre a primeira jogada, a melhor jogada e as datas de acesso. Também podem ser verificadas as datas de acesso de cada arquivo de áudio, a comparação com os outros usuários do grupo do profissional, a comparação com o melhor usuário do portal, a análise das habilidades estimuladas de cada usuário e a impressão do relatório com os dados de cada usuário. É possível fazer o gerenciamento dos usuários em seu grupo (inclusão/exclusão) e ter acesso a videoaulas e a textos de orientação. Com relação às atividades, há uma gama enorme para todas as idades e habilidades auditivas.

Livros com CD

- *Exercícios para o desenvolvimento de habilidades de processamento auditivo* (Schettini et al., 2008) – muito útil, principalmente para o início da estimulação com crianças pequenas, além dos exercícios dicóticos de dígitos, difíceis de ser encontrados em outros materiais, assim como o de dissílabos alternados.
- *Habilidades auditivas e consciência fonológica: da teoria à prática* (Knobel e Nascimento, 2009) – material muito bom, pois utiliza o apoio visual das pranchas com desenhos e das analogias para facilitar a análise auditiva para aquelas crianças com mais dificuldade ou para crianças menores; dessa forma, vai gradativamente passando para análises mais abstratas de resolução temporal e de linguagem oral.
- *EscutAção* (Gielow e Damásio, 2008) – é um livro de poesias com temas ecológicos, acompanhado de dois CDs com diversas atividades criativas para estimulação de todas as habilidades do processamento auditivo em grau crescente de dificuldade para todas as idades.

Leitura compartilhada

- Todas as atividades de leitura compartilhada descritas no Capítulo 10 podem ser realizadas, associadas a um ruído de fundo na sala de terapia, como, por exemplo, uma estação de rádio fora de sintonia ou, se for possível, um ruído de amplo espectro (ruído branco) – faixa 40 do CD que acompanha o livro *Habilidades auditivas e consciência fonológica: da teoria à prática* (Knobel e Nascimento, 2009).

ESTIMULAÇÃO DA MEMÓRIA

Segundo Boudreau e Constanza-Smith (2011), diversos aspectos da memória são importantes para a aprendizagem e o uso da linguagem, tais como: memória de curto prazo, memória de longo prazo e memória operacional ou memória de trabalho. A *memória de curto prazo* envolve o armazenamento temporário de informações. Por outro lado, a *memória de longo prazo*, incluindo tanto a memória semântica como a episódica, armazena as informações de longo termo, que devem ser trazidas ao nível consciente para realizar determinada tarefa. A memória de longo prazo é essencial para acessar informações aprendidas previamente e para aprender e reter novas informações (Jones et al., 2007).

A *memória operacional ou de trabalho* é considerada um sistema de domínio geral que controla a atenção e o processamento da informação (Baddeley, 1996). Consiste em um sistema executivo central com dois subsistemas, uma alça fonológica e uma alça visuoespacial, responsável pelo armazenamento e processamento da informação visual e espacial. A alça fonológica contém dois subcomponentes: o processo de ensaio fonoarticulatório, pelo qual a informação fonológica é mantida na memória pelo processo de ensaio subvocal (Baddeley et al., 1998; Gathercole e Baddeley, 1993), e o armazenamento fonológico de curto prazo, ou memória operacional fonológica, que é responsável pelo armazenamento temporário e processamento de representações fonológicas.

Diversos estudos têm relacionado as habilidades de memória operacional ao desempenho acadêmico (Berninger et al., 2008; Cain et al., 2004; Georgiou et al., 2008; Torppa et al., 2006), pois os alunos precisam reter informações na memória operacional para decodificar ou escrever palavras novas, compreender o texto lido e elaborar o que vão redigir.

Muito embora já tenhamos descrito diversas atividades que também envolvem a estimulação da atenção e da memória, tanto em capítulos anteriores como na seção de estimulação do processamento auditivo, essas habilidades serão enfocadas mais especificamente nesta parte, contemplando algumas estratégias para a atenção e a memória visual e auditiva.

- *Caverna* – atividade do software *Pedro no Acampamento*, CTS Informática (Santos et al., 2010). Aparecem símbolos rapidamente; depois o jogador deve reproduzir a sequência em número crescente de dificuldade.
- *O Que é Isso?* – utilizando as figuras do material "O Que é Isso?", da coleção Thot da Gearte, coloque sobre a mesa 4-6 figuras, de acordo com o grau de dificuldade do paciente ou vá aumentando gradativamente. Deixe-o memorizá-las por um minuto. Cubra-as e retire uma figura, mantendo o espaço que ela ocupava, para manter a informação da alça visuoespacial da memória operacional visual. Mostre-as novamente e em seguida pergunte qual figura está faltando. Troque turnos com ele. Repita a série cinco vezes com outras figuras.
- *O Que é Isso?* – utilizando as figuras do material "O Que é Isso?", da coleção Thot da Gearte, coloque sobre a mesa 4-6 figuras, de acordo com o grau de dificuldade do paciente ou vá aumentando gradativamente. Deixe-o memorizá-las por um minuto. Cubra-as e retire uma figura sem manter o espaço que ela ocupava, reorganizando as figuras na mesa. Mostre-as novamente e em seguida pergunte qual figura está faltando. Troque turnos com ele. Repita a série cinco vezes com outras figuras. Essa estratégia é mais difícil que a anterior, pois elimina o apoio da alça visuoespacial da memória operacional.
- *MemoTraining* – é um software da CTS Informática desenvolvido por Alvarez et al. (2010), que permite até dois jogadores, nas modalidades visual, auditiva e visual-auditiva, em diversas categorias, desde sons de animais, passando por sílabas iniciais, finais e mediais em palavras, sequências de palavras e pseudopalavras.

- *Qual é a Roupa?* – atividade do software *Novas Aventuras do Pluck* CD2 da Communicar (Faria e Macedo, 2011), na qual o jogador terá um tempo (que o próprio jogador controla) para memorizar detalhes como chapéu, olhos, boca e nariz do personagem Pluck, que na tela seguinte deverão ser reproduzidos. Em cada nível, os detalhes se tornam mais complexos.

- *Esconderijo Colorido* – atividade do software *Novas Aventuras do Pluck* CD2 da Communicar (Faria e Macedo, 2011), na qual o jogador terá um tempo para memorizar a posição de cores dentro de uma matriz quadriculada, em ordem crescente de dificuldade, devendo identificar entre outras semelhantes na tela seguinte. No nível 2, a mesma atividade é com letras, iniciando com as que geram confusões visuoespaciais, como <p>, <b>, <p> e <d>.

- *Travessia do Rio* – atividade do software *Pedro no Acampamento – Habilidades Neurocognitivas*, da CTS Informática (Santos et al., 2010). Estimula a memória visual, e as respostas podem ser configuradas para a ordem direta ou inversa. O jogador deve clicar nas pedras que se iluminam para o personagem pular sobre elas, até a quantidade de cinco pedras, pois somente dessa forma o personagem conseguirá chegar ao outro lado do rio.

- *Baú do Tesouro* – atividade do software *Pedro no Acampamento – Habilidades Neurocognitivas*, da CTS Informática (Santos et al., 2010). Estimula a memória auditiva de dígitos e operacional, e as respostas podem ser configuradas para a ordem direta ou para a ordem crescente. O jogador ouve os números e deve clicar nos baús que contêm os números correspondentes, os quais aparecem somente no momento de as respostas serem dadas.

- *Alojamento* – atividade do software *Pedro no Acampamento – Habilidades Neurocognitivas*, da CTS Informática (Santos et al., 2010). Estimula a memória visual e operacional. O personagem tem de guardar seus pertences em um armário, depois tem de lembrar onde guardou cada um deles. No último nível, depois de guardar, um pertence foi retirado do armário, e ele deve identificar qual foi o pertence retirado.

- *Refeitório* – atividade do software *Pedro no Acampamento – Habilidades Neurocognitivas*, da CTS Informática (Santos et al., 2010). Essa atividade estimula a atenção visual e auditiva sustentadas, recepção de ordens que envolvam as noções espaciais de "antes de" e "depois de", autorregulação e automonitoramento, pois o jogador tem de controlar várias esteiras de alimentos simultaneamente, por um longo período.

- *Reino das Araras* – atividade do *software Pedro no Acampamento* – Habilidades Neurocognitivas, da CTS Informática (Santos et al., 2010). Essa atividade estimula a discriminação, a atenção, e a memória operacional, pois o jogador deve encontrar, na ordem, as sílabas de uma pseudopalavra que a arara principal "fala", entre outras que as araras menores "falam". O nível de dificuldade é crescente, começando com dissílabas e indo até polissílabas.

- *Software FonoSpeak* – da CTS Informática (Braun, 2000) –, embora seja material desenvolvido para aquisição, fixação e automatização fonêmica, tem atividades de leitura de palavras na tela bastante atrativas para crianças e adolescentes. É possível configurar a porcentagem de aparecimento de palavras que o paciente vai ler durante o jogo, e o terapeuta controla se ele leu corretamente ou não. Pode-se configurar, também, quais palavras serão lidas, escolhendo os fonemas a serem estimulados. Nessas atividades, pode-se propor que o jogador leia a palavra que aparece na tela e lembre a que leu antes dela ou as duas antes dela, em um nível mais difícil. Ao terminar a atividade, solicita-se que ele diga 10 palavras que leu durante a atividade toda.

- *Memória operacional visual com o* jogo "O Que é Isso?" – selecione seis figuras de um mesmo campo semântico, como, por exemplo, na seção "vestuário". Deixe seu paciente memorizá-las por alguns

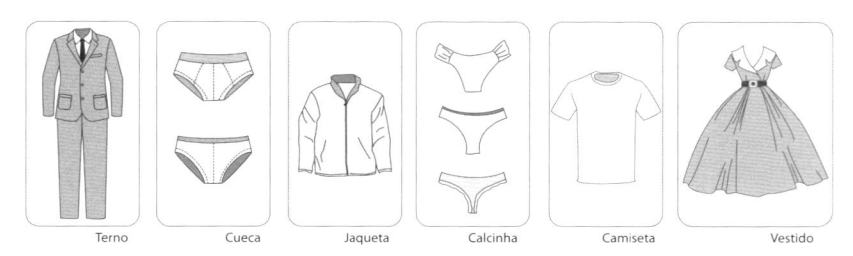

Terno Cueca Jaqueta Calcinha Camiseta Vestido

Figura 12.1. Peças do vestuário adaptadas do material "O que é isso?", da Coleção Thot da Gearte.

minutos. Avise-o que depois vai cobrir as figuras e fazer perguntas sobre elas. Depois de cobrir as figuras, faça perguntas do tipo:

- ° Quais roupas só as mulheres usam?
- ° Quais roupas só os homens usam?
- ° Quais roupas tanto homens como mulheres usam?
- ° Quais são roupas íntimas ou roupas de baixo?
- ° Quais são usadas quando está frio?
- ° Vamos agora lembrar e dizer todas as palavras que vimos?

- *Memória e atenção auditivas com recepção de ordens envolvendo noções temporais* – utilizando as figuras do material "O Que é Isso?" da coleção Thot da Gearte. Selecione seis figuras de quaisquer campos semânticos e coloque sobre uma superfície plana; troque todas as figuras ou pelo menos algumas delas a cada ordem e dê os comandos seguindo a sequência a seguir. Cada tipo de ordem deve ser repetida ao menos cinco vezes ou de acordo com a dificuldade do paciente ou estudante:
  - ° *Aponte para as figuras _____ e _____.*
  - ° *Aponte para a figura _____ ou _____.*
  - ° *Aponte para uma figura que não seja _____.*
  - ° *Aponte para a figura que você ouvir no início:*
    _____,_____,_____.
  - ° *Aponte para a figura que você ouvir no final: _____,_____,_____.*
  - ° *Aponte para a figura que você ouvir no meio: _____,_____,_____.*
  - ° *Antes de apontar para a figura _____, aponte a figura _____.*
  - ° *Depois de apontar para a figura _____, aponte para a figura _____.*
  - ° *Aponte para figura _____depois de apontar para a figura _____.*
  - ° *Aponte para a figura _____ antes de apontar para a figura _____.*
- *Memória e atenção auditivas por meio de recepção de ordens complexas* – faixa 25 do CD que acompanha o livro *Habilidades auditivas e consciência fonológica: da teoria à prática* (Knobel e Nascimento, 2009).

CONSIDERAÇÕES FINAIS

Neste capítulo não tivemos a intenção de esgotar o assunto da multiplicidade das manifestações nas dificuldades da aprendizagem da leitura e escrita, mas descrevemos aquelas mais relacionadas à prática clínica. Sabemos, no entanto, que pode haver casos para os quais sejam necessárias outras estratégias, como a estimulação de processamento visual, com ajustes do espaçamento das fontes para facilitar a leitura, diminuindo o efeito perceptual de aglomeração visual, ou *crowding* (Zorzi et al., 2012). Há, ainda, aquelas crianças que precisam de estimulação psicomotora, ou seja, o terapeuta deve estar preparado para lidar com as particularidades de cada um de seus pacientes, assim como disposto a buscar apoio de um trabalho multidisciplinar.

REFERÊNCIAS

AFINANDO O CÉREBRO. Disponível em: <www.afinandoocerebro.com.br>.

ALVAREZ, A.M.; SANCHEZ, M.L.; GUEDES, M.C. *Escuta Ativa: Avaliação e Treinamento Auditivo Neurocognitivo*. Pato Branco: CTS Informática, 2011.

_____. *MemoTraining*. Pato Branco: CTS Informática, 2010.

[ASHA] AMERICAN SPEECH-LANGUAGE HEARING ASSOCIATION. *(Central) Auditory Processing Disorders – The Role of the Audiologist [Position statement]*. 2005. Disponível em: <www.asha.org/members/deskref-journals/deskref/default>.

BADDELEY, A. Exploring the central executive. *The Quarterly Journal of Experimental Psychology*, vol. 49, p. 5-28, 1996.

BADDELEY, A.; GATHERCOLE, S.; PAPAGNO, C. The phonological loop as a language learning device. *Psychological Review*, vol. 105, p. 185-197, 1998.

BERNINGER, V.M.; WINN, W.D.; STOCK, P.; ABBOTT, R.D.; ESCHEN, K.; SHI--JU, L.; et al. Tier 3 specialized writing instruction for students with dyxlexia. *Reading and Writing*, vol. 21, p. 95-129, 2008.

BOUDREAU, D.; CONSTANZA-SMITH, A. Assessment and treatment of working memory deficits in school-age children: The role of the Speech-Language Pathologist. *Language, Speech, and Hearing services in Schools*, vol. 42, p. 152-166, 2011.

BRAUN, C. *FonoSpeak*. Pato Branco: CTS Informática, 2000.

CAIN, K.; OAKHILL, J.V.; BRYANT, P. E. Children's reading comprehension ability: Concurrent prediction by working memory, verbal ability, and component skill. *Journal of Educational Psychology*, vol. 96, p. 671-81, 2004.

FARIA, D.M.; MACEDO, E.C. *As Novas Aventuras do Pluck CD 2-Visual Auditivo.* Sorocaba: Communicar Soluções Criativas, 2011.

FARIA, D.M. *As Novas Aventuras do Pluck CD 1-Auditivo Visual.* Sorocaba: Communicar Soluções Criativas, 2011.

GATHERCOLE, S.E.; BADDELEY, A.D. *Working memory and language.* Hove: Erlbaum, 1993.

GEARTE FONO. Disponível em: <www.geartefono.com.br>.

GEORGIOU, G.K.; PARRILA, R.; PAPADOPOULOS, T.C. Preditors os word decoding and reading fluency across languages varying in orthographic consistency. *Journal os Educational Psychology*, vol. 100, p. 566-580, 2008.

GIELOW, I. *MemoMusic.* Pato Branco: CTS Informática, 2011.

GIELOW, I.; DAMÁSIO, J.R. Escutação: treino auditivo para a vida. Barueri: Thot Cognição e Linguagem, 2008; p. 99.

JONES, G.; GOBET, F.; PINE, J.M. Linking working memory and long-term memory: A computational model of the learning of new words. *Developmental Science*, vol. 10, p. 853-873, 2007.

KAMHI, A.G. What Speech-Language Pathologists need to know about Auditory Processing Disorder. *Language, Speech, and Hearing Services in Schools.* vol. 42, p. 265-272, 2011.

KNOBEL, K.A.B.; NASCIMENTO, L.C.R. *Habilidades Auditivas e Consciência Fonológica: da teoria à prática.* Barueri: Pró-Fono, 2009; 118 p.

PEREIRA, L.D.; NAVAS, A.L.G.P.; SANTOS, M.T.M. Processamento Auditivo: Uma abordagem de Associação entre a audição e a linguagem. In: SANTOS, M.T.M.; NAVAS, A.L.G.P. *Distúrbios de leitura e escrita: teoria e prática.* Barueri: Manole, 2002; p. 75-95.

SANTOS, R.M.; BAZZAN, A.P.; TOFFOLI, M.B.; DRUMOND, G.; ALFAMA, D. *Pedro na casa mal assombrada.* Pato Branco: CTS informática, 2006.

SANTOS, R.M.; COSTA, A.C.; TOFFOLI, M.B.; DRUMOND, G.; ALFAMA, D. *Pedro no Parque de diversões.* Pato Branco: CTS informática, 2008.

SANTOS, R.M.; PRANDO, M.L.; FRISON, T.B.; CASARIN, F.S. *Pedro no Acampamento.* Pato Branco: CTS Informática, 2010.

SCHETTINI, R.C.; ROCHA, T.C.M.; ALMEIDA, Z.L.D.M. *Exercícios para o desenvolvimento de habilidades do processamento auditivo.* 2.ed. Brasília, DF: LivroFono, 2008; p. 64.

TORPPA, M.; POIKKEUS, A.; LAAKSO, M.; EKLUND, K.; LYYTINEN, H. Prediciting delayed letter knowledge development and its relation do Grade 1 reading achievement among children with and without familial risk for dyslexia. *Developmental Psychology,* vol. 42, p. 1128-1142, 2006.

ZORZI, M.; BARBIERO, C.; FACOETTI, A.; LONCIARI, I.; CARROZZI, M.; MONTICO, M.; et al. Extra-large letter spacing improves reading in dyslexia. *Proc Natl Acad Sci.* vol. 109, n. 28, p. 11455-9, 2012.

ÍNDICE REMISSIVO

V